カラーアトラス

皮膚症状 110症例でみる 内科疾患

編 出光俊郎
自治医科大学附属さいたま医療センター皮膚科教授

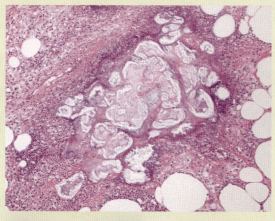
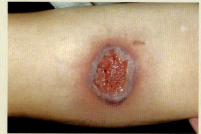
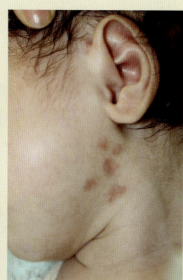
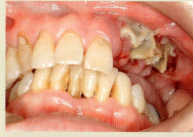
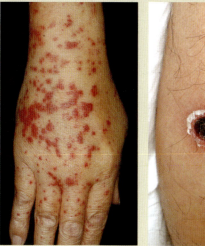
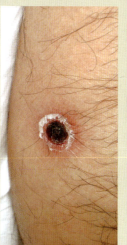
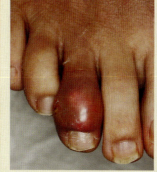
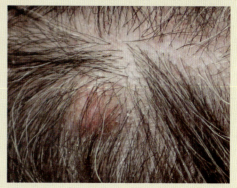

日本医事新報社

序　文

　我々皮膚科医は，内科疾患を反映する皮膚疾患群をデルマドローム（dermadrome ＝ dermatology ＋ syndrome）と呼んでいる。皮膚の症状から，あっと驚く隠れた内臓疾患を発見することは皮膚科医の夢（デルマドリーム）と言ってもよいかもしれない。昔から皮膚は内臓の鏡と言われてきた。しかし，デルマドロームの診断には空振りが多い。確かに，デルマドロームは，疾患によっては的中率が低く，EBMに合わないという意見もある。しかし，皮膚をきっかけに意外な全身疾患を発見できれば，まぐれでもよいのである。

　皮膚筋炎と悪性腫瘍や，Degos病と急性腹症など，皮膚症状と全身性疾患の関連性が強いものもある。特に皮膚筋炎では抗TIF1-γ抗体が責任抗体であることなど解明が進んだ。グルカゴノーマ症候群の壊死性遊走性紅斑は栄養障害による皮膚病変であり，亜鉛欠乏症の皮膚炎は刺激性皮膚炎であることなど，その実態もわかってきた。Osler病やPOEMS症候群の血管腫は誰でも症状は読めるが，疾患を知らなければ診断に至らない。全身疾患の早期発見につながるような皮膚症状を見逃さない診断力とトレーニングが，総合診療医をはじめ，内科医に求められている。

　一方，漢方医学では，古来から舌の診察（舌診）が基本とされており，口腔粘膜から内臓の状態を知ることの大切さが受け継がれてきた。近年，口腔粘膜症状が知らせる全身性疾患として，オラドローム（oral medicine ＋ syndrome）という概念が提唱されている。打ち身のような紫斑に口腔内血腫があれば血小板減少性紫斑病を疑い，歯肉の腫れや出血から白血病が見出されることもある。口腔内の結節は腫瘍のほかに，サルコイドーシスやアミロイドーシスのこともある。このように口腔という小さな洞窟に光を当てれば，内科疾患の手がかりなど多くの情報が得られる。まずは口腔内も丹念に診察し，皮膚症状においても小さな所見を見逃さないことから始めたい。

　さらに空振りを恐れず，皮膚や口腔の所見から大胆に全身疾患の検索をする試みも重要である。疑わなければ見出せない。デルマドリームとオラドリーム，この壮大なるDUAL DREAM―夢の実現に本書が役立てば望外の喜びである。

　2018年8月

自治医科大学附属さいたま医療センター皮膚科教授　**出光俊郎**

目 次

第1章　心疾患と皮膚症状

1. 虚血性心疾患① —Frank 徴候　2

2. 虚血性心疾患② —弾性線維性仮性黄色腫　4

3. 心不全 —アミロイドーシス　6

4. 不整脈 —心臓サルコイドーシス　8

第2章　悪性腫瘍と皮膚症状

1. 白血病 —皮膚浸潤 (持続性勃起症様症状および乳腺腫脹)　12

2. 成人T細胞白血病(ATL)　14

3. Sweet病　16

4. 悪性リンパ腫① —持久性隆起性紅斑　18

5. 悪性リンパ腫② —Hodgkin痒疹　20

6. 悪性リンパ腫③ —腫瘍随伴性天疱瘡　22

7. 内臓悪性腫瘍① —皮膚転移　24

8. 内臓悪性腫瘍② —Sister Mary Joseph 結節　26

9. 内臓悪性腫瘍③ —上大静脈症候群　28

10. 内臓悪性腫瘍④ —黒色表皮腫　30

11. 内臓悪性腫瘍⑤ —紅皮症　32

12. 内臓悪性腫瘍⑥ —Muir-Torre 症候群　34

13. 内臓悪性腫瘍⑦ —腫瘍合併粘膜類天疱瘡　36

14. 内臓悪性腫瘍⑧ —匐行性迂回状紅斑　38

15. 内臓悪性腫瘍⑨ —Bazex症候群　40

第3章　膠原病・血管炎と皮膚症状

1. 全身性エリテマトーデス (SLE)　44

2. Sjögren症候群　46

3. 新生児エリテマトーデス　48

4.	抗リン脂質抗体症候群	50
5.	結節性多発動脈炎	52
6.	ANCA関連血管炎	54
7.	IgA血管炎	56
8.	側頭動脈炎	58
9.	再発性多発性軟骨炎	60
10.	全身性強皮症	62
11.	混合性結合組織病	64
12.	好酸球性筋膜炎	66
13.	成人Still病	68
14.	皮膚筋炎①―内臓悪性腫瘍合併	70
15.	皮膚筋炎②―急速進行性間質性肺炎合併	72
16.	IgG4関連皮膚疾患	74
17.	クリオグロブリン血症	76

第4章　関節リウマチと皮膚症状

1.	関節リウマチ①―リウマチ結節	80
2.	関節リウマチ②―リウマトイド血管炎	82

第5章　内分泌・代謝疾患と皮膚症状

1.	甲状腺疾患①―脛骨前粘液水腫	86
2.	甲状腺疾患②―色素沈着	88
3.	糖尿病①―壊死性筋膜炎・Fournier壊疽・ガス壊疽	90
4.	糖尿病②―糖尿病性潰瘍・壊疽（下肢）	92
5.	糖尿病③―汎発性白癬・広範囲体部白癬	94
6.	糖尿病④―リポイド類壊死症	96
7.	糖尿病⑤―後天性穿孔性皮膚症	98

8.	糖尿病⑥ ― 糖尿病性水疱	100
9.	糖尿病⑦ ― 汎発性環状肉芽腫	102
10.	糖尿病⑧ ― 足の疣贅状・胼胝状病変 (VSLDN)	104
11.	糖尿病⑨ ― Dupuytren 拘縮	106
12.	糖尿病⑩ ― インスリンボール	108
13.	糖尿病⑪ ― 色素性痒疹	110
14.	脂質異常症 ― 黄色腫	112
15.	高尿酸血症 ― 痛風結節	114
16.	Addison 病 ― 色素沈着	116
17.	ヘモクロマトーシス ― 色素沈着	118
18.	POEMS 症候群	120

第6章　腎臓疾患と皮膚症状

1.	慢性腎不全① ― カルシフィラキシス	124
2.	慢性腎不全② ― 痒疹	126
3.	急性腎障害 ― コレステロール結晶塞栓症	128

第7章　消化器疾患と皮膚症状

1.	Degos 病	132
2.	消化管ポリポーシス ― Peutz-Jeghers 症候群	134
3.	炎症性腸疾患 ― 結節性紅斑	136
4.	潰瘍性大腸炎 ― 壊疽性膿皮症	138
5.	消化器症状を伴う Behçet 病 ― アフタ・結節性紅斑	140
6.	消化器癌 ― Leser-Trélat 徴候	142
7.	アルコール性肝障害 ― 良性対称性脂肪腫症	144
8.	肝硬変 ― Vibrio vulnificus による壊死性筋膜炎	146
9.	肝硬変 ― 晩発性皮膚ポルフィリン症	148

10. 膵疾患 ― 皮下結節性脂肪壊死症　150

第8章　栄養障害と皮膚症状

1. 亜鉛欠乏症　154

2. ペラグラ　156

3. グルカゴノーマ症候群 ― 壊死性遊走性紅斑　158

第9章　肉芽腫性疾患と皮膚症状

1. 結核　162

2. Hansen病　164

第10章　感染症等と皮膚症状

1. ツツガムシ病　168

2. デング熱・ジカウイルス感染症　170

3. 伝染性紅斑　172

4. 麻疹　174

5. 伝染性単核症・EBV感染症　176

6. 汎発性帯状疱疹　178

7. 川崎病　180

8. 肛囲溶連菌性皮膚炎と溶連菌感染症　182

第11章　性感染症／免疫不全と皮膚症状

1. HIV関連Kaposi肉腫　186

2. 梅毒　188

第12章　薬剤副作用と皮膚症状

1. Stevens-Johnson症候群／中毒性表皮壊死症　192

2. 薬剤性過敏症症候群 (DIHS) … 194

3. 薬剤による光線過敏症 … 196

4. 腎性全身性線維症 … 198

5. DPP-4阻害薬関連水疱性類天疱瘡 … 200

6. MTX関連リンパ増殖性疾患 … 202

第13章　アナフィラキシー・蕁麻疹様症状を示す疾患と皮膚症状

1. 遺伝性血管性浮腫 … 206

2. 食物依存性運動誘発性アナフィラキシー (特に経皮感作によるもの) … 208

3. 自己炎症症候群 ─ 蕁麻疹様皮疹 … 210

第14章　妊娠に伴う皮膚疾患

1. 妊娠性痒疹 … 214

2. 妊娠性類天疱瘡 … 216

3. 疱疹状膿痂疹 … 218

第15章　内臓疾患と口腔粘膜症状

1. 血液疾患と口腔粘膜症状① ─ 白血病・アミロイドーシスでみられる口腔症状 … 222

2. 血液疾患と口腔粘膜症状② ─ 舌炎 … 224

3. 血液疾患と口腔粘膜症状③ ─ 出血傾向 … 226

4. 消化器疾患と口腔粘膜症状 … 228

5. 性感染症と口腔粘膜症状 … 230

6. マイコプラズマ感染症と皮膚・口腔粘膜症状 … 232

7. 薬剤性口腔粘膜潰瘍 … 234

8. 薬剤関連顎骨壊死 … 236

索　引 … 238

執筆者一覧（掲載順）

本間　大	旭川医科大学皮膚科准教授
山本明美	旭川医科大学皮膚科教授
宮田聡子	さいたま市民医療センター皮膚科科長
出光俊郎	自治医科大学附属さいたま医療センター皮膚科教授
梅本尚可	自治医科大学附属さいたま医療センター皮膚科講師
伊崎誠一	飯能市本町診療所院長/埼玉医科大学名誉教授
天野正宏	宮崎大学医学部感覚運動医学講座皮膚科学分野教授
中村晃一郎	埼玉医科大学皮膚科学教室教授
中村哲史	春日部中央総合病院皮膚科部長
高橋勇人	慶應義塾大学医学部皮膚科学教室専任講師
安齋眞一	日本医科大学武蔵小杉病院皮膚科部長
松田秀則	日本医科大学武蔵小杉病院皮膚科
髙橋博之	JA北海道厚生連札幌厚生病院副院長
箕輪智幸	札幌医科大学医学部皮膚科学講座
石川真郷	福島県立医科大学医学部皮膚科学講座
山本俊幸	福島県立医科大学医学部皮膚科学講座教授
新井　達	聖路加国際病院皮膚科部長
藤本徳毅	滋賀医科大学医学部附属病院皮膚科准教授/皮膚科外来医長/臨床遺伝子相談科外来医長
長田真一	秋田大学大学院医学系研究科・医学部皮膚科学・形成外科学准教授
石井文人	久留米大学医学部皮膚科学准教授
阿部俊文	久留米大学医学部皮膚科学助教
須山孝雪	獨協医科大学埼玉医療センター皮膚科准教授
片桐一元	獨協医科大学埼玉医療センター皮膚科教授
簗場広一	東京慈恵会医科大学皮膚科学講座講師
小寺雅也	JCHO中京病院皮膚科部長/膠原病リウマチセンター長
加納宏行	岐阜大学大学院医学系研究科皮膚病態学准教授
高橋一夫	国際医療福祉大学熱海病院皮膚科部長/国際医療福祉大学病院教授
川内康弘	東京医科大学茨城医療センター皮膚科教授
滝吉典子	弘前大学医学部附属病院皮膚科助教
原田　研	青森県立中央病院皮膚科部長
長谷川　稔	福井大学医学部皮膚科学研究室教授
神人正寿	和歌山県立医科大学皮膚科教授
茂木精一郎	群馬大学大学院医学系研究科皮膚科学准教授
山口由衣	横浜市立大学大学院医学研究科環境免疫病態皮膚科学准教授
戸倉新樹	浜松医科大学皮膚科学講座教授

牧　伸樹	独立行政法人国立病院機構あきた病院皮膚科医長
高澤摩耶	自治医科大学附属さいたま医療センター皮膚科臨床助教
調　裕次	NTT西日本大阪病院皮膚科部長
岩田洋平	藤田保健衛生大学医学部皮膚科学准教授
畑　康樹	神奈川はた皮膚科クリニック院長
山田朋子	JCHOさいたま北部医療センター皮膚科
三苫千景	九州大学病院皮膚科准教授/油症ダイオキシン研究診療センター副センター長
赤股　要	東京大学大学院医学系研究科・医学部皮膚科特任講師
蒲原　毅	横浜市立大学附属市民総合医療センター皮膚科部長
永島和貴	JCHOさいたま北部医療センター皮膚科医長
原田和俊	東京医科大学皮膚科学分野准教授
松村　一	東京医科大学形成外科学分野教授
樋口哲也	東邦大学医療センター佐倉病院皮膚科教授
寺木祐一	埼玉医科大学総合医療センター皮膚科副科長/准教授
花見由華	福島県立医科大学医学部皮膚科学講座講師
白井洋彦	堺市立総合医療センター皮膚科科長
森　龍彦	福島県立医科大学医学部皮膚科学講座
成澤　寛	佐賀大学医学部皮膚科学教授
中西健史	滋賀医科大学医学部附属病院皮膚科特任准教授/皮膚科副科長
石氏陽三	東京慈恵会医科大学皮膚科学講座講師
野口奈津子	秋田大学医学部皮膚科学・形成外科学
小宮根真弓	自治医科大学医学部皮膚科学教室准教授/外来医長
伊藤宗成	東京慈恵会医科大学皮膚科学講座講師
緒方　大	埼玉医科大学皮膚科講師
井上卓也	佐賀大学医学部皮膚科学准教授
福屋泰子	東京女子医科大学皮膚科学准講師
石黒直子	東京女子医科大学皮膚科学主任教授
川瀬正昭	自治医科大学附属さいたま医療センター皮膚科准教授
梅林芳弘	東京医科大学八王子医療センター皮膚科教授/科長
古賀文二	福岡大学医学部皮膚科学教室
今福信一	福岡大学医学部皮膚科学教室教授
御子柴育朋	信州大学医学部皮膚科学教室
奥山隆平	信州大学医学部皮膚科学教室教授
永井　宏	神戸大学大学院医学研究科皮膚科学教室准教授
錦織千佳子	神戸大学大学院医学研究科皮膚科学教室教授

川村龍吉	山梨大学医学部皮膚科学講座教授
角田孝彦	山形市立病院済生館皮膚科長
山口さやか	琉球大学医学部皮膚病態制御学助教
山本紀美子	医療法人藤井会石切生喜病院皮膚科部長
鶴田大輔	大阪市立大学大学院医学研究科皮膚病態学教授
神﨑美玲	水戸済生会総合病院皮膚科主任部長
関根万里	公益財団法人東京都保健医療公社 荏原病院皮膚科部長
清島真理子	岐阜大学医学部皮膚科教授
常深祐一郎	東京女子医科大学皮膚科学准教授
浅田秀夫	奈良県立医科大学皮膚科学教授
松尾光馬	中野皮膚科クリニック院長
関東裕美	東邦大学医療センター大森病院皮膚科臨床教授
加倉井真樹	加倉井皮膚科クリニック院長
井上多恵	日本赤十字社さいたま赤十字病院皮膚科部長
小川陽一	山梨大学医学部皮膚科学講座助教
齋藤万寿吉	東京医科大学皮膚科学分野講師
松倉節子	済生会横浜市南部病院皮膚科主任部長
井川　健	獨協医科大学皮膚科学講座主任教授
平原和久	埼玉医科大学総合医療センター皮膚科講師
西江　渉	北海道大学大学院医学研究院・医学部皮膚科学准教授
大塚幹夫	福島県立医科大学医学部皮膚科学講座准教授
岩本和真	広島大学病院皮膚科助教
矢上晶子	藤田保健衛生大学坂文種報德會病院総合アレルギー科教授
神戸直智	関西医科大学皮膚科准教授
石川貴裕	防衛医科大学校皮膚科学助教
佐藤貴浩	防衛医科大学校皮膚科学教授
青山裕美	川崎医科大学総合医療センター皮膚科教授
杉浦一充	藤田保健衛生大学医学部皮膚科学教授
神部芳則	自治医科大学医学部歯科口腔外科学講座教授
岡田成生	自治医科大学医学部歯科口腔外科学講座病院助教
野口忠秀	自治医科大学医学部歯科口腔外科学准教授
赤堀永倫香	自治医科大学医学部歯科口腔外科学講座
岩上　藍	自治医科大学医学部歯科口腔外科学講座
山本亜紀	自治医科大学医学部歯科口腔外科学講座
中村知寿	自治医科大学医学部歯科口腔外科学講座

第1章　心疾患と皮膚症状

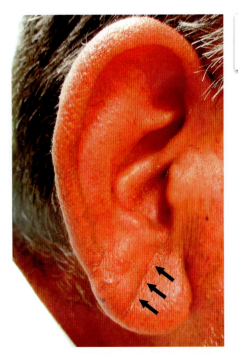

図1 Frank徴候を示す患者の臨床像
耳朶にみられたELC。

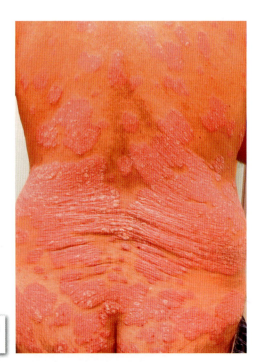

図2 融合した淡紅色角化性局面（背部）

第1章　心疾患と皮膚症状

1. 虚血性心疾患①—Frank徴候

Point
- Frank徴候とは，耳朶皺襞（diagonal earlobe crease；ELC）と言われる耳介外切痕から耳介外下方に斜行する皺がある患者に心血管障害が多いことを示すものである。
- 特に両側性にELCがみられる場合に，虚血性心疾患との関連性が高いと言われる。

症例　60歳，男性。主訴：胸苦

【既往歴】　脳梗塞，脂質異常症，高血圧，高尿酸血症。

【現病歴】　31歳時から全身に皮疹が出現し，尋常性乾癬と診断。以後，外用，紫外線療法等で治療を受けていたが，皮疹の改善が乏しく，生物学的製剤の投与を希望し当科を受診した。

【初診時所見・検査等】　両耳朶にELCがみられる（図1矢印）。体幹・四肢に手掌大までの淡紅色角化性局面が散在し，背部では融合し大型の局面を呈する（図2）。

【経過】　問診上，労作時の胸苦の訴えがあったため循環器内科で精査を行ったところ，左前下行枝に90％の狭窄を認め，経皮的冠動脈形成術を実施した。

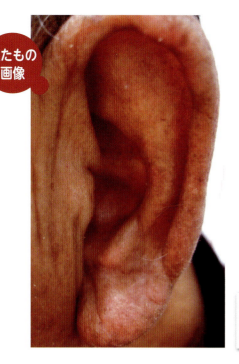

図3 加齢によりみられる生理的な耳朶の皺
皺は垂直方向に走行している。

間違えやすい似たもの画像

▶垂直方向に走行する皺（図3）の有無は，心血管系イベントの関連性が低いことが示されている[1]。

解説

ELCは耳介外切痕から耳介外下方に斜行する皺を言う（図1）。ELCと冠動脈疾患の関連性を示したFrankの名を冠する徴候である[2]。

ELCの発症メカニズムとして，皮膚老化に加え，末梢血管障害による組織損傷が深く関与すると考えられている[3]。本症例のような乾癬患者では，心血管障害のリスクが高いことが示されている[4]。

日本人乾癬患者においても，両側性のELCが冠動脈の石灰化病変の有無と関連性が高いことが報告されている[5]。

鑑別診断のポイント

ELCはその深さや長さにかかわらず，両側性にみられる場合，特に虚血性心疾患，虚血性脳血管障害および末梢血管障害のリスクが高いことが示されている[1]。

治療・予後

デンマークにおける大規模前向きコホート調査によると，ELC，前頭型あるいは頭頂部型の男性型脱毛，眼瞼黄色腫のうち3つ以上の徴候を有する場合，有さないものと比べ，虚血性心疾患および心筋梗塞のハザード比が1.40および1.57と高い[6]。

自覚症状がない場合でも，ELCがある患者ではABI（足首／上腕血圧比）が低い傾向にある[7]。

したがって，特に両側性のELCをみた場合，潜在する動脈硬化性病変の可能性を考慮し，注意深く問診を行うとともに，適宜，血管病変の適切な評価を行うことが重要である。

文献
1) Rodríguez-López C, et al：Am J Cardiol. 2015；116(2)：286-93.
2) Frank ST：N Engl J Med. 1973；289(6)：327-8.
3) Koyama T, et al：J Cardiol. 2016；67(4)：347-51.
4) Gelfand JM, et al：JAMA. 2006；296(14)：1735-41.
5) Honma M, et al：J Dermatol. 2017；44(10)：1122-8.
6) Christoffersen M, et al：Circulation. 2014；129(9)：990-8.
7) Korkmaz L, et al：Angiology. 2014；65(4)：303-7.

（本間　大，山本明美）

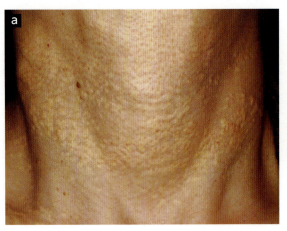
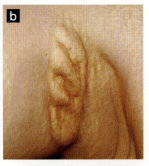

図1 弾性線維性仮性黄色腫の臨床像
a：頸部に黄色丘疹が局面を形成。
b：両腋窩には黄色で凹凸不整のある軟らかく弛んだ局面と小丘疹あり。

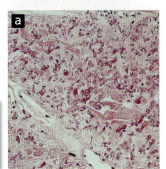
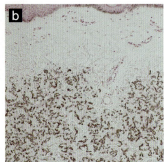

図2 弾性線維性仮性黄色腫の病理組織像
a：真皮の弾性線維は変性，断裂している（HE染色，×200）。
b：真皮中下層にカルシウムの沈着を認めた（von Kossa染色，×100）。

第1章 心疾患と皮膚症状

2. 虚血性心疾患② ―弾性線維性仮性黄色腫

Point

▶ アデノシン3リン酸結合カセットトランスポーターC6（ATP-binding cassette transporter C6：*ABCC6*）の遺伝子異常により生じる疾患である。
▶ 皮膚真皮網状層，網膜，血管に病変を生じ，皮膚では頸部や腋窩に弾性線維の変性とカルシウムの沈着による凹凸のある黄白色調の局面が認められる。
▶ 合併症には，虚血性心疾患や，網膜色素線条（angioid streaks）に引き続いて起きる血管新生による視力低下や失明，消化管出血などがある。

症例 43歳，女性。主訴：頸部と腋窩の皮疹（図1）

【家族歴】 特記事項なし。
【既往歴】 10歳よりてんかん。
【現病歴】 小学生の頃より頸部と腋窩に皮疹があることを自覚していたが，徐々に増悪したため来院した。右腋窩より皮膚生検を行った（図2）。

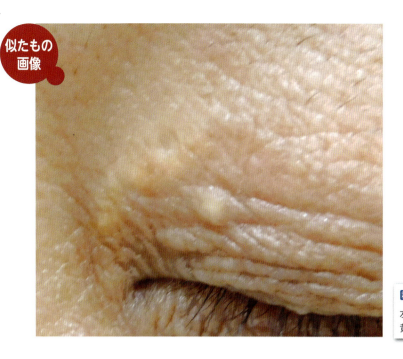

似たもの画像

図3 眼瞼黄色腫
左上眼瞼に多発した黄色の結節。

間違えやすい似たもの画像──眼瞼黄色腫

▶**眼瞼黄色腫（図3）**：脂質異常症により生じる。皮膚に漏れ出た脂質をマクロファージが貪食して丘疹を形成する。丘疹は大小様々であるが黄色調にみえる症例が多い。形態と部位により，結節性黄色腫，発疹性黄色腫，扁平黄色腫，腱黄色腫，手掌線条黄色腫，眼瞼黄色腫に分類される。

解説

弾性線維性仮性黄色腫（pseudoxanthoma elasticum；PXE）は，弾性線維に変性と石灰化を生じる全身性疾患であり，アデノシン3リン酸結合カセットトランスポーターC6（*ABCC6*）の遺伝子異常により生じる[1]ことが明らかとなった。

①皮膚症状：頸部，腋窩，肘窩などの関節屈曲部に，黄色〜乳白色の粟粒大から米粒大の丘疹が局面を形成。皮膚は弛んで軟らかく触知する。病理組織学的には，真皮の弾性線維の変性，断裂（図2a）とvon Kossa染色にて石灰化（図2b）が認められる。

②眼症状：視力障害を主訴とすることが多い。眼底には，Bruch膜は弾性線維の変性により網膜色素線条を認める。眼底出血がみられることも稀ではない。

③循環器症状：弾性線維の変性は，動脈の中膜弾性線維に高頻度に認められ，動脈の狭小化や石灰化を起こすことが知られており，PXEの約6割に心血管病変が合併すると報告され，若年女性に好発する。冠動脈狭窄の罹患血管は，動脈硬化を基盤として起こる心筋梗塞と大差なく左前下行枝に多く認めるが，弾性線維の変性や石灰化が比較的緩徐に起こるため，側副血行路が発達し予後が比較的良好であることが特徴である。

鑑別診断のポイント

PXEは，頸部や腋窩などに好発する。PXEでは脂質代謝異常を認めない。一方，黄色腫は眼瞼やアキレス腱部，肘，手掌などに認められ，脂質代謝異常を伴う。

治療・予後

特に，20歳以下の若年患者では，胸部症状や意識消失を経験しているかどうかの詳細な病歴聴取が必要と考えられ，そのような症例では冠動脈の狭窄や石灰化を合併している可能性が高く精査が必要となる。整容的な問題が生じる場合は切除する。

文献 1) Bergen AA, et al：Nat Genet. 2000；25(2)：228-31.

（宮田聡子，出光俊郎）

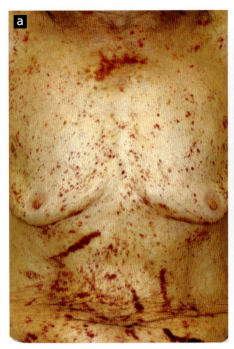
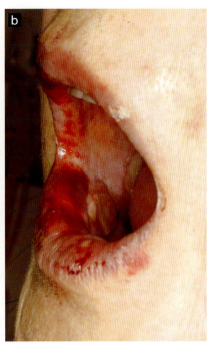

図1 アミロイドーシスの臨床像
a：顔面，体幹，上肢，大腿に大小，不整の紫斑が散在融合する。掻破痕に一致するものも多い。
b：口唇・頬粘膜に認められる紫斑と潰瘍。

第1章 心疾患と皮膚症状

3. 心不全—アミロイドーシス

Point

- 紫斑は全身性アミロイドーシスの約40％に出現し，ときには初発症状であるため診断的意義が高い。その他，色素斑，丘疹，皮膚萎縮，多形皮膚萎縮様皮疹など多彩な皮膚症状を呈する。
- 口腔粘膜ではアミロイドの沈着により，蝋様光沢のある丘疹，結節，硬結，水疱，びらんを形成する。原発性アミロイドーシスでは巨大舌を高頻度に生じる。
- アミロイド沈着の証明にはコンゴーレッド染色，ダイロン染色，direct fast scarlet（DFS）染色，チオフラビンT染色が多用されるが，染色されない場合は診断に難渋する。

症例

84歳，女性。主訴：全身のかゆみと紫斑（図1a）

【家族歴】 特記事項なし。

【既往歴】 M蛋白血症IgA型。骨髄生検を施行したが，多発性骨髄腫の診断には至らなかった。

【現病歴】 3年前から顔面に紫斑が出現するようになり，その後全身に拡大した。強いかゆみを伴い，掻破した部位に紫斑，血疱が出現した。前医での皮膚病理検査ではアミロイドを証明できず，外用ジフェンヒドラミンクリーム（レスタミンコーワ®クリーム）で経過観察されていたが，原因不明の心不全を発症，精査目的で当科を受診した。

【初診時所見・検査等】 表皮直下から真皮浅層にエオジン淡染性の物質がありアミロイド沈着を疑った。3回の皮膚生検を行ったが，DFS染色，チオフラビンT染色では染色されず，最終的には電子顕微鏡検査でアミロイド沈着を証明した。

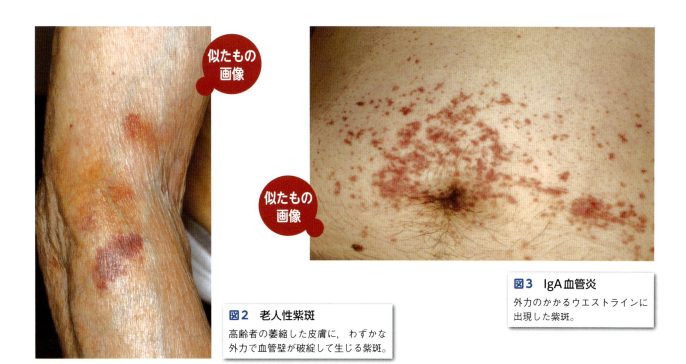

図2 老人性紫斑
高齢者の萎縮した皮膚に，わずかな外力で血管壁が破綻して生じる紫斑。

図3 IgA血管炎
外力のかかるウエストラインに出現した紫斑。

間違えやすい似たもの画像──老人性紫斑／IgA血管炎

- **老人性紫斑（図2）**：高齢者の萎縮した皮膚にみられる紫斑で，加齢に伴う真皮結合組織と血管の脆弱化のため，ごくわずかな外力によって紫斑を生じる。ステロイド紫斑も同様の機序で発症する。外力を受けやすく，露光部でもある手背，前腕に生じやすい。
- **IgA血管炎（図3）**：通常は下肢に比較的均一で小型のpalpable purpuraが多発，集簇する特徴的な臨床像を呈するため診断は比較的容易である。典型像を取らず皮疹が下肢を越えて出現してくる場合には鑑別を要する。

解説

原発性および骨髄腫に伴うアミロイドーシスはともにALタイプで，その30〜60％に多彩な皮膚病変を生じる。紫斑は最も頻度が高く，約40％の症例にみられる。血管周囲にアミロイドが沈着し血管が破綻しやすくなることが主因と考えられる。紫斑は比較的弱い反復刺激で生じやすく，有名なraccoon-eyes（アライグマの目）と称される眼周囲の紫斑は，目を擦る行為のほか咳嗽，嘔吐などの怒責も関与する。紫斑以外に色素斑，丘疹，結節，腫瘤，水疱，血疱，強皮症様病変，爪甲萎縮，脱毛などを生じる。本症例でみられた皮膚の瘙痒感は比較的稀な皮膚症状である。口腔粘膜にもアミロイド沈着による蝋様光沢のある丘疹，結節，板状硬結，水疱，びらん，潰瘍，紫斑を生じ（図1b），舌は腫大し，いわゆる巨大舌となる。

鑑別診断のポイント

紫斑には血友病や血小板減少性紫斑病など血液疾患によって生じる紫斑，老人性色素斑，壊血病など血管支持組織の脆弱化や血管炎による血管障害性紫斑，さらには毛細血管内圧が亢進して生じる機械的紫斑に大別される。アミロイドーシスの紫斑は主に血管障害性紫斑である老人性紫斑，ステロイド紫斑，血管炎が鑑別疾患になる。また皮膚，口腔粘膜に水疱，血疱，びらんが目立つ場合には自己免疫性水疱症も鑑別に挙がる。

治療・予後

形質細胞の増殖が基盤にあるため，これに対する化学療法や骨髄移植が行われる。高齢者ではこれらの治療の適応がないことも多い。予後を左右する因子は心機能障害，腎障害で，それぞれペースメーカー植込み術，人工透析療法が対症的に行われる。しかし，心不全，不整脈による死亡率は高く予後不良である。皮膚に対する有効な治療法もないが，瘙痒に対してはNB-UVB照射が奏効した報告がある[1]。

文献 1）能美晶子, 他：西日皮膚. 2001;63(4):391-4.

（梅本尚可）

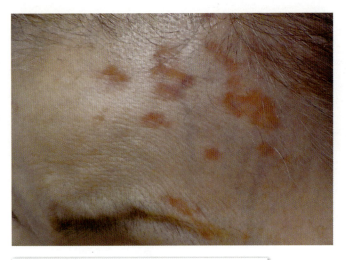

図1　サルコイドーシスの臨床像
前額部の小指頭大から拇指頭大に至る紅褐色斑が複数集塊している。中央が陥凹して瘢痕性にみえる部位がある。一見，円盤状エリテマトーデスに似るが，鱗屑は少ない。

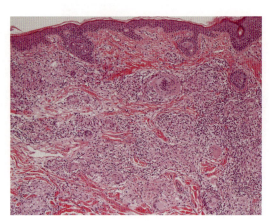

図2　前額部の病理組織像（HE染色，×100）
病変の主体は真皮中層から深層に分布する炎症細胞浸潤で，組織球，類上皮細胞および多核球が集塊を構成する類上皮細胞肉芽腫からなる。壊死性変化を伴わない。

第1章　心疾患と皮膚症状

4. 不整脈―心臓サルコイドーシス

Point
- サルコイドーシスは全身諸臓器に系統的に類上皮細胞肉芽腫を生じる，いまだ原因不明の疾患である。
- 肺，肺門部リンパ節，眼についで皮膚に病変が出現する。約30％の患者に皮膚病変があると言われる。
- 心臓に病変が出現するのは約10％と比較的低いが，突然死をもたらす可能性がある。

症例　75歳，女性。主訴：前額部および下肢の皮疹

【家族歴】　特記事項なし。
【既往歴】　心疾患，3年前（72歳時）重症不整脈出現。恒久心臓ペースメーカー装着。
【現病歴】　2年前から前額部と下肢に皮疹が出現してきたが，瘙痒・疼痛などの自覚症はまったくなく，未治療である。
【初診時所見・検査等】　前額の左右に小指頭大から拇指頭大の辺縁紅色，中央部やや陥凹性の皮疹が数個ずつ集簇して認められる（図1）。また，下肢では静脈の走行に一致して褐色の分枝状皮疹を認め，一部皮膚潰瘍を伴っていた。前額部の皮疹生検の結果は図2の如くであった。

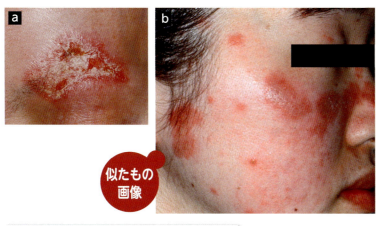
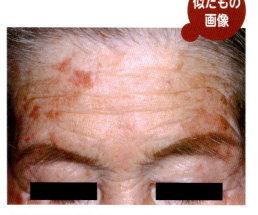

図3 円盤状エリテマトーデス（DLE）
a：左眉毛部の鱗屑を付着する紅斑、中央部は軽度陥凹する（60代、女性）。皮疹は完成されたDLEとして典型的。
b：耳前部、頬部、鼻背にかけて軽度鱗屑を付着する扁平隆起性紅斑を複数認める（20代、女性）。

図4 日光角化症（光線性角化症）
前額部の淡紅色斑・色素斑（80代、女性）。

間違えやすい似たもの画像──円盤状エリテマトーデス／日光角化症（光線性角化症）

▶**円盤状エリテマトーデス（discoid lupus erythematosus；DLE）（図3）**：DLEの皮疹の特徴は、①紅斑、②毛孔部に固着する鱗屑、③色素脱失・色素沈着・瘢痕化で、日光曝露部（前額、頬部、鼻背、耳介など）に好発する。皮疹が複数部位に多発するときは全身性エリテマトーデス（systemic lupus erythematosus；SLE）の可能性を考慮し精査する。

▶**日光角化症（光線性角化症）（図4）**：比較的色白の高齢者の日光曝露部に生じる。多くの場合、農業・漁業などの屋外労働、あるいは若年期に屋外スポーツを行ったなどの生活歴がある。脂漏性角化症、老人性色素斑など他の高齢者皮膚疾患と類似あるいは混在するため、ダーモスコピーによる詳細な観察と皮膚生検による病理組織学的診断を要する場合が多い。前がん状態と認識される疾患である。

解説

サルコイドーシスは全身に多臓器性に類上皮細胞肉芽腫が生じる、いまだ原因不明の疾患である[1]。病変は肺、肺門部リンパ節、眼および皮膚に好発し、皮疹の出現頻度は報告により変動するが約30%と思われる。

鑑別診断のポイント

サルコイドーシスの皮疹は結節、丘疹、小丘疹、紅斑、局面、びまん性浸潤、潰瘍、乾癬様など多種多様な形態をとる[2]ため、皮疹の臨床像のみからサルコイドーシスと診断することは困難であり、生検のうえ、病理組織学的に診断されるべきである。種々の病型の中で局面型と呼ばれる皮疹を呈するときは心臓サルコイドーシスの合併率が高いと言われる[3]。

治療・予後

本症は肺および肺門部リンパ節の胸郭内病変を示すことが多いため、一般に呼吸器内科の疾患と思われているが、病変がどの臓器にも出現しうることを忘れてはならない。その中で、皮膚病変は組織学的確定診断を得やすい臓器であるため診断学的に重要である。また、心臓サルコイドーシスは諸外国に比しわが国に多くみられ[1]、しかもサルコイドーシスの死因として最重要である。特に中高年女性に突然死をもたらす可能性が高い。複数臓器の病変は必ずしも同時性に生じるとは限らない。例示した症例では先に心病変があり、後に皮膚病変が生じたと思われる。サルコイドーシス患者に対しては、心病変に対する定期的検査を欠かしてはならない。

文献
1) Baughman RP, et al：Lancet. 2003；361(9363)：1111-8.
2) Sanchez M, et al：Dermatol Clin. 2015；33(3)：389-416.
3) Okamoto H, et al：Eur J Dermatol. 1999；9(6)：466-9.

（伊崎誠一）

第2章　悪性腫瘍と皮膚症状

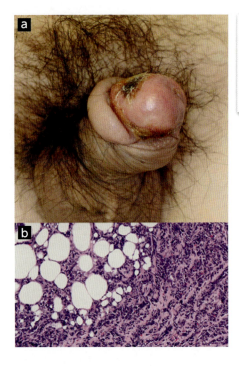

図1 持続性勃起症を呈する急性骨髄性白血病髄外浸潤の臨床像(a)と鼠径部の病理組織像(b)(HE染色, ×200)

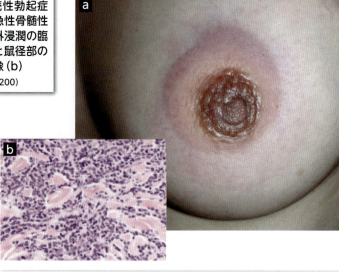

図2 乳房硬結を呈する急性骨髄性白血病髄外浸潤の臨床像(a)と病理組織像(b)(HE染色, ×200)
病理組織像では白血病細胞の浸潤をみる。

第2章 悪性腫瘍と皮膚症状

1. 白血病─皮膚浸潤(持続性勃起症様症状および乳腺腫脹)

- ▶皮膚白血病は白血病細胞が皮膚に浸潤したもので,白血病の診断や寛解後の再発の発見につながる。
- ▶白血病の皮膚浸潤は口腔内や全身の皮膚のどこにでも出現し,結節病変のほか,歯肉腫脹,持続性勃起症,乳腺腫脹の像を呈することもある。
- ▶陰茎,乳房に白血病が皮膚浸潤することは稀であるが,陰茎癌や乳癌のほか,陰茎増大術や豊胸術など美容外科施術後の後遺症との鑑別が必要となる。

症例1 30歳代,男性。主訴:持続性勃起症(図1),排尿障害,頻尿,鼠径リンパ節腫大

【既往歴】アトピー性皮膚炎,アレルギー性鼻炎
【現病歴】急性骨髄性白血病として化学療法を施行し,治療5年後に外来フォロー終了となっていた。その後間もなく持続性勃起症が出現し,さらに陰茎の硬化と鼠径リンパ節の腫脹を指摘され当科へ紹介された。

症例2 20代,女性。主訴:左乳房腫脹(図2)

【現病歴】急性骨髄性白血病で化学療法と同種骨髄移植(bone marrow transplantation;BMT)施行。その後,約1年で右乳房腫瘤を生じ,局所放射線治療,化学療法,2回目のBMTで消退した。その後,左乳房にも硬結がみられ紹介された。

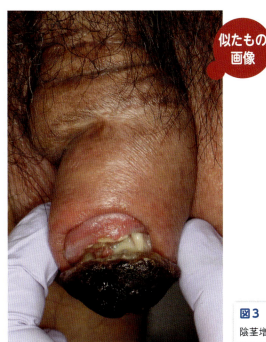
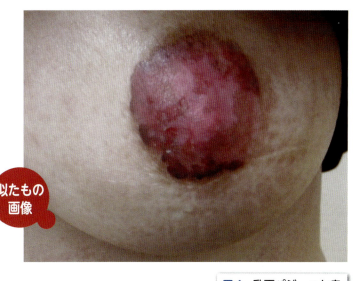

図3　陰茎増大術による異物肉芽腫
陰茎増大術後（フィラー注入術後）の亀頭部壊死。

図4　乳房パジェット病
乳輪が表皮浸潤で変色し，乳頭も腫瘍浸潤で消失している。

間違えやすい似たもの画像 ── 陰茎増大術による異物肉芽腫・潰瘍／乳房パジェット病

▶**陰茎増大術のフィラーを異物とする潰瘍**：陰茎増大術（フィラー注入）後に生じた潰瘍であり，感染をきたしている（図3）。白血病による持続性勃起症では陰茎癌，陰茎異物（増大術目的），特発性陰茎浮腫などが鑑別として挙げられる。

▶**乳房パジェット病**：図4は乳癌の皮膚浸潤例であり，乳頭は消失している。乳腺腫脹，乳房発赤をみた場合には，炎症性乳癌や乳腺膿瘍が鑑別となる。豊胸術後に，異物肉芽腫やポリアクリルアミドによる皮膚潰瘍を生じることもある。

解説

白血病の皮膚浸潤は皮膚白血病と呼ばれる。骨髄性白血病では割面が緑色調であることから，緑色腫（chloroma）あるいは顆粒球性肉腫とも呼ばれる。

皮下結節を生じることが多いが，歯肉の腫脹，乳腺腫脹もみられる。一般にこのような皮膚，粘膜症状で白血病が発見されることもあるが，再発の初期臨床徴候として生じることも少なくない。慢性骨髄性白血病では，稀ではあるが持続性勃起症が起こる。血流の異常によるものであるが，陰茎周囲の白血病細胞浸潤も想定される。皮下結節例と同じく再燃時に出現するものもあるが，慢性骨髄性白血病発見のきっかけになることもある。

一方，骨髄性白血病では乳房への髄外浸潤を生じる例もあり，症例2は当初は右乳房に生じたが化学療法と放射線照射で消失，ついで左乳房に発症と，時期は前後したが両側性である。

鑑別診断のポイント

持続する陰茎の腫大をきたす症例では慢性骨髄性白血病による持続性勃起症のほか，特発性陰茎浮腫や陰茎増大術によるフィラーの影響を考える必要がある。鑑別には男性器MRIや組織所見が必要である。本人が陰茎増大術を受けたことを言いたがらない傾向があるので，問診では必ず聞いておくべきである。

一方，急性骨髄性白血病では再発時に乳腺浸潤がみられる。鑑別診断としては乳癌，乳房パジェット病，乳房異物などが挙げられる。画像診断も有用であるが，確定診断は病理組織所見による。白血病治療歴のある患者の乳腺腫脹では，まず再発を念頭に置くべきであろう。

治療・予後

持続性勃起症に対しては瀉血，洗浄，シャント術などが行われる。髄外に腫瘤を形成するものは一般に予後はよくない。しかしながら，化学療法，幹細胞移植により，予後の改善も期待される。局所の制御に放射線治療も使用される。

（出光俊郎）

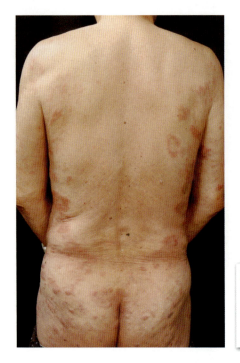

図1　成人T細胞白血病の臨床像
背部から側腹部にかけて鱗屑を伴う紅斑や局面を認め，臀部には結節が散在している。

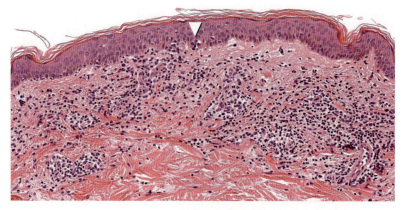

図2　腹部の紅斑の生検組織像（HE染色）
異型なリンパ球様細胞には表皮向性があり，Pautrier微小膿瘍を形成している（矢尻）。真皮上層の血管周囲にも異型なリンパ球様細胞の浸潤を認める。

第2章　悪性腫瘍と皮膚症状

2. 成人T細胞白血病（ATL）

- ATL（adult T-cell leukemia）はレトロウイルスに属するHTLV-1（human T-cell leukemia virus type1）によって生じる末梢性T細胞の白血病・悪性リンパ腫である。ATLはわが国では九州などの南西地域に多く，ほとんどが母乳感染によるHTLV-1キャリアからの発症であり，40～50年という長い潜伏期のあとに約5％がATLを発症する[1]。
- ATLに伴う皮膚病変は特異疹と非特異疹に分けられ，特異疹はATL細胞の皮膚への浸潤によるもので，患者の約半数に認められる。
- 下山[2]の臨床病型分類に基づきATLは急性型，リンパ腫型，慢性型，くすぶり型に分けられ，急性型とリンパ腫型はaggressive ATLであり，慢性型とくすぶり型はindolent ATLである。aggressive ATLはきわめて予後不良である。

症例　75歳，男性。主訴：軀幹部の紅斑，局面（図1）

【家族歴】　特記事項なし。
【既往歴】　糖尿病，高血圧。
【現病歴】　2015年，軀幹部を中心にかゆみのない鱗屑を伴う紅斑が出現し，しだいに多発してきた。近医を受診し外用療法を行うも難治で，採血を受け，抗HTLV-1抗体が陽性のため，ATLを疑われて当科紹介となる。
【初診時所見・検査等】　右側腹部の紅斑から皮膚生検を施行した（図2）。入院精査を行い，くすぶり型ATLと診断した。

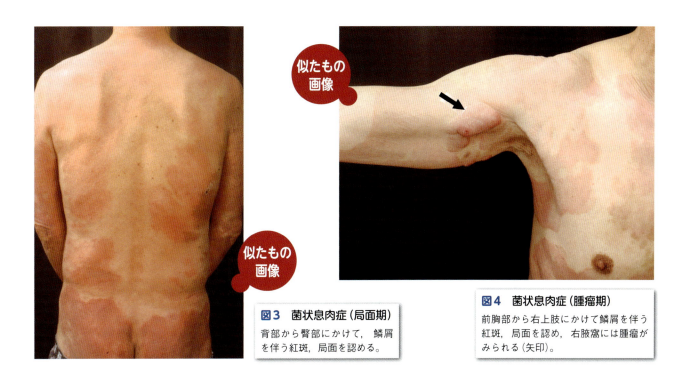

図3 菌状息肉症（局面期）
背部から臀部にかけて，鱗屑を伴う紅斑，局面を認める。

図4 菌状息肉症（腫瘤期）
前胸部から右上肢にかけて鱗屑を伴う紅斑，局面を認め，右腋窩には腫瘤がみられる（矢印）。

間違えやすい似たもの画像──菌状息肉症（局面期・腫瘤期）

▶**菌状息肉症**：最も頻度の高い，皮膚に原発する悪性リンパ腫であり，皮膚T細胞リンパ腫の約半数を占める。数年から十数年かけて紅斑期から局面期（図3），そして腫瘤期（図4）と段階的に進行する。進行の緩徐なくすぶり型ATLでは，臨床像や病理組織像から菌状息肉症と鑑別するのは困難である。ATLでは血清学的に抗HTLV-1抗体が陽性であることや末梢血液に花細胞など異常リンパ球が出現してくるので参考になる。

解説

特異疹で最も多いのが，結節または腫瘤であり，次に全身性に生じる丘疹または紅斑と続く。特異疹と予後との関連では紅斑型が最も良好で，続いて局面型，多発丘疹型，結節腫瘤型，紅皮症型の順であった[3]。一方，非特異疹は皮膚感染症や乾皮症，後天性魚鱗癬，掌蹠角化症などである。特異疹では多形または分葉化した核を持つ中型から大型のT細胞が真皮内に表在性またはびまん性に浸潤し，しばしば表皮内にも浸潤を認め，Pautrier微小膿瘍を形成する。免疫染色では，腫瘍細胞はCD3（+），CD4（+），CD8（-）の表現型を呈し，CD25は高頻度に陽性である。

鑑別診断のポイント

特異疹を有するくすぶり型は，臨床的に菌状息肉症などの皮膚T細胞リンパ腫との鑑別が難しい。T細胞受容体はATLも皮膚T細胞リンパ腫でもクローナルに再構成を認めるため，鑑別のポイントにはならないが，ATLでは抗HTLV-1抗体が陽性であり，末梢血液または生検組織からクローナルなHTLV-1プロウイルスの組み込みが認められる。

治療・予後

ATLは急性型，リンパ腫型，慢性型，くすぶり型の4つの臨床病型に分類され，生存期間中央値が急性型で4～6カ月，リンパ腫型9～10カ月，慢性型17～24カ月，くすぶり型は34カ月～5年以上である。皮膚病変（特異疹）を主体とする慢性型，くすぶり型では，皮膚を標的としたステロイド外用や光線療法，局所放射線療法などの局所療法（skin-directed therapy）が選択される。急性型，リンパ腫型では，血液内科医と連携し多剤併用化学療法や同種造血幹細胞移植を中心とした全身療法を行う必要がある。

文献
1) Ishitsuka K, et al：Lancet Oncol. 2014；15(11)：e517-26.
2) Shimoyama M：Br J Haematol. 1991；79(3)：428-37.
3) Sawada Y, et al：Blood. 2011；117(15)：3961-7.

（天野正宏）

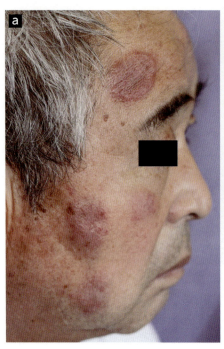
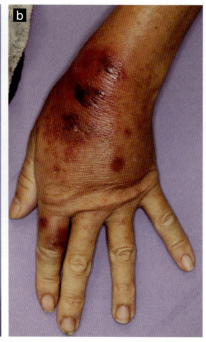

図1　Sweet病の臨床像
a：顔面の浮腫性紅斑。
b：手背の隆起浮腫性紅斑。
〔bは中村晃一郎：皮膚臨床. 2017；59（6）743-9より許諾を得て転載〕

第2章　悪性腫瘍と皮膚症状

3. Sweet病

Point
- 顔面・頸部・四肢に好発する有痛性隆起性紅斑局面・結節である。
- 好中球増多を主体とする末梢血白血球増加を認め，組織学的に真皮に稠密な好中球浸潤を認める。
- 多くは原因不明であるが，時に悪性腫瘍などの全身性疾患の合併を認める。骨髄増殖性疾患や骨髄異形成症候群など血液系悪性腫瘍の合併が多い。

症例　65歳，男性。主訴：顔面の浮腫性紅斑，手背の有痛性の隆起性浮腫性紅斑（図1）

【家族歴】　糖尿病（−），特記事項なし。
【既往歴】　高血圧。2年前より貧血を指摘され，骨髄検査で骨髄異形成症候群を指摘されている。
【現病歴】　3カ月より顔面，手背に皮疹が出現し，徐々に増数・増大している。
【初診時所見・検査等】　顔面，手背に紅色ないしやや褐色の隆起した紅斑が多発している。WBC 4,600 /μL (Seg 62%, Stab 2%, Lym 17%, Eos 3%), RBC 223×10^4/μL, Hb 7.2g/dL, Plt 24.7×10^4/μL, CRP 0.6mg/dL。

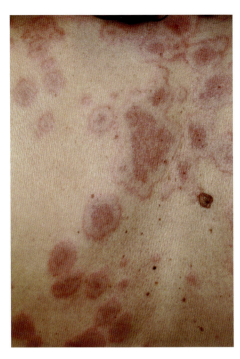

図2　多形紅斑
背部にみられた浮腫性紅斑。

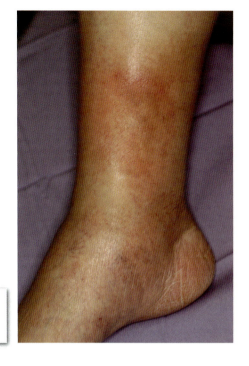

図3　結節性紅斑
下腿にみられた有痛性紅斑。

間違えやすい似たもの画像──多形紅斑／結節性紅斑

▶ **多形紅斑**：顔面，四肢に生じる淡紅色の浮腫性紅斑（図2）である。環状の紅斑に水疱を生じることがある。しばしば発熱，関節症状などを伴う。原因は薬剤性・感染性などであり，重症例では時に皮膚粘膜眼症候群に移行する。感染症としてマイコプラズマ，単純ヘルペス感染を原因とする場合がある。

▶ **結節性紅斑**：下腿などの四肢に生じる淡紅色の有痛性紅斑（図3）である。時に全身倦怠，関節症状などの全身症状を伴う。組織学的にリンパ球を主体とする隔壁性の蜂窩織炎である。治療は安静，NSAIDs，ヨードカリ，重症例ではステロイドを使用する。Behçet病で結節性紅斑様皮疹を生じる場合がある。

解説

Sweet病は原因不明の疾患であり，突然の高熱（39℃台），末梢血白血球数の増加を認める。顔面・頸部・四肢における有痛性の暗紅色の隆起性紅斑あるいは結節が主体であり，時に浮腫性紅斑，水疱，膿疱を生じる。先行病変としてしばしば上気道感染を伴う。

Sweet病の約1〜3割の患者で，全身性疾患の合併や基礎疾患を有する。この場合には発熱などの全身症状を伴わないことが多い。合併疾患として悪性腫瘍（paraneoplastic Sweet病），急性骨髄性白血病（acute myeloid leukemia；AML）や骨髄線維腫などの骨髄増殖性疾患，骨髄異形成症候群（myelodysplastic syndrome；MDS）がある。他の全身性合併疾患として，潰瘍性大腸炎，関節リウマチ，Sjögren症候群などがある。悪性腫瘍の合併例ではしばしば顔面，頸部，粘膜に皮疹が生じ，また広範囲にみられる。悪性腫瘍に合併するSweet病では，白血球増加が認められない場合がある。

鑑別診断のポイント

多形紅斑の臨床症状は淡紅色の環状の浮腫紅斑であるのに対して，Sweet病では鮮紅色を呈し有痛性隆起性紅斑ないし結節を生じる。また，Sweet病の浸潤細胞は好中球が主体であり，結節性紅斑とは組織学的な鑑別が可能である。

治療・予後

Sweet病の治療の第一選択はステロイド内服，ヨウ化カリウム内服である。プレドニゾロン（プレドニン®）30〜60mgで開始する。上気道感染が先行する場合には抗菌薬を併用する。血液疾患などの基礎疾患の合併例では同時に基礎疾患の治療を行う。コルヒチンが有効な場合がある。治療に対する反応は比較的良好で，通常数週間以内に皮疹は消退するが，再発例も報告されている。予後は悪性腫瘍によって決定される。

（中村晃一郎）

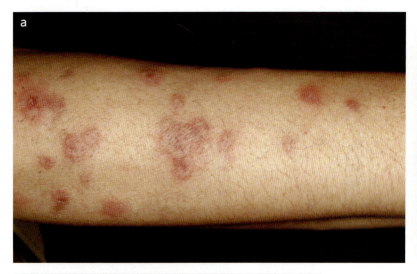
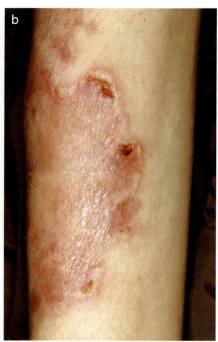

図1　持久性隆起性紅斑の臨床像
a：前腕伸側から手背には中央が陥凹した標的状の暗紅色斑が多発。
b：前腕にみられた手拳大の紅斑。中央は赤褐色，辺縁には一見すると水疱にみえる浮腫を伴う。

第2章　悪性腫瘍と皮膚症状

4. 悪性リンパ腫①—持久性隆起性紅斑

- ▶典型像は四肢の関節背面，臀部などに左右対称性に生じる暗赤色の浸潤性隆起性紅斑，丘疹，結節で，個疹は2～3カ月で瘢痕治癒する慢性再発性の疾患である。
- ▶環状紅斑，紫斑，水疱，血疱，膿疱，潰瘍，皮下結節，黄色調を呈するなど臨床像は多彩で，診断に難渋することが少なくない。
- ▶高頻度に合併する関節リウマチ（RA）に類似した関節痛，ステロイド，非ステロイド性抗炎症薬（NSAIDs）に反応せず，皮疹を含めジアミノジフェニルスルホン（DDS）が著効する。

症例　43歳，女性。主訴：上肢，頸部の環状紅斑（図1）

【家族歴・既往歴】　特記事項なし。

【現病歴】　皮膚科初診の約1年前から膝，肩などにNSAIDs抵抗性の関節痛が出現，半年前からは37～38℃台の発熱，半年間で10kgの体重減少があり内科を受診した。スクリーニングCT検査で両側肺多発小結節，縦隔リンパ節腫大を指摘された。その頃から頸部，前腕に皮疹が出現するようになり皮膚科を受診した。

【初診時所見・検査等】　亜急性皮膚エリテマトーデス（subacute cutaneous lupus erythematosus；SCLE），Sjögren症候群，サルコイドーシスなどを疑い，前腕の環状紅斑から生検した。真皮浅層から深層の血管，付属器周囲にリンパ球，組織球が浸潤し一部に多核巨細胞が出現，核破砕像が目立った。また，胸腔鏡下縦隔リンパ節生検でHodgkinリンパ腫（lymphocyte rich type）と診断された。

【経過】　DDS 75mg内服開始，約1カ月後には皮疹は明らかに改善，関節痛は消失した。リンパ腫に対してはDDS投与3週間後から化学療法を開始した。

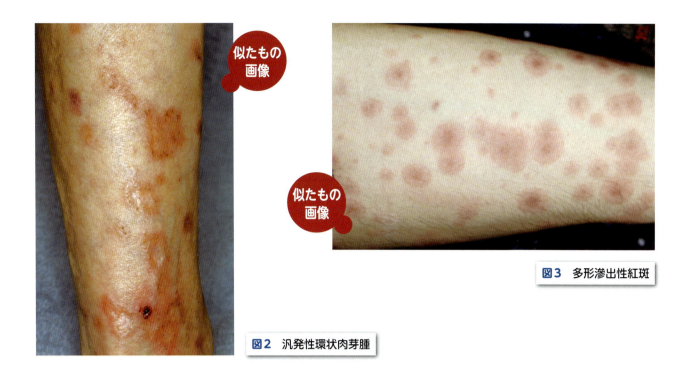

図2 汎発性環状肉芽腫

図3 多形滲出性紅斑

間違えやすい似たもの画像──環状肉芽腫/多形滲出性紅斑

▶**環状肉芽腫**：持久性隆起性紅斑と同じく関節背面に好発，多発して隆起性の紅斑局面を形成，部位によって環状を呈する（図2）。慢性に経過するが再発性ではない。合併症として糖尿病が知られているが，関節痛や全身症状は伴わない。

▶**多形滲出性紅斑**：持久性隆起性紅斑の中に，四肢伸側に対称性に小型の滲出性紅斑様の標的状皮疹が多発するタイプがあり，多形滲出性紅斑と類似する（図3）。多形滲出性紅斑が急性の経過をたどるのに対し，持久性隆起性紅斑は慢性再発性である。

解説

持久性隆起性紅斑は全身性疾患としての側面を持ち，種々の合併症が報告されている（RA類似の関節痛1/4弱，呼吸器疾患1/6強，高IgA血症を最多に異常蛋白血症約1/3など，悪性リンパ腫との合併は稀）。

鑑別診断のポイント

前述した環状肉芽腫，多形滲出性紅斑のほか，滲出傾向がさらに強い紅斑ではSweet病，皮下に結節を生じるとリウマトイド結節，黄色を帯びれば結節性黄色腫，水疱を伴う症例では 線状IgA水疱性皮膚症やDuhring疱疹状皮膚炎などの自己免疫性水疱症，血疱，潰瘍を伴う例では顕微鏡的多発血管炎，多発血管炎性肉芽腫症などの血管炎，さらにはサルコイドーシス，壊疽性丘疹状結核疹など多様な疾患が鑑別疾患に挙げられている。また，重症のRA患者に発症しやすいrheumatoid neutrophilic dermatitisは持久性隆起性紅斑に酷似した症例があり，一連の疾患の可能性も指摘されている。持久性隆起性紅斑は臨床診断が難しく，病理組織所見が診断の決め手となる。

病理像はleukocytoclastic vasculitisであるが血管壁の変化は乏しく，フィブリノイド壊死はみられないことが多く，核塵と好中球浸潤が目立つ場合には，好中球性皮膚症が鑑別となる。比較的初期から線維芽細胞，組織球の増殖を認め，病期が進むと線維化，肉芽腫様変化が著明になる。所見の継時的変化を考慮する必要がある。

治療・予後

DDSの有効率は88％以上と非常に高い。ステロイド，NSAIDs，ヨウ化カリウム，コルヒチンは無効である。多くの症例はDDS投与4週間で明らかな改善を認める。DDSを中止すると皮疹は再燃することが多く，DDSの投与は通常は長期にわたる。溶血性貧血など血液検査を行う必要がある。予後は合併症次第である。

（梅本尚可）

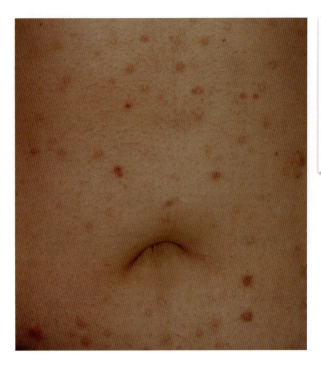

図1 Hodgkin痒疹の臨床像
体幹，四肢などのほぼ全身，特に腹部・大腿部には密に，直径5mm大までの，褐色から鮮紅色丘疹が散在している。一部の結節では，その中央に鱗屑と痂皮を伴う。

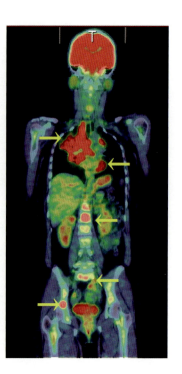

図2 PET-CT画像所見
縦隔から肺野に広範囲にFDGの結合活性の高い部分と，腹腔内および骨のFDG濃度の高い部分，リンパ節のFDG活性高値を認めた（矢印）。

第2章　悪性腫瘍と皮膚症状

5. 悪性リンパ腫②―Hodgkin痒疹

Point

- Hodgkinリンパ腫では，非特異疹として30％にかゆみ・結節性痒疹が起こることが報告されており，Hodgkin痒疹と呼ばれることがある。
- 結節性痒疹とは強烈なかゆみを伴う直径1cm大までの丘疹・結節で，いまだ原因不明であり，ステロイド外用のみでは反応が乏しい。
- 痒疹には皮膚疾患，全身性疾患，精神疾患などの複数の病態の関与が考えられている。B細胞・T細胞リンパ腫，さらに進行性Hodgkinリンパ腫や非Hodgkinリンパ腫などにも起こり，全身疾患の検索が必要である。

症例

35歳，女性。主訴：ほぼ全身の直径5mm大までの強い瘙痒を伴う褐色から紅色の丘疹（図1）

【家族歴・既往歴】　特記事項なし。

【現病歴】　6カ月前から全身に瘙痒を伴う丘疹が出現し，近医で治療するもまったく反応しなかった。同時期に咳嗽が出現した。

【初診時所見・検査等】　PET-CTで，縦隔，肺野，骨，リンパ節などに多数のフルオロデオキシグルコース（FDG）の取り込みを認めた（図2）。

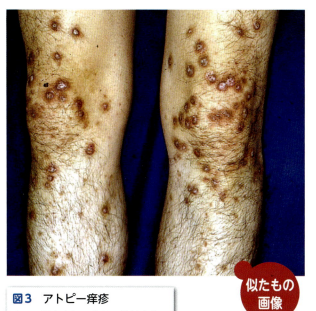

図3　アトピー痒疹
主に下腿を中心に痂皮，鱗屑を伴う褐色丘疹で色素沈着が目立つ。

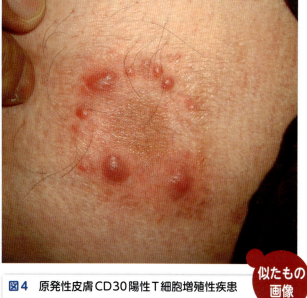

図4　原発性皮膚CD30陽性T細胞増殖性疾患
中心治癒を示す円形に配列した紅色から褐色の丘疹・結節。

間違えやすい似たもの画像 —— アトピー痒疹／原発性皮膚CD30陽性T細胞増殖性疾患

▶ **アトピー痒疹**：臨床的には丘疹・結節が主体である。IgE高値や他の湿疹病変を混在する。幼少期からの喘息，鼻炎などのアトピー体質の有無やアレルギーの既往歴・家族歴を有することが多い（図3）。

▶ **原発性皮膚CD30陽性T細胞増殖性疾患（primary cutaneous CD30 + lymphoproliferative disorders）**：外側に拡大する病変で，中心は治癒していく。辺縁に紅色丘疹・結節を伴う。自然消退することもある。この場合の浸潤細胞は異型性を持つリンパ球で，リンパ増殖性疾患の特異疹である（図4）。

解説

Hodgkinリンパ腫は，悪性リンパ腫のうち10％を占める特殊なB細胞リンパ腫で，好発年齢は20～40歳である。症状としては1/3に発熱，盗汗，体重低下がみられ，30～40％にかゆみを伴う。かゆみの結果，Hodgkinリンパ腫に結節性痒疹がみられることは古くから知られており[1～3]，Hodgkin痒疹として教本にも記載されている[4]。Hodgkinリンパ腫ではIL-4，IL-5，IL-10などのTh2関連サイトカインやIgEの産生が増加するとされており[1]，痒疹との関係が示唆されている。Hodgkinリンパ腫の発見の半年前からかゆみが出現することが多く，かゆみの強さはリンパ腫の進行と並行するとされる。

鑑別診断のポイント

結節性痒疹は多くの疾患に併発する。肥満細胞やかゆみ周囲の炎症細胞から放出される神経成長因子やカルシトニン遺伝子関連ペプチド，サブスタンスPなどが神経原性炎症をきたし，自由神経終末が破壊され，さらなるかゆみをきたし，痒疹を形成すると推測されている。

ステロイド外用のみでの改善は困難で，ビタミンD_3外用やカプサイシン軟膏なども使用される。最終的にシクロスポリンの内服も必要となるが，Hodgkinリンパ腫では病勢を進行させる可能性があり，内臓悪性腫瘍の検索は重要である。

治療・予後

本症例は結節硬化型Hodgkinリンパ腫（Stage Ⅳ）と診断がつき，ABVD（ドキソルビシン，ブレオマイシン，ビンブラスチン，ダカルバジン）療法を開始した。難治性であったかゆみと結節性痒疹は速やかに改善し，Hodgkin痒疹には抗悪性腫瘍薬による治療が効果的であるとする報告と一致した[2,3]。

文献
1) Rubenstein M, et al：Int J Dermatol. 2006；45(3)：251-6.
2) Callen JP, et al：J Am Acad Dermatol. 2000；43(2 Pt 1)：207-10.
3) Shelnitz LS, et al：Pediatr Dermatol. 1990；7(2)：136-9.
4) Rook A, et al：Textbook of Dermatology. 4th ed. Oxford Blackwell, 1986, p2112-3.

（中村哲史）

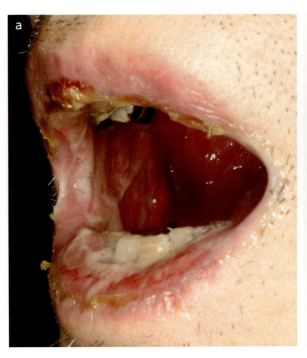
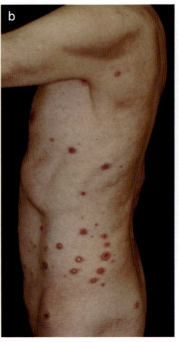

図1 腫瘍随伴性天疱瘡の臨床像
a：赤色口唇と口腔内全域のびらん。舌を含め，口腔内のびらんのため食事困難となる。
b：軀幹に水疱とびらんが散在し，周囲に紅斑を伴う。病変部近傍皮膚の直接蛍光抗体法により自己抗体の沈着を証明できる。

第2章　悪性腫瘍と皮膚症状

6. 悪性リンパ腫③ ―腫瘍随伴性天疱瘡

Point

- 非Hodgkinリンパ腫，慢性リンパ性白血病，Castleman病，胸腺腫などに合併して生じる天疱瘡の亜型である。
- 尋常性天疱瘡と比較し，粘膜病変の程度が強く，ステロイドや免疫抑制薬による治療に抵抗性を示す。
- 腫瘍随伴性天疱瘡（paraneoplastic pemphigus；PNP）の約20％に閉塞性細気管支炎を合併し，治療抵抗性を示すことが多く，致死的となりうる。

症例

69歳，男性。主訴：口腔・軀幹・四肢のびらんおよび水疱（図1）

【家族歴・既往歴】　特記事項なし。

【現病歴】　今年6月中旬頃より両眼瞼の腫脹が出現し，その後口腔内にびらんが生じた。同年7月，近医を受診。口腔内びらん増悪により食事摂取困難となり8月に入院。同時期より労作時の息切れを自覚した。抗デスモグレイン3（Dsg3）抗体が71 indexと高値であり，口腔粘膜の病理組織にて天疱瘡が疑われた。9月中旬より軀幹・四肢に紅斑，水疱が出現するようになり，スクリーニングで施行された全身CTにて悪性リンパ腫の合併を疑われ，集学的治療のため当院紹介受診となった。

【薬剤歴】　特記事項なし。

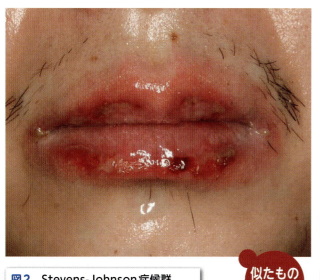

図2　Stevens-Johnson症候群
赤色口唇に認めたびらん。赤色口唇全域が傷害される疾患は限られる。

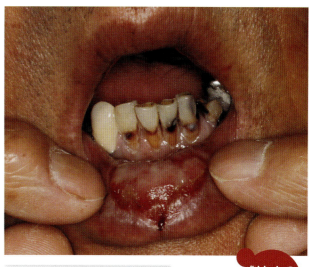

図3　扁平苔癬
下口唇から口腔粘膜に生じたびらんと周囲の白色調の変化。

間違えやすい似たもの画像──Stevens-Johnson症候群／扁平苔癬

▶ **Stevens-Johnson症候群 (Stevens-Johnson syndrome；SJS)**：図2は治療後のものであるが，ひどい場合には赤色口唇部分を含めた口腔内全域にびらんが生じ，口腔内の所見だけではPNPとの鑑別は容易ではない。発熱とともに急激に発症する経過や自己抗体が検出されない点はPNPとの鑑別点として重要である。

▶ **扁平苔癬**：薬剤などが原因で生じるが，口腔内や口唇にも生じることがある。びらん形成のない場合には粘膜の白色調の変化を認める（図3）。PNPと異なり，口唇全域が傷害されることは稀である。扁平苔癬に皮膚症状が合併する場合でも水疱が生じることはほとんどなく，症状の進展も非常に緩徐であることが多い。原因が薬剤の場合には，薬剤中止により軽快が期待できる。

解説

PNPの多くは悪性リンパ腫などの血液腫瘍に合併して発症する，非常に稀な天疱瘡の亜型である。抗Dsg3自己抗体により生じる古典的な天疱瘡の病態に加えて，表皮の角化細胞が細胞性免疫により傷害される病態を併せ持つ。通常の天疱瘡と異なり，粘膜症状が強く出現し，かつ治療抵抗性である。そのため，治療により自己抗体が検出できなくなった後でも粘膜症状が持続することがあり，これは治療に抵抗する細胞性免疫のためと考えられる。粘膜症状が重篤な天疱瘡をみたときは悪性腫瘍の検索を積極的に行う。

鑑別診断のポイント

SJSとの鑑別が臨床的に重要である。SJSは発熱を伴って急激に発症し，発疹も数日で全身に拡大するが，PNPの場合は口内炎，皮膚の水疱やびらんは数週をかけて範囲が拡大することが多い。SJSは急性期に重篤な眼症状（偽膜形成，角膜欠損等）を認めやすいが，PNPでは通常眼症状は強くない。PNPでは患者皮膚を蛍光抗体直接法で観察すると，表皮に自己抗体の沈着が認められるが，SJSでは認めない。

治療・予後

PNPでは悪性リンパ腫など合併する疾患に対する治療が必要となる。ステロイドの大量内服療法やリツキサン®による治療はPNPの病勢コントロールにとって有益な治療ではあるが，特に粘膜症状は積極的な治療にも反応しないことをしばしば経験する。

また，経過中に合併する閉塞性細気管支炎（bronchiolitis obliterans；BO）も粘膜病変と同様に治療抵抗性であることが多く，BOによる呼吸不全が致死的になるため十分注意すべきである。

（高橋勇人）

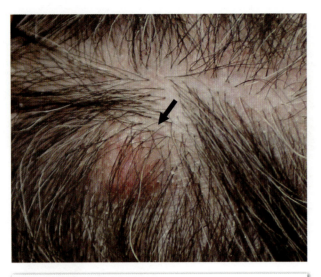

図1 転移性皮膚癌の臨床像
頭部の皮膚腫瘍。1cm大，圧痛のある弾性硬，可動性の紅色皮膚隆起結節（矢印）がみられた。

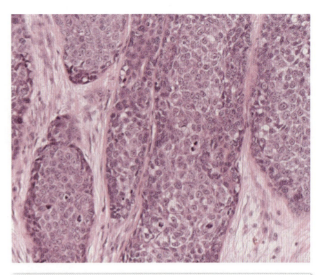

図2 切除した腫瘍の病理組織像（HE染色，×100）
真皮内では核異型性のある腫瘍細胞が大小の胞巣を形成し，索状に増殖していた。腫瘍細胞には核分裂像もみられた。

第2章　悪性腫瘍と皮膚症状

7. 内臓悪性腫瘍①―皮膚転移

- ▶転移性皮膚癌の出現頻度は内臓悪性腫瘍全体の約3～6％とされ，原発巣としては肺癌（34％）と乳癌（30％）で全体の2/3を占める。
- ▶転移性皮膚癌は内臓悪性腫瘍の末期にみられることが多く，乳癌を除いては一般的に予後不良である。
- ▶内臓悪性腫瘍の初発症状として皮膚病変が出現することがあるため，その診断は予後判定の点において重要である。

症例　86歳，女性。主訴：頭部および腰部にある皮膚腫瘍（図1）

【家族歴】　特記事項なし。
【既往歴】　腎腫瘍（69歳時）。
【現病歴】　2000年，右S6領域肺癌の診断にて，右上葉を切除されるも再発した。カルボプラチン＋パクリタキセル，ビノレルビン，ゲフィチニブなどの化学療法を実施されたが反応が弱かった。2009年11月よりペメトレキセドを8コース投与されるも，骨髄抑制のため治療は中止された。2011年1月よりエルロチニブ投与を開始し，partial responseが得られたため外来にて経過観察となっていたが，2017年再診時，頭部と腰部皮膚に転移を疑う皮膚結節が出現していた。このため5月20日，診断目的にて当科初診。
【薬剤歴】　アゼルニジピン，エピナスチン，アルギン酸ナトリウム，エソメプラゾール，オルメサルタン。
【初診時所見・検査等】　治療方針決定のため局所麻酔下において頭部皮膚腫瘍を切除した（図2）。

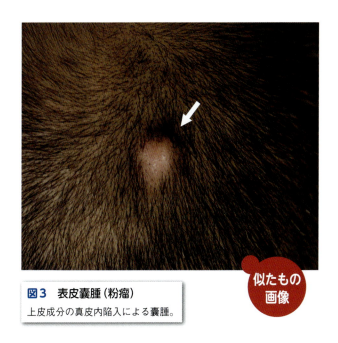

図3　表皮嚢腫（粉瘤）
上皮成分の真皮内陥入による嚢腫。

似たもの画像

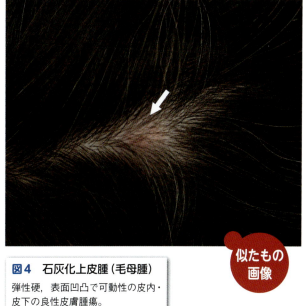

図4　石灰化上皮腫（毛母腫）
弾性硬，表面凹凸で可動性の皮内・皮下の良性皮膚腫瘍。

似たもの画像

間違えやすい似たもの画像 ── 表皮嚢腫（粉瘤）/石灰化上皮腫（毛母腫）

▶ **表皮嚢腫**：表皮および毛包漏斗部由来の上皮成分が真皮内に陥入し嚢腫となったもの（図3矢印）で，内部に層状の角質塊がみられる。エコーで嚢腫様構造が，また肉眼で中心臍窩が確認でき，さらに臨床経過からも診断できることが多いが，確定診断は切除標本の病理組織学的検討による。

▶ **石灰化上皮腫**：弾性硬，表面凹凸で可動性の皮内・皮下の良性皮膚腫瘍（図4矢印）で，顔面，頭頸部，上肢の発症が多い。病理組織学的に被膜のない結節であり，毛母細胞由来の好塩基性細胞が充実性に増殖する部分と，核が消失し好酸性を呈する陰影細胞で構成される。家族性に多発する場合や痛みを伴うこともあり，転移性皮膚癌との鑑別が難しいことがある。

解説

内臓悪性腫瘍の皮膚転移割合は，わが国では約3〜6％と比較的稀である。原発腫瘍は肺癌（34％）が最も多く，続いて乳癌（30％）と両者で全体の2/3を占める。転移部位は，胸部，背部，頭部・顔面，腹部，腰部，臀部の順とされているが，頭部皮膚転移の原発腫瘍としては，血行性転移をしやすい肺癌，腎癌が多いとされている。

鑑別診断のポイント

臨床的に転移性皮膚癌は結節性病変，炎症性病変，硬化性病変をきたすことが多いが，乳癌の皮膚転移などで局面を形成する場合は，湿疹として治療されていることもあるため注意が必要である。

治療・予後

転移性皮膚癌より原発腫瘍が見つかる場合もある。その場合は予後不良となるため，中高年者の皮膚に淡紅色で弾性硬の結節や局面をみた場合には，治療方針決定のため積極的に皮膚生検を考慮する必要がある。転移性皮膚癌は内臓悪性腫瘍の末期にみられることが多く，乳癌を除いては一般的に予後不良である。腫瘍そのものが有痛性で日常生活に支障をきたしている場合は，生活の質を上げるため積極的な腫瘍切除も考慮すべきである。

（安齋眞一，松田秀則）

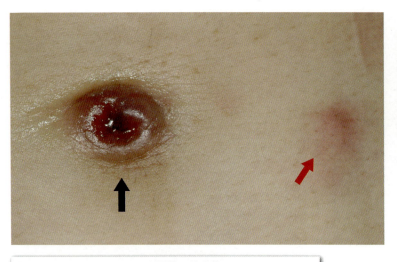

図1 Sister Mary Joseph結節の臨床像
臍部に表面の浅い潰瘍と滲出液を認める皮下腫瘤がみられ（黒矢印），左側には7×6 mm大で境界不鮮明な浸潤性紅斑を認める（赤矢印）。

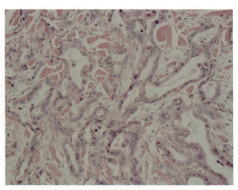

図2 皮下腫瘤の病理組織像
（HE染色）
真皮上層〜下層にかけて多数の腫瘍細胞の浸潤を認める。腫瘍細胞は大小不同で核異型性が強く，腺癌を示唆する管腔形成や間質への腫瘍細胞浸潤を呈する。

第2章 悪性腫瘍と皮膚症状

8. 内臓悪性腫瘍② ─ Sister Mary Joseph結節

Point
- 内臓悪性腫瘍が臍部に転移を起こした際には発見者の名前に由来しSister Mary Joseph結節（Sister Mary Joseph's nodule；SMJN）と呼ばれる。
- 内臓悪性腫瘍の皮膚転移の発生頻度は3〜6％と報告されるが，当科で経験した臍部転移は組織学的に確認した皮膚転移性腫瘍全体の約8％であり，原発臓器の75％が膵臓であった。
- SMJNは内臓悪性腫瘍の初発症状として出現する場合があり，臍部の腫瘤に遭遇した際には早急かつ積極的な病理組織ならびに画像検査を必要とする。

症例 70歳，女性。主訴：臍部の皮下硬結（図1）

【家族歴・既往歴】 特記事項なし。
【現病歴】 当科初診の約2カ月前に臍部の皮下腫瘤に気づいたが放置していたところ，表面が潰瘍化し滲出液が出てきたため当科を受診した。
【薬剤歴】 特記事項なし。
【初診時所見・検査等】 臍部に13×12mm大の皮下腫瘤を認め，中央に浅い潰瘍と滲出液がみられた。また，疼痛などの自覚症状はなかったが臍部の左側表面に軽度の紅斑を伴った7×6mm大で境界不鮮明な浸潤性病変が存在した。病理診断目的で局所麻酔下に部分切除（図2）するとともに，腹部CT検査を施行した。

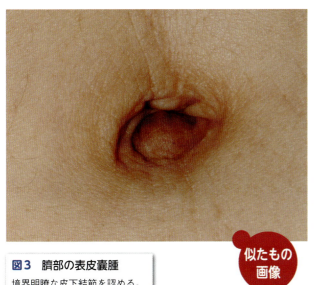

図3 臍部の表皮嚢腫
境界明瞭な皮下結節を認める。

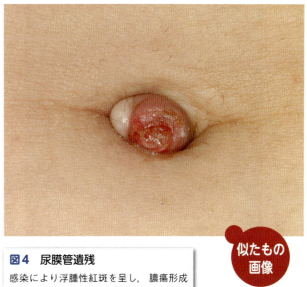

図4 尿膜管遺残
感染により浮腫性紅斑を呈し，膿瘍形成すると圧迫により膿汁の排出がみられる。

間違えやすい似たもの画像──表皮嚢腫（粉瘤）／尿膜管遺残

▶**表皮嚢腫**（図3）：外傷や疣贅，繰り返す毛包炎などを原因とし，表皮および毛包上皮が真皮内に嚢腫を形成する。画像検査では嚢腫様構造が確認され，中心となる毛包の開口を認め，切開により内部に貯留する"おから状"のケラチンの排出がみられる。

▶**尿膜管遺残**（図4）：出生後の尿膜管の退縮過程で起こる形成異常で（尿膜管）開存，嚢胞，憩室，洞の4型に分けられる。これら4型の中で臍部に遺残する尿膜管洞は臍部腫瘤が感染を起こし腹圧などによる圧迫で排膿が著明となり，外科や皮膚科を受診することがある。

解説

SMJNは臨床的に臍部を中心とし，その周辺に発生する内臓悪性腫瘍の皮膚転移である。発生頻度は当科のような一般病院皮膚科で扱う悪性リンパ腫や皮膚原発悪性腫瘍を除き，組織学的に確定診断ができた48例の転移性皮膚腫瘍のうち4例（約8％）であった[1]。また，内臓悪性腫瘍の原発臓器として4例中3例は膵臓，1例は胆管であり，膵臓癌の2例はSMJNが先行して原発臓器が発見された。膵臓癌はsilent cancerと呼ばれるごとく自覚症状に乏しいためSMJNが先行して発見される例は決してめずらしくはないが，発見時には既に高度に進行している例が多い。そのため積極的治療の時期を逸していることから，平均生存期間は発見から約6カ月とも報告されている。したがって，臍部の腫瘤や硬結性病変を診察した際には内臓悪性腫瘍の存在も念頭に置き，画像および病理検査を積極的に行う。

鑑別診断のポイント

臍部の腫瘤や皮下硬結の原因は多彩であり，臨床所見のみで確定診断に至る例はきわめて少ない。一方，内臓悪性腫瘍の初発症状としてこれら病変に遭遇する可能性もあるため慎重な診察が重要である。

治療・予後

SMJNは胃癌，膵臓癌，胆管癌など内臓より発生した悪性腫瘍が腹腔内播種あるいは臍部に直接浸潤することにより生じるため高度進行例が多い。したがってSMJNと確定された時点で原発巣の積極的治療が可能な時期を逸している例が大多数であり，当科で病理学的に確定診断した例は4～6カ月で全例死亡している。そのため早期発見・治療が望ましいが予後不良例が多いことから，患者のQOLを可能な限り損なわないために緩和治療を中心とした対応も重要となる。

文献 1) 箕輪智幸, 他：Skin Cancer. 2017；32(3)：295-301.

（髙橋博之，箕輪智幸）

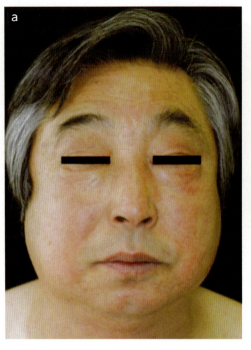
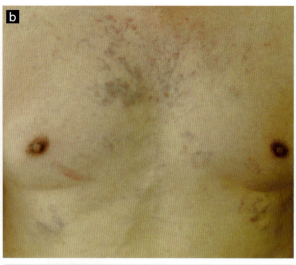

図1 上大静脈症候群の臨床像
a：頬部と眼周囲を中心にみられた境界不明瞭でびまん性の浮腫。
b：前胸部にみられた毛細血管および表在静脈の拡張。
〔石川真郷, 他：皮膚病診療. 2015；37(6)：573-6より許諾を得て転載〕

第2章　悪性腫瘍と皮膚症状

9. 内臓悪性腫瘍③ ― 上大静脈症候群

Point

▶上大静脈症候群はその原因の多くが肺癌をはじめとする悪性腫瘍であるため，顔面の浮腫および前胸部の表在静脈拡張という特徴的な皮疹は，デルマドロームとして認識すべき重要な所見である。

▶オンコロジーエマージェンシー（がんに関連した原因により，数時間〜数日以内に不可逆的な臓器障害を起こし，致命的となる病態の総称）として認識されてきている。

▶診断確定後の予後は平均6〜7カ月とされているが，原疾患の治療により症状は軽減される可能性があり，早期発見の手がかりとして皮疹は重要である。

症例

60歳, 男性。主訴：顔面の浮腫（図1a）

【既往歴】　高血圧症（42歳），2型糖尿病（50歳）。
【生活歴】　喫煙30本/日，35年間。
【現病歴】　胸部X線検査を受けたことはなかった。降圧薬を変更した2週間後から顔面に浮腫が生じたため，当科を紹介された。
【初診時所見・検査等】頬部と眼周囲を中心に，境界不明瞭でびまん性の浮腫がみられ，前胸部には毛細血管および表在静脈の拡張がみられた（図1b）。薬剤パッチテストはすべて陰性で，肝障害は認められなかった。胸部CTで，上縦隔から気管の右側に接する約92mmの腫瘤と，上大静脈と肺動脈の圧排が認められた。肝硬変を含めた消化器疾患は認められなかった。腫瘍マーカーは高値（NSE 18.1ng/mL，PRO-GRP 765.5pg/mL）を示し，気管支鏡検査の結果，肺小細胞癌と診断された。
【経過】　呼吸器内科で化学療法を開始。約2週間で顔面の浮腫と前胸部の表在静脈拡張は改善した。

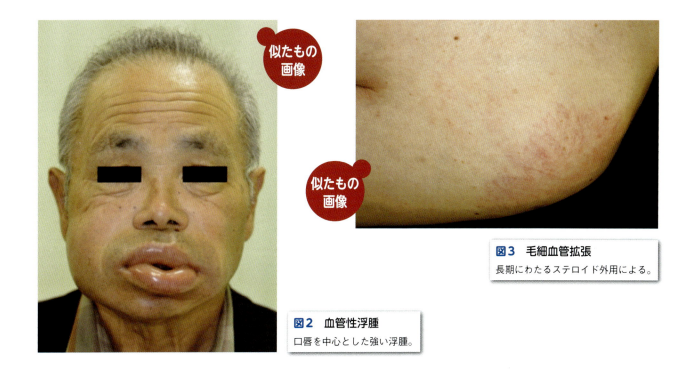

図2 血管性浮腫
口唇を中心とした強い浮腫。

図3 毛細血管拡張
長期にわたるステロイド外用による。

間違えやすい似たもの画像──血管性浮腫（Quincke浮腫）／毛細血管拡張

▶ **血管性浮腫（Quincke浮腫）**：血管の透過性亢進による，蕁麻疹よりも深部の皮下組織に生じる浮腫。遺伝性と非遺伝性に分けられる。顔面に浮腫を生じるが，口唇と眼瞼が好発部位である（図2）。出没を繰り返し，蕁麻疹よりも持続時間が長い。遺伝性の場合は，C1インヒビター活性の測定が有用である。

▶ **毛細血管拡張**：肝障害やステロイドの長期外用で生じることがある（図3）。肝障害に伴う場合は，クモ状血管腫と知られ，紅色丘疹周囲に放射状の毛細血管拡張を伴う特徴的な皮疹を呈する。経過や既往，血液検査などで鑑別できる。

解説

上大静脈症候群はその原因として非小細胞性肺癌を中心とする肺癌，リンパ腫，転移性腫瘍など悪性腫瘍が多くを占めており，近年オンコロジーエマージェンシーとしても認識されてきている。顔面の腫脹や紅潮が同症候群を疑うサインとして知られているが，胸部に表在性の血管拡張を生じることも特徴である。

鑑別診断のポイント

顔面に浮腫をきたす病態として血管性浮腫（Quincke浮腫）や降圧薬の副作用（薬疹），心不全，ネフローゼ症候群などが挙げられ，問診，パッチテスト，血液および尿検査で鑑別する。また，表在性血管拡張をきたす病態として血栓症，血管腫，肝疾患が考えられ，問診，CT，ダーモスコピー，血液検査で鑑別する。両症状を同時にきたす病態としては上半身の還流障害が考えられ，同症候群を疑う必要がある。同症候群では内胸静脈ルートなどの側副血行路が発達するため，血流の完全遮断は少ないとされている。

治療・予後

化学療法や放射線療法といった原疾患の治療を行うことで症状が軽減される。早期に発見できた場合は十分可逆的であるが，緊急を要する場合や，化学療法や放射線療法に対する原疾患の感受性が低い場合は，血管内にステントを留置することもある。原因疾患としては進行した悪性腫瘍が多くを占めており，診断確定後の予後は平均6〜7カ月とされているが，皮疹は早期発見の手がかりとなるので，デルマドロームのひとつとして認識しておくべき重要な所見と言える。

参考文献
▶ 廣瀬 敬：日職災医会誌．2013；61(2)：81-7．
▶ Wilson LD, et al：N Engl J Med. 2007；356(18)：1862-9．
▶ 古謝景春：今日の循環器疾患治療指針．第2版．細田瑳一，編．医学書院，2001，p617．

（石川真郷，山本俊幸）

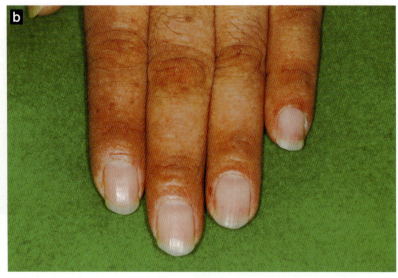

図1 悪性腫瘍に伴う黒色表皮腫の臨床像
a：顔面から頸部に境界明瞭な軽度の角質増生を伴う色素沈着がある。
b：手指ではおろし金状の角化が顕著にみられる。

第2章　悪性腫瘍と皮膚症状

10. 内臓悪性腫瘍④ — 黒色表皮腫

Point

▶黒色表皮腫は3型に分類され，その中で悪性腫瘍に伴う黒色表皮腫は顔面，腋窩や鼠径部，臍囲などに色素沈着を伴う角化性局面を認め，特に手指に多発するおろし金状丘疹が特徴的な，悪性腫瘍を高率に合併するデルマドロームの一種である。

▶腫瘍細胞が上皮成長因子（epidermal growth factor；EGF）や腫瘍細胞増殖因子（transforming growth factor；TGF）-α受容体を介して表皮角化細胞や線維芽細胞増生を促進するために発症すると考えられている。

▶過去の報告では胃癌合併例が最も多く，かつ進行癌であることが多い[1]ため，本症を疑った際は悪性腫瘍の検索をしっかりと行うことが重要である。

症例

73歳，男。主訴：顔面の色素沈着（図1a）

【家族歴】　特記事項なし。

【既往歴】　大腸癌にて左結腸切除術。

【現病歴】　当科初診の1年4カ月前に胃癌Stage 4と診断され，腫瘍縮小目的のため，術前にテガフール・ギメラシル・オテラシルカリウム配合薬（TS-1®）とシスプラチンによる化学療法を2コース施行している。今回，手術目的に入院となったが，胃癌と診断された頃から顔面や手（図1b）の色調が褐色調に変化し，漸次増悪傾向のため，皮膚症状について当科を紹介受診した。

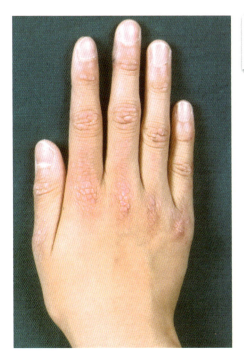

図2　皮膚筋炎
手のGottron丘疹を認める。

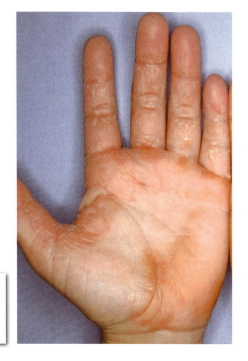

図3　毛孔性紅色粃糠疹
境界明瞭な紅斑がみられ、薄い膜状の鱗屑を伴う。

間違えやすい似たもの画像 ── 皮膚筋炎／毛孔性紅色粃糠疹

▶ **皮膚筋炎（図2）**：ヘリオトロープ紅斑やGottron丘疹などの特徴的な皮膚症状と筋症状を呈する自己免疫疾患であり、一般的には悪性腫瘍合併率30％、抗TIF1-γ抗体陽性例では約70％ときわめて高率に悪性腫瘍を合併する。悪性腫瘍合併例では皮膚症状が主体で筋症状を伴わないことも稀ではない。しばしば顔面から頸部にかけて、あたかも光線過敏症を示唆するような暗赤色紅斑がみられるため、注意が必要である。

▶ **毛孔性紅色粃糠疹（図3）**：炎症性角化症の1型に分類される疾患である。四肢伸側や胸腹部に毛孔一致性角化性丘疹が集簇し、肘頭や膝蓋部などでは融合して局面を形成する傾向がある。臨床的には5型に分類されており、幼児期発症例と成人発症例などがある。幼児期発症例の一部の症例に*CARD14*遺伝性異常がみられることが報告[2]されている。

解説

黒色表皮腫は良性型、肥満に伴う仮性型、悪性型の3型に分類され、悪性型が70％を占める。悪性型では胃癌の合併率が90％であり、多くは進行癌である[1]。悪性型黒色表皮腫は顔面の色素沈着や手のざらざら感を主訴に来院することが多い。これらを主訴に皮膚科を受診した場合は、腋窩や鼠径部、臍囲などの間擦部位にも褐色の色素沈着を伴う角化性局面がないかを確認する。

鑑別診断のポイント

良性型や仮性型との鑑別として悪性型は他の型と比較して角化の顕著な例が多く、特に手指の角化はいわゆるおろし金状を呈することから鑑別が可能である。

代表的な鑑別疾患としては皮膚筋炎と毛孔性紅色粃糠疹が挙げられる。前者の代表的皮膚症状であるGottron丘疹は、手指関節背面に中央がわずかに陥凹した角化性萎縮性丘疹であり、悪性型黒色表皮腫にみられるおろし金状丘疹とは臨床的に異なる。また後者では手指全体にみられることも鑑別点である。一方、毛孔性紅色粃糠疹も掌蹠の角化を呈するが、本症では潮紅を伴う境界明瞭な角化局面を形成することから鑑別可能である。

治療・予後

悪性腫瘍合併例では腫瘍切除後に皮疹が軽快したとの報告がみられるので、原疾患の治療が最優先になる。しかし、前述のごとく進行癌の症例が多く、平均生存期間は8.1カ月と予後不良[1]である。

文献
1) 安部美穂、他：皮病診療. 2012;34(9):851-4.
2) Takeichi T, et al：JAMA Dermatol. 2017;153(1):66-70.

（新井　達）

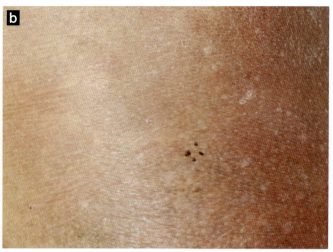

図1 紅皮症型菌状息肉症の臨床像
a：落屑を伴う紅斑が全身にみられる。
b：腹部には多形皮膚萎縮がみられる。

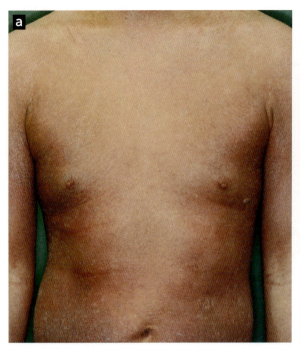

第2章　悪性腫瘍と皮膚症状

11. 内臓悪性腫瘍⑤―紅皮症

Point
- 紅皮症とは，落屑や潮紅を伴う紅斑が全身（体表面積の90％以上）に広がった状態を指す。疾患名というよりは症候名であり，様々な疾患が紅皮症を呈しうる。
- 湿疹，乾癬，薬疹などの炎症性疾患が原疾患であることが多いが，皮膚T細胞リンパ腫（菌状息肉症，Sézary症候群）の皮膚症状であることや，内臓悪性腫瘍によるデルマドロームのこともある。

症例　43歳，男性。主訴：全身の落屑を伴う紅斑（図1a）

【家族歴・既往歴】　特記事項なし。

【現病歴】　幼少時より瘙痒を伴う皮疹があり，近医でアトピー性皮膚炎と診断され，副腎皮質ステロイドの外用薬で加療されていた。2年前から皮疹が拡大し，紅皮症になったため当科を紹介受診した。

【初診時所見・検査等】　ほぼ全身に瘙痒と落屑を伴う紅斑がみられ（図1a），体幹には多形皮膚萎縮（図1b）がみられた。腹部から施行した皮膚生検の病理組織検査では，真皮上層にリンパ球浸潤を認め，Pautrier微小膿瘍と呼ばれる集簇性の表皮内リンパ球浸潤もみられた。皮膚生検組織の遺伝子再構成検査でモノクローナルバンドが検出された。末梢血には異型細胞はなく，CTでは内臓病変を認めなかった。以上より，紅皮症型菌状息肉症と診断した。

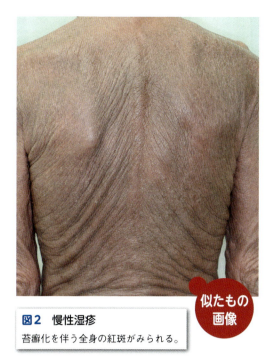

図2 慢性湿疹
苔癬化を伴う全身の紅斑がみられる。

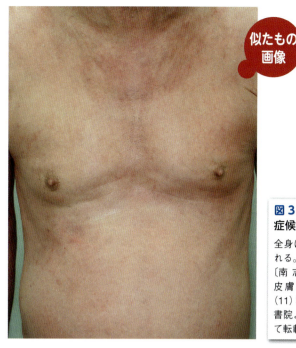

図3 Sézary症候群
全身に潮紅がみられる。
〔南 志乃, 他:臨床皮膚科. 2015;69(11):853-8, 医学書院より許諾を得て転載〕

間違えやすい似たもの画像 ── 慢性湿疹/Sézary症候群

▶ **慢性湿疹**:慢性湿疹やアトピー性皮膚炎の重症例でも紅皮症を呈することがある。湿疹が慢性に経過すると, 皮膚が肥厚して皮野が目立つ (苔癬化) 病変になってくる (図2)。

▶ **Sézary症候群**:紅皮症, 表在リンパ節腫脹, 末梢血中の異型細胞を特徴とする皮膚悪性リンパ腫の一種である (図3)。手掌, 足底の著明な角化がSézary症候群に特徴的であると言われている[1]。

解説

紅皮症は悪性腫瘍を含む様々な疾患で起こるため, 原疾患を見つけることが大切である。既存のアトピー性皮膚炎や尋常性乾癬の増悪, または薬剤により紅皮症を引き起こす場合が多い。診断には皮膚生検が必要であるが, 皮膚の病理組織像は非特異的なことも多く, 臨床経過, 薬剤使用歴, 採血結果, 画像所見なども併せて, 総合的に原因を判断しなければならない。

鑑別診断のポイント

急性発症の紅皮症の場合は薬剤性かウイルス感染を考えるが, 慢性の経過であれば原疾患は多岐にわたる。菌状息肉症は皮膚T細胞リンパ腫の中では最も頻度の高い疾患である。悪性リンパ腫の一種ではあるが慢性に経過する疾患であり, アトピー性皮膚炎と診断されて治療を受けていたという例も多い。慢性湿疹などの炎症性疾患を疑う例であっても, ステロイド外用薬など通常の治療に抵抗性であれば, デルマドロームを含めた腫瘍性の原因を鑑別診断に挙げる必要がある。菌状息肉症では本症例のように, 色素沈着, 色素脱失, 萎縮の混在した多形皮膚萎縮 (ポイキロデルマ) と呼ばれる皮膚症状を呈することがあり, 悪性リンパ腫を疑うきっかけになる。

採血に関しては, アトピー性皮膚炎におけるTARC (thymus and activation-regulated chemokine) 値や悪性リンパ腫における可溶性IL-2レセプター (sIR-2R) が疾患活動性の指標として頻用されるが, これらの項目はどちらの疾患でも上昇しうるため, 両疾患の鑑別には適していない。

治療・予後

紅皮症による全身の持続的な血管拡張が生じ, 不感蒸泄が亢進して脱水をきたしやすいため, 適宜補液を考慮する。治療法と予後は, 紅皮症の原因となる疾患によって異なるが, 対症的に副腎皮質ステロイドの外用や短期の内服で加療する。漫然と副腎皮質ステロイドを長期に内服をすることは避ける。

文献 1) Moriarty B, et al:Expert Rev Hematol. 2015;8(2):159-71.

(藤本徳毅)

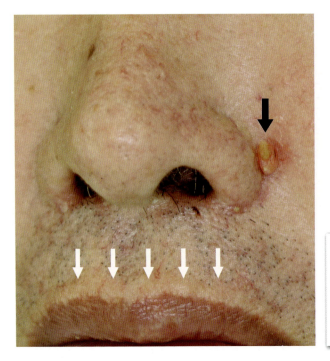
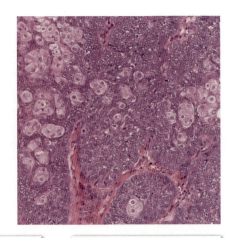

図1　Muir-Torre症候群の臨床像（脂腺腫瘍）
左鼻翼にみられた7×4mm大，弾性硬の黄色結節（黒矢印）。口囲には黄色小丘疹が多数集簇したフォアダイス状態（白矢印）もみられる。

図2　切除した腫瘍の病理組織像（HE染色，×20）
腫瘍胞巣は，好塩基性細胞と淡明な泡沫状の胞体を持つ細胞（脂腺分化細胞）によって構成されていた。腫瘍細胞は核異型性を示し，核分裂像も散見された。

第2章　悪性腫瘍と皮膚症状

12. 内臓悪性腫瘍⑥ —Muir-Torre症候群

- Muir-Torre症候群は，少なくとも1つの脂腺系皮膚腫瘍と内臓悪性腫瘍を合併する，稀な常染色体顕性疾患である。
- DNAミスマッチ修復遺伝子の生殖細胞系列の変異により，マイクロサテライト不安定性をきたすLynch症候群の一表現型と考えられる。
- Muir-Torre症候群の典型的皮膚腫瘍は，脂腺腺腫，脂腺癌，ケラトアカントーマである。内臓悪性腫瘍としては結腸直腸癌が最も多く，ついで泌尿生殖器系癌が多い。

症例　67歳，男性*。主訴：左鼻翼部の小結節（図1）

【家族歴】弟が大腸癌。

【既往歴】大腸癌（59歳時），膠芽腫（65歳時），脂腺癌（66歳時）。

【現病歴】2003年，大腸癌と診断され，内視鏡的に切除された。2009年，右大脳基底核膠芽腫に対し，腫瘍摘出術，術後放射線療法，化学療法を受けた。2010年，左頬骨部に黄色のドーム状に隆起する小結節が出現し切除された。病理組織所見は低悪性度脂腺癌であった。大腸癌，膠芽腫の既往と併せMuir-Torre症候群（以下MTS）と診断された[1]。2011年，左鼻翼部，および左頬部に，自覚症状のない黄色小結節が出現した。病理組織学的に，いずれも低悪性度脂腺癌と診断された（図2）。その後，全身検索で胃癌が新たに見つかり，内視鏡的切除術を受けた。

＊本症例は文献1で報告した症例と同一である。

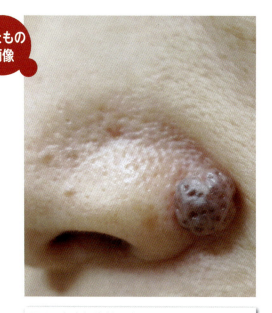

図3 色素細胞性母斑
ドーム状に隆起し，表面凹凸な左鼻翼の褐色結節。

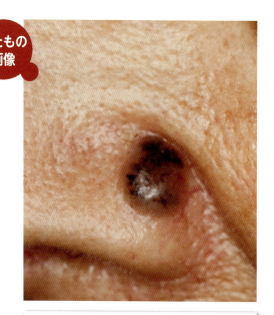

図4 基底細胞癌
扁平に隆起する左鼻翼の結節。黒色の構造物や拡張した毛細血管が透見できる。

間違えやすい似たもの画像——色素細胞性母斑／基底細胞癌

▶**色素細胞性母斑**：顔面のドーム状に隆起するほくろの多くは，Miescher（ミーシャー）型母斑とも呼ばれる，色素細胞由来の良性腫瘍である（図3）。有毛性のこともある。病理組織学的に，母斑細胞が表皮真皮境界部から真皮内に分布する。加齢とともに線維化，脂肪化すると退色してくる。

▶**基底細胞癌**：黒褐色調を呈する悪性腫瘍。高齢者の顔面の正中部，特に鼻部に好発する（図4）。表面は蝋様の光沢を呈し，しばしば潰瘍化する。病理組織学的に，腫瘍胞巣と周囲の組織との間には，ムチンの沈着による裂隙が形成され，胞巣辺縁の腫瘍細胞は柵状に配列する。局所破壊性は強いが，転移は稀である。

解説

MTSの厳密な診断には，DNAミスマッチ修復遺伝子（*MLH1*, *MSH2*, *MSH6*, *PMS2*など）の変異の同定，およびマイクロサテライト不安定性の検出が必要である。ミスマッチ修復遺伝子産物の免疫組織化学染色の感度は高く，MTSの一次スクリーニングに用いられる[2]。しかし，これらの遺伝子の変異によらないMTSもあり，臨床上，脂腺腫瘍と内臓悪性腫瘍の合併をもってMTSと診断されることが多い。

鑑別診断のポイント

脂腺腫瘍は孤立性で黄色調の小結節であることが多い。脂腺腫瘍の若年発症例，多発例，内臓悪性腫瘍の合併例では本症を疑う。最近，脂腺腫瘍の発症年齢と数，Lynch症候群関連悪性腫瘍の既往歴・家族歴を点数化する方法が発表され，点数が高いほどMTSである可能性が高い[3]。通常，脂腺腫瘍は顔面や頭部に好発するが，MTSの場合は体幹部に発生することが多いとされる[2]。本症例の場合，口唇にも黄色の小丘疹が多発している（図1）。フォアダイス状態（Fordyce's condition）と呼ばれる異所性の脂腺形成で，MTS患者に合併することがある[2]。

治療・予後

MTSの皮膚腫瘍は悪性であることが多いので，切除が治療の基本である。MTSの半数以上で，皮膚腫瘍が内臓悪性腫瘍に先行すると言われているので，脂腺腫瘍の若年発症例や多発例，Lynch症候群関連悪性腫瘍の家族歴のある症例は，定期的な内臓悪性腫瘍の検索を行うことが望ましい。

文献
1) 大山聡美，他：皮膚臨床．2013；55(4)：524-6．
2) Tai P：Muir-Torre syndrome. In：UpToDate, Post TW (Ed), UpToDate, Waltham, MA. (Accessed on January 05, 2018.)
3) Roberts ME, Genet Med. 2014；16(9)：711-6．

（長田真一）

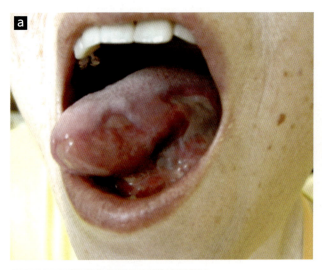
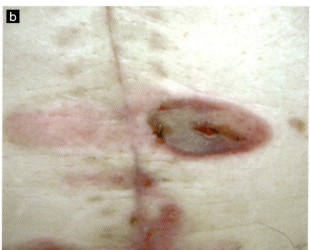

図1 腫瘍合併粘膜類天疱瘡の臨床像
a：舌に疼痛を伴う潰瘍を認める。
b：腹部に紅斑と水疱を認める。

第2章　悪性腫瘍と皮膚症状

13. 内臓悪性腫瘍⑦ ―腫瘍合併粘膜類天疱瘡

Point

▶粘膜類天疱瘡（mucous membrane pemphigoid；MMP）は比較的稀な自己免疫性水疱症であり，粘膜のみもしくは粘膜優位に病変を生じる疾患群である。
▶ヘミデスモソーム構成蛋白および基底膜部関連蛋白がMMPの自己抗原として知られており，これらの蛋白に対する自己抗体によって引き起こされる。
▶抗ラミニン332型では胃癌を中心とした内臓癌を高率に合併することが知られている。

症例

62歳，女性。主訴：舌・頰粘膜の潰瘍と腹部の水疱（図1）

【家族歴】　特記事項なし。
【既往歴】　子宮頸部腺癌（62歳時）。
【現病歴】　子宮頸部腺癌にて婦人科で手術施行約1週間後より下腹部に水疱，びらんと口内炎症状が出現したため当科受診。
【初診時所見・検査等】　病理検査で表皮下水疱を認め，蛍光抗体直接法で基底膜部へIgG，C3の沈着を認めた。1M食塩水剥離ヒト皮膚切片を用いた蛍光抗体間接法ではIgGが真皮側に反応し，精製ラミニン332を用いたイムノブロット法でα3サブユニットに反応した。

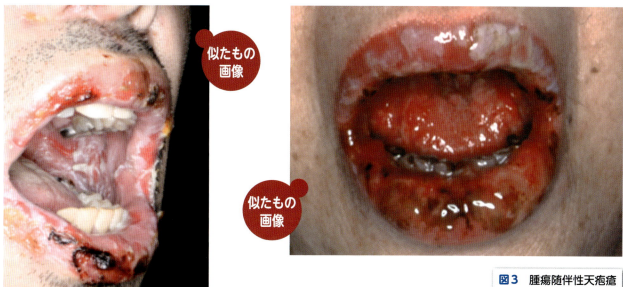

図2 尋常性天疱瘡

図3 腫瘍随伴性天疱瘡

間違えやすい似たもの画像──尋常性天疱瘡／腫瘍随伴性天疱瘡

▶ **尋常性天疱瘡**（図2）：特徴的な臨床症状として，口腔粘膜に疼痛を伴う難治性のびらんおよび潰瘍を認める．約半数の症例に皮膚に弛緩性水疱やびらんを生じる．表皮細胞間に対するIgG自己抗体を有する．抗Dsg3抗体を検出する．

▶ **腫瘍随伴性天疱瘡**（図3）：血中にDsgに対する自己抗体だけでなく，プラキン分子をはじめ多くの抗原蛋白に対する自己抗体を検出することが特徴的である．随伴腫瘍では高頻度にリンパ球系の増殖性疾患が挙げられる．

解説

MMPの標的抗原はBP180が主で，ラミニン332がこれに次ぐ．口腔粘膜が最も侵されやすく，ついで眼，咽頭，喉頭，鼻腔，食道および陰部などに水疱，びらんが生じる．20～30％程度に皮膚病変を生じる．抗ラミニン332型MMPでは，慢性的な粘膜病変のほかに，胃癌を中心とした内臓癌を高率に合併することが知られており，全身画像検査等の精査を要する．

鑑別診断のポイント

他の粘膜症状を呈する自己免疫性水疱症との鑑別には，臨床症状に加え皮膚生検による病理組織検査や，皮膚または血中に存在する自己抗体を検出する免疫学的検査が重要となる．蛍光抗体法やELISA/CLEIA法，イムノブロット法を用いる．

水疱性類天疱瘡や後天性表皮水疱症でも皮膚症状以外に口腔粘膜症状を呈することがあるが，血清学的検査および粘膜優位な臨床症状であるか総合的に判断する．

治療・予後

口腔粘膜のみの限局性の病変を呈する軽症例から，複数の粘膜部位が侵される重症例まで様々である．口腔粘膜と皮膚病変に限られる"low risk"群ではテトラサイクリン（もしくはミノサイクリン）とニコチン酸アミドの内服併用療法やジアフェニルスルホン（DDS）内服を併用する．効果不十分であればステロイド内服療法を併用追加する．眼病変や喉頭病変を生じる"high risk"群では，ステロイド内服療法とシクロホスファミド内服の併用療法を行い，進行重症例ではステロイド増量もしくはステロイドパルス療法，血漿交換療法などを併用する．

眼粘膜症状や喉頭病変が急速に進行し，眼瞼癒着や，喉頭癒着による呼吸障害が生じた結果，患者のQOLに顕著な低下をまねく可能性がある．

（石井文人，阿部俊文）

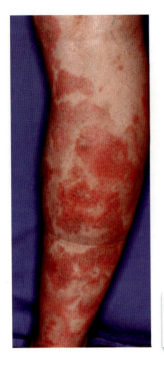

図1 匐行性迂回状紅斑の臨床像
右下腿屈側に3～4重の木目状紅斑を呈し、強い瘙痒感を訴えた。

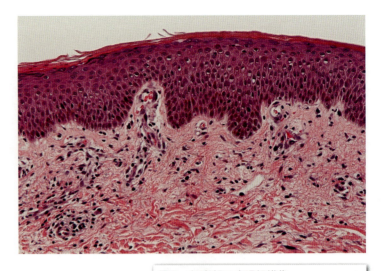

図2 紅斑部の病理組織像（HE染色, ×200）
真皮浅層で血管周囲性にリンパ球を中心とした炎症細胞浸潤が認められた。軽度ではあるが、赤血球の漏出も伴っていた。非特異的な炎症所見である。

第2章　悪性腫瘍と皮膚症状

14. 内臓悪性腫瘍⑧ ─匐行性迂回状紅斑

- 匐行性迂回状紅斑（erythema gyratum repens）は木目状・波紋状を呈する紅斑で、紅斑が遠心状に拡大して環状となる。瘙痒が強く、消退・再発を繰り返す。
- 80％以上に内臓悪性腫瘍を合併するため、腫瘍随伴皮膚病変と考えられているが、悪性腫瘍や基礎疾患を伴わない報告も散見される。

症例
68歳、男性。主訴：瘙痒を伴う全身の紅斑

【家族歴】　膠原病（−）、悪性腫瘍（−）。ほかにも特記事項なし。

【既往歴】　逆流性食道炎、前立腺肥大症。

【現病歴】　X年4月、体幹・四肢に紅斑が出現、瘙痒を伴うようになった。近医でstrongestクラスの副腎皮質ステロイド軟膏が処方され、一時軽快したがすぐに再燃、精査目的に当科を紹介された。

【薬剤歴】　ランソプラゾール内服中。

【初診時所見・検査等】　体幹・四肢に浮腫性紅斑、四肢には3～4重の木目状紅斑もみられた（図1）。紅斑より皮膚生検術を施行。真皮浅層の毛血管周囲に軽度炎症細胞浸潤があり（図2）、臨床像と併せて匐行性迂回状紅斑と診断した。血算、生化学で異常なし。腫瘍マーカーCEA 2.8ng/mL、CA19-9 3.4U/mL、sIR-2R 757U/mL、尿検査で潜血（1＋）、CTで膀胱癌を指摘された。

【経過】　膀胱癌は内視鏡的に切除の予定である。瘙痒に対しては対症的にvery strong～strongestクラスの副腎皮質ステロイド軟膏を外用し、抗アレルギー薬内服を併用している。

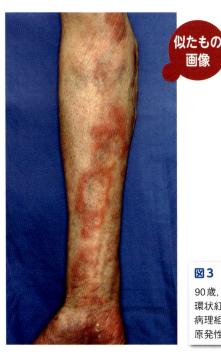

図3　環状紅斑
90歳，男性。初診3カ月前から生じた全身の浮腫性紅斑。四肢は環状紅斑を呈している（図は右前腕）。激しい瘙痒があった。皮膚病理組織検査も非特異的な炎症所見のみであった。全身検索CTで原発性肺癌が見つかったが，高齢であるため経過観察となった。

間違えやすい似たもの画像──環状紅斑

▶**環状紅斑**：Sjögren症候群や全身性エリテマトーデス（SLE）などの膠原病のほか，匍行性迂回状紅斑と同様に内臓悪性腫瘍に随伴することもある。通常の環状紅斑（図3）は一重に対し，匍行性迂回状紅斑は木目状（3〜4重）である。

解説

匍行性迂回状紅斑は，1953年Gammelら[1]によって報告された稀な疾患である。遠心性に紅斑が拡大して波紋状，木目状の紅斑を形成し，消退と再発を繰り返す。強い瘙痒感を伴い，80％以上に内臓悪性腫瘍を合併する[2]ため，腫瘍随伴皮膚病変[1]と考えられている。また膠原病などの基礎疾患に合併する場合もある[2]。奥村ら[3]によれば，最近わが国で報告された匍行性迂回状紅斑23例では肺癌の合併が最も多く，胃癌，膵臓癌，喉頭癌，肝細胞癌がこれにつぐが，7例は悪性腫瘍の合併がなかった。しかし悪性腫瘍を合併した16例中6例が腫瘍切除後に皮疹が消退しており，腫瘍抗原もしくは腫瘍関連物質が免疫学的機序を介して生じると推測されている[3]。

鑑別診断のポイント

匍行性迂回状紅斑は，体部白癬（たむし），類天疱瘡，遠心性環状紅斑などとも鑑別を要する。白癬は真菌検鏡で菌体を確認する。遠心性環状紅斑は匍行性迂回状紅斑に比べ皮疹の拡大が遅く，皮膚病理検査では真皮の血管周囲にcoat-sleeve状の密な炎症細胞浸潤が特徴的で，悪性腫瘍の合併率は低い。類天疱瘡は皮膚凍結切片を用いた蛍光抗体直接法による自己抗体や補体の沈着，血清抗BP180抗体価，抗BP230抗体価（保険適用外）の測定を行う。

匍行性迂回状紅斑や環状紅斑を生じた場合は内臓悪性腫瘍検索のため血清腫瘍マーカーや，CT，ポジトロン断層法（PET）などの画像検査を行う。また基礎疾患の有無，とりわけSjögren症候群やSLEなどの膠原病の検索のため，抗核抗体，抗DNA抗体，抗SS-A抗体，抗SS-B抗体などを調べる。

治療・予後

悪性腫瘍が見つかっても，既に進行していたり，高齢のために原疾患の治療が行えない症例も多く，強い瘙痒感に対しては対症的にvery strong以上の副腎皮質ステロイド外用を継続せざるをえない場合もある。

文献
1) Gammel JA：AMA Arch Derm Syphilol. 1952；66(4)：494-505.
2) 清水 宏：あたらしい皮膚科学. 第2版. 中山書店, 2011, p136.
3) 奥村和子, 他：皮膚臨床. 2014；56(4)：539-43.

（須山孝雪）

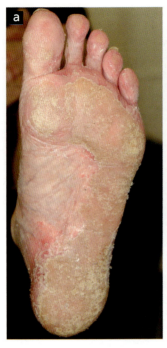
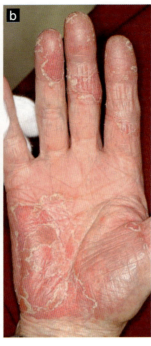
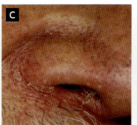
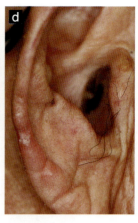

図1　Bazex症候群の臨床像
a：足底荷重部の角化と鱗屑。
b：手掌，小指球部と指先部の鱗屑が目立つ。
c：鼻翼の紅斑と鱗屑。脂漏性湿疹に類似している。
d：外耳輪がわずかに陥凹し，鱗屑を伴う紅斑性局面がみられる（特徴的な初期病変）。

第2章　悪性腫瘍と皮膚症状

15. 内臓悪性腫瘍⑨ ─ Bazex症候群

Point

- 掌蹠の角化性病変，軀幹・四肢の乾癬様皮疹，耳介の皮疹のほか，鼻翼周囲にも鱗屑を伴う特徴的皮疹が観察されることがある。
- 外用加療やエトレチナート内服による治療に抵抗性であっても，肺小細胞癌に対する治療により皮疹が軽快し，その後は腫瘍の再燃と皮疹が緩やかに連動する。
- 海外報告例では咽頭・喉頭の扁平上皮癌の合併が大多数を占めるが，わが国では腺癌の報告も多く，全身の精査が重要である。

症例

77歳，男性。主訴：掌蹠の角化性皮疹と爪甲肥厚（図1）

【家族歴】　特記事項なし。

【既往歴】　珪肺。

【現病歴】　X年9月から瘙痒を伴わない爪甲肥厚，足底の角化が出現。近医皮膚科でステロイド軟膏と活性型ビタミンD₃軟膏の外用治療を行うも改善せず。手掌にも角化を生じたためエトレチナート30mg/日内服するも皮疹の改善傾向は乏しく，翌年3月に当院を紹介受診。

【経過】　肺小細胞癌と診断後，化学療法を実施し，腫瘍の縮小と連動して皮疹が消退したが，再発を繰り返した。小細胞癌の合併は少数だが，腺癌が共存していた可能性を推測している。

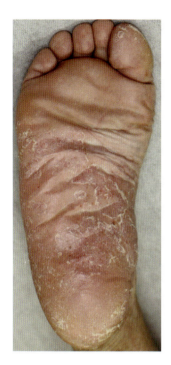
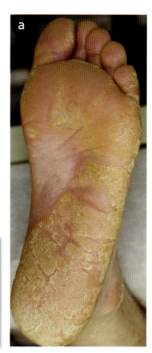
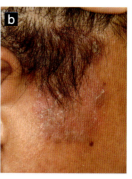
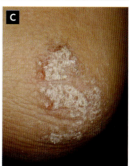

図2 掌蹠膿疱症
紅斑と鱗屑の中に乾固した小水疱が多発している。

図3 尋常性乾癬
a：荷重部に著明な角化と亀裂。
b：被髪部からはみ出して顔面に皮疹を生じる。光沢のある鱗屑が特徴的。
c：肘頭部。厚い銀白色の鱗屑を伴う局面。

間違えやすい似たもの画像――掌蹠膿疱症／尋常性乾癬

▶ **掌蹠膿疱症**：掌蹠に限局して膿疱を生じるが，膿疱が目立たず，角化や亀裂が主症状のことも多い。小水疱を生じることもあり，軽症例では見逃されやすいので注意が必要である（図2）。多形慢性痒疹や丘疹紅皮症などの慢性瘙痒性皮膚疾患でも掌蹠に角化や鱗屑，亀裂が目立つことがある。

▶ **尋常性乾癬**：炎症性角化症の代表的疾患であり，頻度も高い。掌蹠を中心に症状が出現する場合もあるが，頭部，手指背，肘頭，膝蓋，臀部などが好発部位であり，光沢のある銀白色の鱗屑が特徴的である。爪も侵されることが多く，Bazex症候群に類似している。掌蹠以外の病変（図3）の性状により鑑別する。

解説

Bazex症候群は上皮系腫瘍が産生するTGF-αなどの成長因子が表皮の増殖に関与することで生じるデルマドロームのひとつである。黒色表皮腫などでも同じメカニズムが推測されているが，表現型が異なる理由は不明である。海外報告例では咽頭・喉頭の扁平上皮癌の合併が大多数を占めるが，わが国では腺癌の報告も多い。鱗屑が目立たない掌蹠角化症も食道癌に合併しやすいことが知られている。

鑑別診断のポイント

診断に際しては，頻度が高い尋常性乾癬を鑑別するために，その典型例を熟知し，臨床像および治療への反応性の違いから本症を疑うことが重要である。

治療・予後

合併する内臓悪性腫瘍の治療に連動して皮疹が消失することが多く，本症の診断の目安でもある。根治術後にも治らない場合には他の内臓悪性腫瘍の合併を考慮する必要がある。内臓悪性腫瘍の治療を行わない段階や状況では，尋常性乾癬に準じた種々の治療を行うことが多いが抵抗性である。

Bazex症候群の臨床経過は，悪性腫瘍の進展度が反映される。I期には手指，足趾に乾癬様の紅斑として発生し，手足の爪の変化が特徴的であり，また図1のように鼻梁・耳介にも皮疹がみられる。この時期には原発腫瘍による臨床症状はみられないが，頸部リンパ節への転移を触知することがある。II期には皮疹は指趾から手足全体に拡大し，紫紅色調の角化局面や浮腫が目立ち，足底の過角化のために歩行困難を訴えることが多い。耳介，鼻全体，時には上口唇にも皮疹が拡大することがあり，この時期には原発腫瘍の局所あるいは全身症状が出現することがある。III期は原発腫瘍に対する有効な治療が行われていない場合であり，皮疹は末端から軀幹，四肢近位に拡大していく。乾癬に似ており，顔面・被髪頭部では脂漏性湿疹様皮疹がみられる。

（片桐一元）

第3章　膠原病・血管炎と皮膚症状

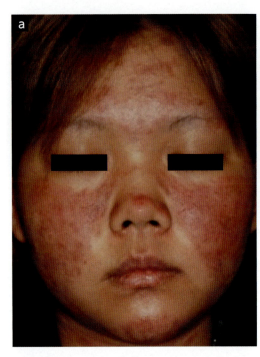
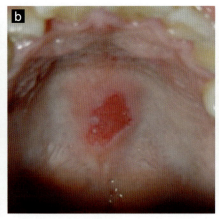
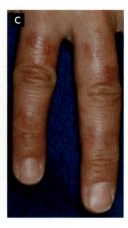

図1　SLEの臨床像
a：蝶形紅斑。鼻根部をまたいで両頬部にかけて蝶が羽を広げたように広がる紅斑。鼻唇溝を超えて下に広がることはないが，下顎に出現することはある。
b：口腔内潰瘍。軟口蓋〜硬口蓋にかけて好発する無痛性の潰瘍。
c：凍瘡様皮疹。手指，足趾，耳介にみられる凍瘡様の皮疹であり，凍瘡との鑑別は難しいが，春以降にも持続する場合はSLEを疑う。非特異疹であるがSLEの30％程度に出現し，診断的価値が高い。

第3章　膠原病・血管炎と皮膚症状

1. 全身性エリテマトーデス（SLE）

Point
- SLE（systemic lupus erythematosus）は皮膚を含めた内臓諸臓器を侵す，代表的な全身性自己免疫疾患である。
- 発症時・再燃時には蝶形紅斑，口腔内潰瘍，びまん性脱毛を伴うことが多い。
- 基準を満たさない場合にも，SLEを完全には否定できない。SLEが疑わしい場合には，将来SLEになりうる症例として注意深く経過観察していく必要がある。

症例　22歳，女性。主訴：顔面の紅斑（図1a），熱発，関節痛

【家族歴・既往歴】　特記事項なし。
【現病歴】　初診半年前から顔面の紅斑が出現。近医でステロイド外用治療を行うも改善せず。1カ月前より口腔内潰瘍（図1b），手の皮疹（図1c），びまん性の脱毛とともに，全身倦怠感，熱発，関節痛，筋肉痛も伴うようになった。

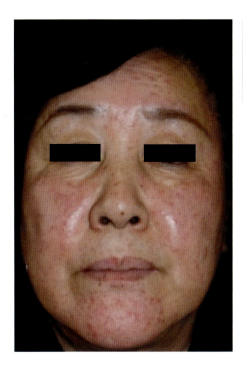

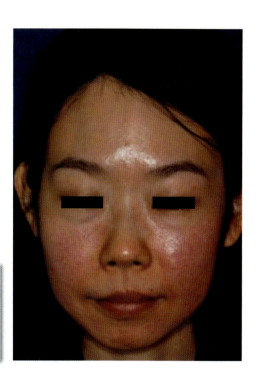

図2 酒さ様皮膚炎
ステロイドを不適切に外用し発症。丘疹，膿疱，血管拡張がみられる。

図3 接触皮膚炎
化粧品により発症。両頬部に紅斑が広がり蝶形紅斑に似るが，瘙痒を伴い，鼻唇溝を超えて下方に広がっている。

間違えやすい似たもの画像──酒さ・酒さ様皮膚炎／接触皮膚炎

▶ **酒さ・酒さ様皮膚炎**：顔面に発赤と血管拡張，にきび様の丘疹・膿疱を伴う疾患。またステロイド外用薬を顔面に長期使用することで酒さに類似した皮疹が生じることがあり，酒さ様皮膚炎と言う（図2）。血管拡張やにきび様の丘疹・膿疱がある場合，酒さ・酒さ様皮膚炎の可能性が高くなる。

▶ **接触皮膚炎**：様々な物質に対するアレルギー性皮膚炎であるが，特に女性に化粧品による接触皮膚炎が生じた場合，蝶形紅斑との鑑別が必要になる。接触皮膚炎ではかゆみを伴うことが多く，また皮疹が鼻唇溝を超えて下に広がることが多いのが鑑別点である（図3）。

解説

SLEは多彩な免疫異常を背景として皮膚を含めた諸臓器を侵す，全身性自己免疫疾患である。皮膚症状はきわめて多彩で，SLEに特異的である特異疹と，特異的ではないもののSLEを強く示唆する非特異疹とに分類される。発症時・再燃時に出現しやすい蝶形紅斑，口腔内潰瘍，びまん性脱毛などは治療に反応して消退するが，ステロイド減量時に再燃してきた場合には急性増悪を考える。

鑑別診断のポイント

SLEを疑う皮疹をみた際には皮膚生検を行い，基底層の液状変性，ムチンの沈着などSLEに特徴的な所見がみられるか確認する。さらに血液検査，尿検査にて血球減少，腎機能障害，補体の低下，血尿・蛋白尿の有無をみる。また間接蛍光抗体法による抗核抗体検査により抗ds-DNA抗体，抗Sm抗体，抗カルジオリピン抗体，ループスアンチコアグラントの有無を確認する。

分類基準を満たせばSLEである可能性が高いが，基準を満たさないからといって，SLEではないと言えない点に注意する必要がある。さらに現時点では分類基準を満たさないものの，将来SLEになりうる症例を早期に診断し，注意深く経過観察していくことは非常に重要である。

治療・予後

ステロイド内服を行うが，臓器病変がなく発熱や関節痛のみの場合はプレドニゾロン10〜20mg/日内服を行うことが多いが，ヒドロキシクロロキン単独でもコントロール可能な場合があり，試してみる価値はある。臓器病変がある場合は20〜60mg/日内服を開始し，漸減していく。

反応が悪い場合や臓器病変を伴う場合にはステロイドパルス療法やシクロホスファミド，タクロリムスなどの免疫抑制薬の投与も検討する。

（築場広一）

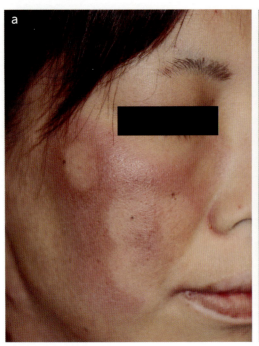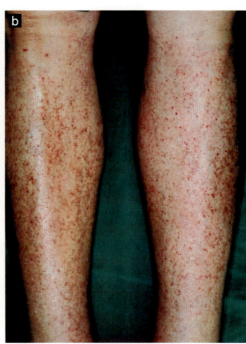

図1 Sjögren症候群の臨床像
a：顔面の環状紅斑。遠心性に拡大する周堤を形成する紅斑で，浸潤を触れる。
b：下腿の高ガンマグロブリン血症性紫斑。両下腿に浸潤を触れない紫斑が汎発。高ガンマグロブリン血症を認めている。

第3章　膠原病・血管炎と皮膚症状

2. Sjögren症候群

Point

- Sjögren症候群（SjS）は全身の外分泌腺をターゲットとする自己免疫疾患で，数ある膠原病の中でも最も患者数が多い。
- SjSに認められる症状は，腺症状と腺外症状に分けられ，腺症状は外分泌腺の慢性炎症による乾燥性角結膜炎や唾液腺炎などである。腺外症状は，皮膚症状，関節痛，Raynaud症状，筋症状，間質性肺炎，膵炎，中枢末梢神経症状，血液異常（貧血，高ガンマグロブリン血症等）など多臓器にわたる。
- SjSの免疫学的機序に関連した皮疹を的確にとらえることが臨床的に重要である。

症例

31歳，女性。主訴：顔面の紅斑（図1a）

【家族歴】　叔母が関節リウマチ。
【既往歴】　アトピー性皮膚炎，うつ病。
【現病歴】　アトピー性皮膚炎のため，近医皮膚科に通院していた。初診の1カ月前から顔面に紅斑が出現し，徐々に拡大してきた。また，同時期より耳下腺部の腫脹も自覚していた。膠原病を疑われ当科へ紹介受診した。
【薬剤歴】　オランザピン，エチゾラム，セルトラリン。
【初診時所見・検査等】　抗核抗体640倍Speckled陽性，抗SS-A/SS-B抗体陽性，補体上昇，高ガンマグロブリン血症を認めた。Schirmer試験，ローズベンガル試験で乾燥性角膜炎，唾液腺シンチグラフィーで唾液分泌低下，小唾液腺生検所見からSjögren症候群の診断となる。両下腿に浸潤の触れない紫斑が汎発していた（図1b）。

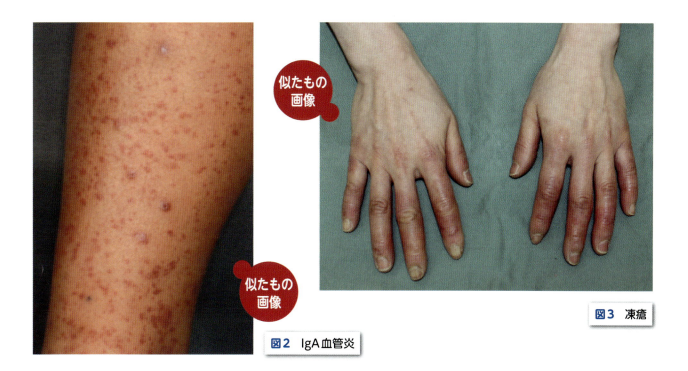

図2 IgA血管炎
図3 凍瘡

間違えやすい似たもの画像──IgA血管炎／凍瘡

▶ **IgA血管炎（図2）**：血管壁にIgAが沈着し，免疫複合体が関与する小型血管炎である。①紫斑性皮疹，②関節痛・関節炎，③消化管症状，④腎症の4症状が順不同に様々な程度で出現するため，鑑別点となる。

▶ **凍瘡（図3）**：寒冷刺激による真皮上層の毛細血管拡張と浮腫によって生じる紅斑，紫斑，水疱，びらんである。たる柿状に腫脹するタイプと多形滲出性紅斑のタイプがある。SjS患者にも凍瘡様皮疹がみられることがあるが，通年性であることが多い。暖かくなると軽快する点は鑑別点ではあるが，判断に苦慮することもしばしば経験する。

解説

免疫学的機序により出現すると考えられている皮疹には，SjSに特異的なものと特異性の高くないものがある。また，発熱などの全身症状を伴う急性病態，血管障害などに起因する慢性病態のそれぞれを反映する皮疹に大別できると考えている[1]。

鑑別診断のポイント

環状紅斑は特異性の高い皮疹であり，急性病態を伴う点が鑑別点である。浸潤性の小型の紅斑が遠心性に拡大，中央部は退色し，辺縁は堤防状に隆起し輪状・馬蹄形を呈する。組織学的所見は，真皮血管周囲および汗腺を主とする皮膚に存在する外分泌腺をターゲットとした小円形細胞浸潤である。皮疹部の蛍光抗体直接法では，補体・免疫グロブリンの表皮・真皮境界部や血管への沈着は認められない。これらの組織学的所見は全身性エリテマトーデス（SLE）にみられる皮疹との鑑別点となる。

凍瘡様皮疹はSjSに特異的ではなく，SLEでもみられる。冬季に悪化し，鱗屑が多い場合には病勢と相関しないことも多いが，通年みられて，鱗屑の少ない浸潤を触れる凍瘡様紅斑はSjSの病勢を反映することもある。高ガンマグロブリン血症性紫斑は両下腿に対称性に繰り返し出没する点状紫斑で，浸潤を触れることは少ない。皮疹は通常1週間程度で自然消退するが，数日から数カ月単位で再発することが多い。SjSの慢性的な高ガンマグロブリン血症の病態を反映してみられるが，急性の病態は反映しない。

治療・予後

一般的にSjSの予後は良好であるが，時に重篤な腺外症状のため生命を脅かす病態となることもある。SjSの皮膚症状に対する治療は，必要に応じてステロイド外用や少量ステロイド内服が用いられる。間質性肺炎，間質性腎炎，膵炎，血管炎などの主要な内臓合併症に対しては，十分量のステロイドや免疫抑制薬が用いられる。

文献 1）小寺雅也：診療と治療．2011；99(Suppl)：180-6．

（小寺雅也）

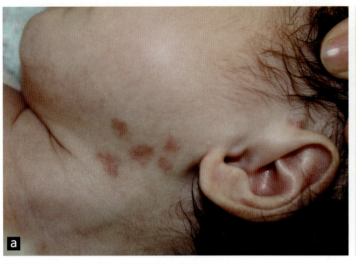
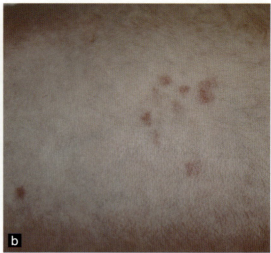

図1　新生児エリテマトーデスの臨床像
a：頸部の淡い紅斑。
b：背部の紅斑。薄い鱗屑を付している。

第3章　膠原病・血管炎と皮膚症状

3. 新生児エリテマトーデス

- 抗SS-A/SS-B抗体を有する全身性エリテマトーデス（SLE）やSjögren症候群（SjS）患者が妊娠，出産した際に出生児および胎児に生じる疾患である。
- 母体から移行した抗SS-A/SS-B抗体が発症に強く関与していることが示唆されているが，同抗体を持つ母親の出産における同症の発症頻度は1％程度であり，それほど高くない。
- 生後数週間から1カ月程度の新生児の顔面や体幹に生じる環状紅斑と，妊娠18～24週の器官形成期の胎児に生じる先天性完全房室ブロックが特徴的である。

症例　生後20日，女児。主訴：頸部，体幹の紅斑（図1）

【家族歴】　母はこれまで膠原病を指摘されたことはなかった。

【現病歴】　胎児期には異常の指摘はされていなかった。39週0日，3,000g，Apgarスコア9点，正常経腟分娩下で出生した。出生時から徐脈を認め，近医から当院へ搬送された。先天性完全房室ブロックと診断され，利尿薬等の治療が開始された。生後20日目に頸部および体幹に淡い紅斑が出現し，当科紹介となった。

【初診時所見・検査等】　抗核抗体320倍，speckled型陽性，抗SS-A/SS-B抗体陽性であった。ステロイド外用のみで約1カ月後に紅斑は消退した。
　児の病態から母の精査を行った。抗核抗体640倍，speckled型陽性，抗SS-A/SS-B抗体陽性，乾燥性角結膜炎，唾液分泌低下，小唾液腺生検よりSjSの診断に至った。

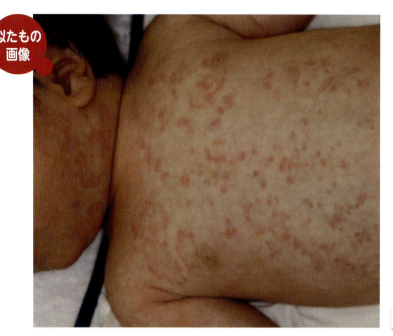

図2 脂漏性皮膚炎

間違えやすい似たもの画像──脂漏性皮膚炎

▶**脂漏性皮膚炎（図2）**：本症の発症には，皮脂分泌亢進が関与しており，その発症時期は脂腺の活動期と一致する。脂腺の活動は生後6カ月までの乳幼児に活発であり，新生児エリテマトーデスの発症時期と重なる。被髪頭部，前額部，眉毛部，時に体幹部に黄白色の鱗屑を付した紅斑，丘疹が汎発する。脂漏部位に一致する分布とスキンケアや外用療法に速やかに反応することが鑑別点となる。

解説

新生児エリテマトーデスでは，母体のSLEやSjSなどの膠原病の有無が重要なポイントとなる。しかし，必ずしも当初から母親の膠原病の診断がなされているとは限らず，新生児エリテマトーデスの診断から母親の膠原病や自己抗体の存在が発見されることもしばしば経験する。

鑑別診断のポイント

環状紅斑では，抗SS-A/SS-B抗体の両方が検出されることが多い。顔面，四肢，体幹に鱗屑を付す環状紅斑，円板状エリテマトーデス様の紅斑が生じる。露光部に多いこと，脂漏部とは一致しないことが鑑別点のひとつである。

組織学的所見では，基底層の液状変性を認め，皮疹部の蛍光抗体直接法では，補体・免疫グロブリンの表皮・真皮境界部や血管への沈着を認めることが多く，エリテマトーデスの所見と一致する。

先天性完全房室ブロックの発症には抗SS-A抗体の関与が強く示唆されている。胎児期に母体から移行した抗SS-A抗体が，心伝導系に沈着，線維化を生じることで房室ブロックを生じると考えられている。

治療・予後

環状紅斑などの皮疹に関しては，ステロイド外用薬を使用することが多いが，母体由来の抗体が消失する生後半年頃には皮疹は自然消退することがほとんどである。

抗SS-A抗体を有する女性が妊娠した場合には，先天性完全房室ブロックを早期に診断するために，胎児心エコーや心電図検査を行うなど積極的な介入が重要である。胎児の心伝導系に変化がみられた際には，胎児移行性を有するデキサメサゾンなどのステロイド，免疫グロブリン大量静注療法，ヒドロキシクロロキンなどの治療介入が試みられている。

（小寺雅也）

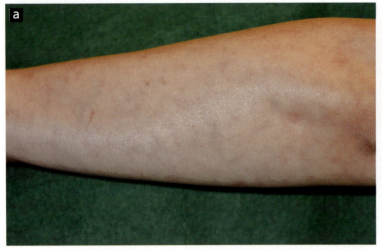
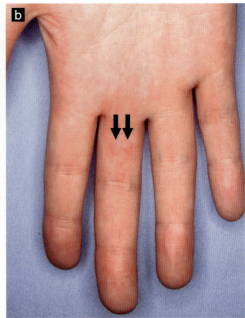

図1 抗リン脂質抗体症候群の臨床像
a：網状皮斑（前腕）。
b：別症例にみられた手指の皮内結節（組織学的には血栓像）。

第3章　膠原病・血管炎と皮膚症状

4. 抗リン脂質抗体症候群

Point

▶ 抗リン脂質抗体症候群（antiphospholipid syndrome；APS）で最もよくみられる皮膚症状は網状皮斑（図1a）であり，特に背部の網状皮斑はAPSを強く疑う皮膚症状である。また，難治性下腿潰瘍や壊疽，そして手掌や手指の皮内結節（図1b）もAPSを疑う重要な皮膚症状である。
▶ 血小板減少とAPTT延長をみたら，APSの存在を疑って梅毒反応偽陽性の有無や抗カルジオリピンβ$_2$GPⅠ複合体抗体，ループスアンチコアグラントの存在をチェックする。
▶ 動脈血栓がみられれば抗血小板薬，静脈血栓がみられればワルファリンなどの抗凝固薬による治療が重要であるが，両者の併用が必要になる例も稀ではない。

症例　32歳，女性。主訴：四肢の皮疹（図1a）

【家族歴】　特記事項なし。
【既往歴】　重症筋無力症，甲状腺機能低下症，流産。
【現病歴】　妊娠高血圧症候群にて加療中。今回，帝王切開による出産目的に入院し，血小板数減少を認めたため，精査中である。本人の自覚症状はなかったが，四肢に皮疹を認めたことから当科を紹介受診した。

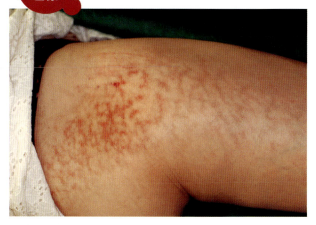

図2　温熱性紅斑
色素沈着を伴う大理石様皮斑がみられる。

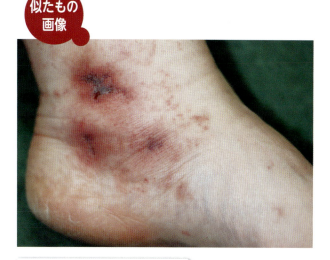

図3　リベド血管症
樹枝状の潰瘍と点状紫斑がみられる。

間違えやすい似たもの画像──温熱性紅斑／リベド血管症

▶ **温熱性紅斑**（図2）：大理石様の紋理からなる紫紅色斑が連なって網状を呈し，時間の経過とともに褐色の色素沈着を残す。ストーブなどに長時間あたることにより生じ，小血管の機能的障害が原因と考えられている（いわゆる火だこ）。

▶ **リベド血管症**（図3）：臨床的には下肢，特に下腿から足背部にかけて点状の紫斑を伴う小潰瘍が多発し，しばしばリベドを伴う。組織学的には真皮・皮下脂肪織境界部，および真皮上層の血栓と出血を主体とする血管障害であるが，病変は通常皮膚に限局し，血栓を惹起する因子（抗カルジオリピン抗体，クリオグロブリンなど）は陰性である。稀に脳血管障害を伴う（Sneddon症候群）。抗血小板薬や抗凝固薬内服治療が奏効する。

解説

APSで最も有名な皮膚症状は網状皮斑である[1]。APSに伴う網状皮斑は下肢のみではなく，背部にも認めることが多いため，APSを疑った場合は背部の網状皮斑の有無をチェックすることが重要である。APSでは，その他，樹枝状の皮膚潰瘍，手掌や手指の皮内結節もAPSを疑う重要な皮膚症状である。特に皮内結節（図1b）は臨床的に硬い小結節を皮内に触れ，組織学的に真皮中層レベルの脈管にフィブリン血栓を認めるものであり，APSの早期診断に繋がる皮膚症状として忘れてはならない。一方，臨床検査成績の特徴はAPTTの延長と血小板数の低下である。APS症例では血小板数10万/μL前後の症例が多いので，APTTの延長を伴う血小板減少の症例をみたら，APSの存在を疑って梅毒反応偽陽性の有無，抗カルジオリピンβ_2GPⅠ複合体抗体，ループスアンチコアグラントの有無をチェックする必要がある。

鑑別診断のポイント

温熱性紅斑は温熱刺激に伴う二次的な皮膚症状で，下肢（ストーブやヒーター），腹部（湯たんぽ）に多い。温熱性紅斑は持続性であること，時間の経過とともに褐色の色素沈着を伴うことも鑑別点になる。

リベド血管症は夏に悪化する傾向のある皮膚の血栓症である。しばしば網状皮斑を伴うが，本症では紫斑や血疱を初発疹とする皮膚潰瘍に加えて点状紫斑がみられることが特徴であり，APSに伴う網状皮斑や潰瘍との鑑別点になる。

治療・予後

動脈血栓であればアスピリンなどの抗血小板薬，静脈血栓であればワルファリンなどの抗凝固薬が主体となる。予後は良好であるが，長期にわたる内服加療が必要である。

文献　1) Francès C, et al : Arthritis Rheum. 2005 ; 52(6) : 1785-93.

（新井　達）

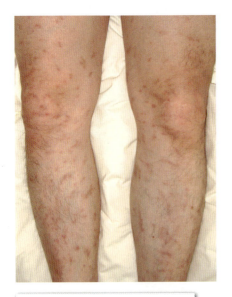

図1 結節性多発動脈炎の臨床像
分枝状皮斑（環が閉じない網状皮斑）。
上肢にも同様の皮疹がみられた。

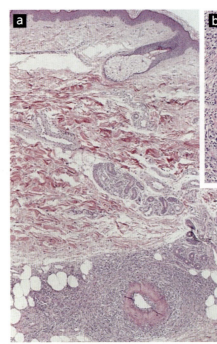
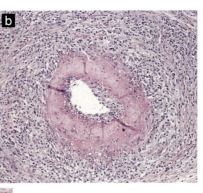

図2 病理組織像
真皮直下の皮下脂肪織の小動脈に壊死性血管炎を認めた。
a：HE染色，×40。
b：拡大像，×200。

第3章　膠原病・血管炎と皮膚症状

5. 結節性多発動脈炎

Point

- 結節性多発動脈炎（polyarteritis nodosa；PAN）は，Chapel Hill Consensus Conference（CHCC）2012分類[1]の中型血管炎であり，発熱，体重減少，筋痛，関節痛が先行し，皮膚病変，種々の内臓病変を伴う。
- 皮膚症状は25～60％に生じ，真皮下層から皮下脂肪織の小動脈の壊死性血管炎により，浸潤を触れる紅斑，皮下結節，網状皮斑，紫斑，時に潰瘍を生じる。
- 皮膚限局型を「皮膚型結節性多発動脈炎」（CHCC2012では「皮膚動脈炎」）と言い，慢性に経過するが生命予後は良好である。多発性単神経炎，関節痛，筋痛などを伴っても皮疹部に限局していれば「皮膚型」とする診断基準案[2]がわが国では広く受け入れられている。

症例 58歳，男性。主訴：不明熱，下肢の網状皮斑（図1）

【家族歴】 膠原病や血管炎なし。

【既往歴】 特記事項なし。

【現病歴】 201X年5月中旬頃から発熱（夜間に38℃），全身倦怠感，四肢遠位の筋痛が出現。抗菌薬に不応で，同年6月末，当院総合内科入院。WBC 8,100/μL，CRP 11.9mg/dL。感染症，膠原病，悪性腫瘍などを念頭に精査されたが原因は不明であった。同年8月からリウマチ性多発筋痛症の暫定診断でプレドニゾロンが30mg/日（体重75kg）で開始され，漸減中の12月頃（20mg/日）から下肢に皮疹が出現。201X+1年4月，当科に紹介受診となった。

【初診時所見・検査等】病理組織像では，真皮直下の皮下脂肪織の小動脈に壊死性血管炎を認めた（図2）。

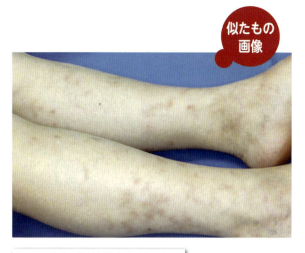
図3 皮膚型結節性多発動脈炎
分枝状皮斑(環を閉じない網状皮斑)。

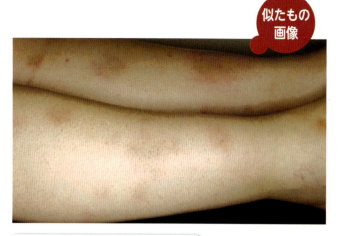
図4 結節性紅斑(Behçet病)
圧痛を伴い浸潤を触れる類円形の紅斑。

間違えやすい似たもの画像

▶ **皮膚型結節性多発動脈炎**：PAN(図1)と同様な分枝状皮斑(環を閉じない網状皮斑)(図3)。浸潤を触れる紅斑,皮下結節が主体になることもある。圧痛を伴うことが多い。皮膚型より全身型のほうが潰瘍や足趾の壊疽などを伴う重症皮疹が多いが,皮膚型でも生じうるので皮疹だけでの鑑別は困難である。

▶ **結節性紅斑(Behçet病)**：結節性紅斑は多因子性(Behçet病以外に上気道感染,薬剤など)の圧痛を伴う浸潤を触れる紅斑。典型例は(皮膚型)PANでみられる浸潤性紅斑や分枝状皮斑より明るい紅色であるが(図4),最終診断には病理組織学的検査が必要。Behçet病では静脈炎がみられることがある。

解説

PANは発熱(38℃以上,2週間以上持続),体重減少などの全身症状を伴い,腎臓,心臓,脳,消化管などが障害される全身性血管炎である。皮膚限局型はCHCC2012[1]ではcutaneous arteritis(CA:皮膚動脈炎)と呼ばれsingle-organ vasculitisに分類されたが,皮膚限局型血管炎を重視した最新分類(D-CHCC)[3]ではPANの皮膚限局型counterpartに分類されcutaneous PANという病名が使われた。神経炎,筋炎の合併にも言及しているが,PANとの鑑別における扱いに明確な判断を示していない。

鑑別診断のポイント

皮膚症状でPANとCA(cutaneous PAN)の鑑別はできない。ANCA関連血管炎は真皮下層から皮下脂肪織の小動脈が罹患しうるため皮膚所見の共通項が多く,重要な鑑別疾患である。また,真皮下層から皮下脂肪織の循環障害を生じる浅在性血栓性静脈炎,リベド血管症なども類似した皮膚症状を呈するが,内臓障害は伴わないためCA(cutaneous PAN)との鑑別が特に重要となる。

治療・予後

副腎皮質ステロイドの全身投与を行う。無効例や重症例では免疫抑制薬を併用する。一方,皮膚型は軽症であればNSAIDs,循環改善薬などを用いるが,副腎皮質ステロイドの全身投与が必要になる場合は少なくない。慢性に経過することが多いが生命予後は良好で,PANとは別疾患と考えられている。

文献
1) Jennette JC, et al：Arthritis Rheum. 2013；65(1)：1-11.
2) Nakamura T, et al：Arch Dermatol Res. 2009；301(1)：117-21.
3) Sunderkötter CH, et al：Arthritis Rheum. 2018；70(2)：171-84.

参考文献 ▶ 川名誠司,陳 科榮：皮膚血管炎. 医学書院,2013.

(加納宏行)

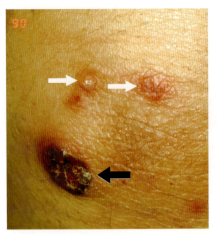

図1 多発血管炎性肉芽腫症の臨床像（右膝）
痂皮を付着する小結節（黒矢印）と暗紅色の丘疹（白矢印）がみられる。

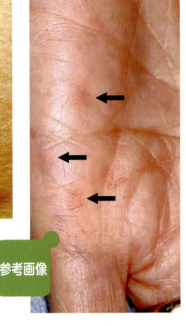

参考画像

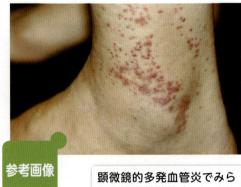

参考画像

顕微鏡的多発血管炎でみられた浸潤性紫斑（palpable purpura）
隆起を伴う紫斑（別症例）。

顕微鏡的多発血管炎でみられた浸潤性紅斑
一見，淡い紅斑のようにみえるが浸潤がある（別症例）。

第3章　膠原病・血管炎と皮膚症状

6. ANCA関連血管炎

Point
- ANCA（antineutrophil cytoplasmic antibody）関連血管炎は，罹患血管が小血管レベルで病理組織学的に好中球破砕性血管炎を呈する。
- 皮膚所見は一般に多彩とされるが，血管周囲への赤血球，炎症細胞の浸潤の程度や真皮障害の程度によって規定され，軽い場合は浸潤性紅斑や網状皮斑が，強い場合は隆起のある紫斑，血疱，潰瘍がみられ，肉芽腫性の変化が強まると痂皮を伴い結節状となる。壊疽は稀である。
- フォーカス不明の炎症反応や凝固線溶系亢進，下肢のしびれ（多発単神経炎）も重要。

症例 51歳，女性。主訴：四肢の浸潤性紅斑，結節

【家族歴・既往歴】　特記事項なし。

【現病歴】　平成X年1月，両側滲出性中耳炎に対し近医にて保存的に加療するも軽快せず。3月，右顔面神経麻痺，両側難聴出現。近医耳鼻科でステロイド投与。4月，両眼球結膜充血出現。近医眼科で両側強膜炎およびぶどう膜炎の診断。ステロイド点眼にて改善みられず。6月，当院眼科紹介。ステロイド点眼等で加療しつつリウマチ性疾患を疑い血液検査をしたところ，CRP 4.0mg/dL，ESR 69mm/時と炎症所見を認めた。また，両手，両肘，両膝部に径1cmまでの浸潤を触れる紅斑，結節が出現してきた（図1）が，8月まで受診せず放置。8月に再受診した際に眼科より当院内科紹介受診。38℃台の発熱が持続したため内科に入院し，ステロイドパルス療法開始。9月，皮膚症状につき当科紹介受診。

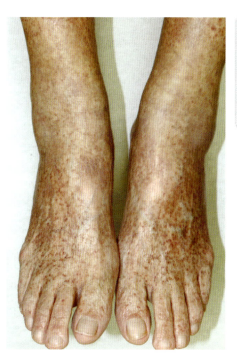

図2 クリオグロブリン血症性血管炎（C型肝炎）
くすんだ感じのする両下腿の紫斑。

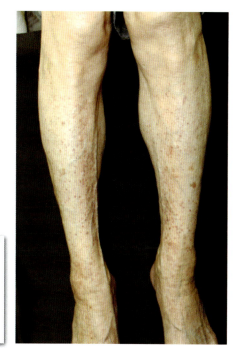

図3 高ガンマグロブリン血症性紫斑（Sjögren症候群）
盛り上がりのない紫斑が両下腿に多発。

間違えやすい似たもの画像──クリオグロブリン血症性血管炎／高ガンマグロブリン血症性紫斑

▶ **クリオグロブリン血症性血管炎（C型肝炎, 図2）**：血管炎の要素が強いタイプと塞栓傾向が強いタイプに分かれ，前者では盛り上がりのある紫斑で，後者の紫斑は盛り上がりがわずかとなる。膠原病，リンパ腫，C型肝炎ウイルスキャリア等の基礎疾患がみられる。

▶ **高ガンマグロブリン血症性紫斑（Sjögren症候群, 図3）**：骨髄腫，リンパ腫，膠原病等でIgGが高値を示す際に認めるが，紫斑を繰り返しているような場合はSjögren症候群であることが多いと思われる。クリオグロブリン血症性血管炎にも言えることだが，全身症状，微熱等の自覚症状に乏しく，生化学検査等では炎症所見が高度にならず，凝固線溶系の亢進も軽度にとどまる傾向にある。

解説

本症の診断は，何と言っても「血管炎ではないか」との疑いを持てるかどうかにかかっている。亜急性に発症してくるケースでは，内科医に限らずジェネラリストの役割は重要である。血管炎患者は全身状態が悪く，中等度の炎症反応，線溶亢進を伴っている。全身倦怠感，しびれ（多発単神経炎），関節炎，眼科であれば強膜炎，耳鼻科であれば中耳炎，鼻出血等で非特異的なものが複数存在した際には，血管炎ではないかと疑ってみる診療スタンスが重要である。

鑑別診断のポイント

ANCA測定は診断に有用であるが，ANCAの陽性率は必ずしも高くないので，臨床診断が重要となる。さらに診断確定には病理組織的に好中球破砕性血管炎（壊死性血管炎）を見出す必要があり，皮膚病変は軽微なこともあるので積極的な皮膚生検の施行が重要である。

治療・予後

治療は病型を把握し重症度を評価した上で，初期にステロイドパルスを含めたステロイドの全身投与がなされる。重症ならば速やかに静注シクロホスファミドパルスが導入される。最重症例では血漿交換療法を急性期に導入するケースもある。難治例では抗CD20モノクローナル抗体が用いられる。さらに好酸球性多発血管炎性肉芽腫症では大量ガンマグロブリン療法の組み合わせが選択肢となる。加えて，免疫抑制状態下での感染症対策の成否が治療成績に直結するため，特段の留意が必要である。

全体として80％程度は寛解を得られるが，多発血管炎性肉芽腫症は寛解が得られにくい。治療開始時のCr値が4mg/dLを超えると透析導入率と死亡率が一気に高まる。また，高齢発症ほど予後は悪い。

（高橋一夫）

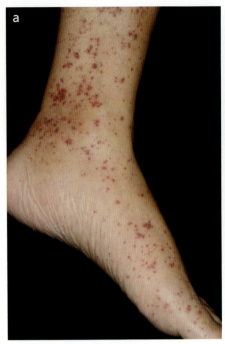
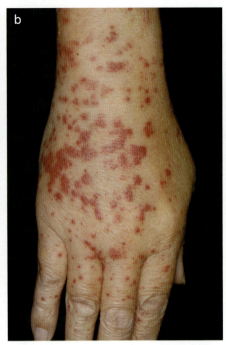

図1 IgA血管炎の臨床像
a：下腿から足背にかけてのpalpable purpura。
b：手背のpalpable purpura。

第3章 膠原病・血管炎と皮膚症状

7. IgA血管炎

Point

- IgA免疫複合体が沈着する真皮浅層から中層の細小血管レベルの白血球破砕性血管炎である。
- 下肢に好発し，palpable purpura（浸潤を触れる点状紫斑）が特徴的であるが，重症になると水疱・潰瘍化をきたすこともある。皮膚のほかに消化管，腎にもIgA免疫複合体の沈着を引き起こし，しばしば腹痛・下血などの消化器症状や血尿などの腎炎症状，関節痛・関節腫脹などの関節炎症状を合併する。
- 病因として薬剤アレルギーや溶連菌感染との関連が示唆されているが，高齢発症例では，内臓悪性腫瘍の合併も報告されている[1]。

症例

66歳，男性。主訴：四肢の皮疹（図1）

【家族歴・既往歴】 特記事項なし。

【現病歴】 初診の2週間前から両足関節と両膝関節痛あり。初診の5日前から37℃台の微熱とともに，両側下肢と両側上肢に軽度瘙痒のある皮疹が生じてきた。

【初診時所見・検査等】 皮疹は浸潤のある点状から小局面状の紅斑で，ガラス板圧抵でも消退しなかった。四肢の末梢ほど多く分布していた。潰瘍形成はなかった。また，腹痛・下痢などの消化器症状はなく，尿潜血や尿蛋白などの尿所見も正常範囲内であった。

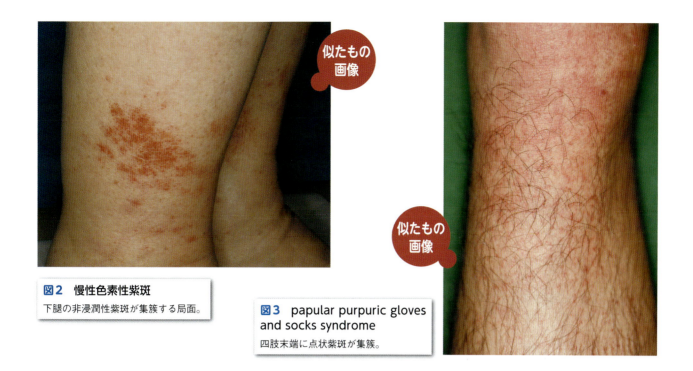

図2 慢性色素性紫斑
下腿の非浸潤性紫斑が集簇する局面。

図3 papular purpuric gloves and socks syndrome
四肢末端に点状紫斑が集簇。

間違えやすい似たもの画像 ── 慢性色素性紫斑／papular purpuric gloves and socks syndrome

▶ **慢性色素性紫斑**：血管皮膚炎（angiodermatitis）とも呼ぶ。足背～下腿に好発し慢性に経過する紫斑・褐色斑を主徴とする。IgA血管炎が浸潤性点状紫斑を主症状とするのに対し，慢性色素性紫斑は環状・局面状に集簇する浸潤のない紫斑・褐色斑であることが鑑別点である（図2）。

▶ **papular purpuric gloves and socks syndrome**：四肢末端に小紅斑・丘疹・点状紫斑を生じる（図3）。しばしば口腔内アフタを伴う。1週間前後で自然寛解する。ウイルス感染，特にパルボB19ウイルス感染との関連が指摘されている。

解説

咽頭痛，発熱などの前駆症状の後，下肢を主体に点状から小局面状の浸潤を触れる紫斑が多発する。皮疹には軽度の瘙痒を伴うことが多く，紫斑が少数散在する程度の軽症例から紫斑が密集し血疱・潰瘍を形成する重症例まで幅がある。また，皮疹のみの場合と関節痛・関節腫脹や腹痛・下痢・下血などの合併症を伴う場合がある。腎炎の併発にも注意が必要である。

鑑別診断のポイント

上記2疾患のほかにANCA関連血管炎，膠原病や薬剤による二次性血管炎，蕁麻疹様血管炎などの壊死性血管炎やリベド血管炎，血小板減少性紫斑病，紫斑型薬疹などの小型の紫斑を生じうる疾患を鑑別する。IgA血管炎は色調・形状が比較的均一なpalpable purpura（触知性紫斑）が特徴的であるが，上記鑑別疾患では大きさ・形状が様々で，新旧の皮疹が混じる場合が多い。しかし，診断に迷ったら積極的に皮膚生検を実施し，病理学的・免疫組織学的検討を行うことが重要である。

治療・予後

長時間の起立を避け，安静を保つことが原則である。細菌感染が先行している場合は抗菌薬を使用する。症状が皮疹のみの軽症例では，安静のみで経過観察するか，ジアフェニルスルホン（レクチゾール®50～100mg/日）を投与する。皮疹が広範囲で血疱・潰瘍を形成したり，発熱・腹痛・関節痛などを合併する中等症では入院安静とし，副腎皮質ステロイド20～30mg/日程度の投与を行う。消化器症状を伴う場合は絶食管理とする。高度の腹痛・下血，また腎機能障害がある重症例では，各専門科へのコンサルテーションやステロイドパルス療法を考慮する。尿蛋白・尿潜血などの腎炎所見は皮疹が消退しても遅れて出現することがあり，数カ月間は尿検査などの経過観察を要する。

文献 1）武山紘子，他：皮膚病診療，2015；37(2)：143-6.

（川内康弘）

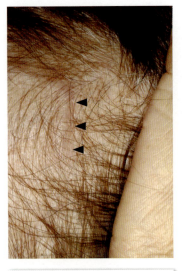
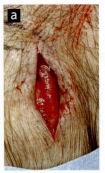
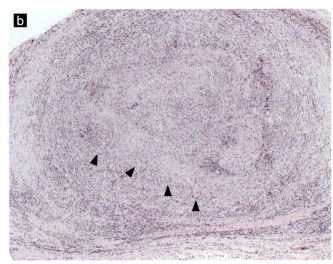

図1　側頭動脈炎の臨床像
両側側頭部に索状硬結を認める（矢尻）。被覆皮膚に炎症所見を伴わず，側頭動脈は触知できなかった。

図2　浅側頭動脈とその病理組織像（HE染色，×40）
a：左側頭の索状硬結部皮膚を切開し動脈を露出，両端を結紮，2cmの検体を摘出した。
b：血管壁の内膜，中膜は肥厚し，内腔は閉塞。リンパ球，好中球が浸潤，多核巨細胞も散見され（矢尻），多核巨細胞動脈炎の所見であった。

第3章　膠原病・血管炎と皮膚症状

8. 側頭動脈炎

Point
- 多くは60歳以上の高齢者に好発する側頭動脈あるいは大動脈弓とその分枝部に発症する巨細胞を含む肉芽腫性動脈炎で，昨今では巨細胞性動脈炎の名称に統一されている。
- 浅側頭動脈の自発痛，圧痛，索状硬結，脈拍の減弱や消失は特徴的な所見で診断的意義が高く，頭痛，発熱，倦怠感，体重減少などの全身症状も伴う。
- 侵される血管によって咀嚼痛，めまい，一過性脳虚血発作など多彩な症状を呈するが，視野欠損，視力低下などの眼症状は急速に進行し失明に至るので注意が必要である。

症例　75歳，女性。主訴：両側頭部の硬結（図1）

【家族歴】　特記事項なし。
【既往歴】　40歳で子宮筋腫のため子宮全摘。高血圧，高尿酸血症，胃潰瘍で内服治療中。
【現病歴】　皮膚科初診の3ヵ月前から全身倦怠感，食欲低下を感じるようになった。その1ヵ月後，両側こめかみのミミズ腫れ様のしこりに気がついた。側頭部に痛みはないが，後頭部に痛みがある。体重は3ヵ月間で12kg減少した。
【初診時所見・検査等】　側頭部の索状硬結部について超音波検査を行ったところ，両側側頭動脈壁は全周性に肥厚し，内腔は狭小化，血流は検出できなかった。鑑別のため，左側頭の索状硬結部皮膚を切開し動脈を露出（図2a），検体を摘出し病理組織像を観察したところ，血管壁の内膜，中膜は肥厚し，内腔は閉塞。リンパ球，好中球が浸潤，多核巨細胞も散見され（図2b），多核巨細胞動脈炎の所見であった。

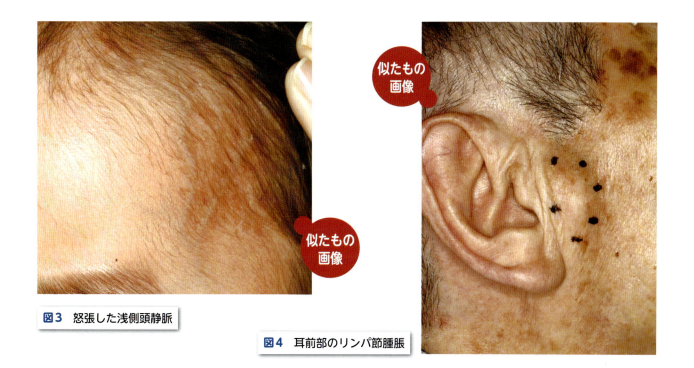

図3 怒張した浅側頭静脈

図4 耳前部のリンパ節腫脹

間違えやすい似たもの画像──浅側頭静脈の怒張／リンパ節腫脹

▶**浅側頭静脈の怒張**（図3）：浅側頭動脈と並行して走る浅側頭静脈は怒張してしばしば索状に隆起する。青色に透見し，触ると軟らかく弾力がある。

▶**耳前部リンパ節腫脹**（図4）：側頭動脈が走行する耳前部のリンパ節がやや細長く腫脹。がん転移によるもので硬く触知し可動性は不良であった。

解説

側頭動脈炎は浅側頭動脈，顎動脈，眼動脈など頭蓋動脈を中心とした血管炎と考えられていたが，大動脈，大動脈分枝の血管炎を高率に合併することが明らかになり，巨細胞性動脈炎と名称が変更された。巨細胞性動脈炎はChape Hill Consensus Conference分類で高安動脈炎とともに大型血管炎に分類され，両者は主に発症年齢で区別される。巨細胞性動脈炎の分類基準は，①50歳以上の発症，②局所性頭痛，③側頭動脈の圧痛，拍動低下，④赤沈値50mm/時以上の亢進，⑤多核巨細胞を伴う肉芽腫性血管炎の5項目で，このうち3項目以上を満たせば巨細胞性動脈炎と判定できる。

鑑別診断のポイント

浅側頭動脈の病変によって生じる側頭部の索状硬結，圧痛，拍動低下は特徴的かつ高率である。皮膚に索状硬結を呈する疾患としてはMondor病（血栓性静脈炎），creeping diseaseが知られているが，通常は側頭動脈領域に発症しない。激しい拍動性頭痛，頭皮の疼痛を訴えることも多い。頭痛は90％以上の患者では片側性であり帯状疱疹が鑑別に挙がる。外頸動脈頭蓋内分枝病変では咀嚼筋への血流が低下して咀嚼痛を生じ顎関節症が鑑別となる。全身症状では頭痛，発熱，ついで体重減少を高率に生じ，多発筋痛，多発関節痛もみられる。リウマチ性多発筋痛症（polymyalgia rheumatica；PMR）は50歳以上で発症し，後頸部，腰部，大腿部などの筋肉痛や，肩関節，股関節などの関節痛を主訴とする疾患であるが，PMRの15％に巨細胞性動脈炎を，巨細胞性動脈炎の30～50％にPMRを合併すると報告されている。

治療・予後

巨細胞性動脈炎に対してステロイドは著効することが多く，プレドニゾロン0.5～1mg/kg/日投与で治療開始3日以内に症状が改善する。虚血性視神経炎は急速に不可逆的視力障害を引き起こし，10～20％が失明に至るため，眼症状に対してはステロイドパルス療法の併用も必要である。トシリズマブが2017年9月から保険適用になった。

（梅本尚可）

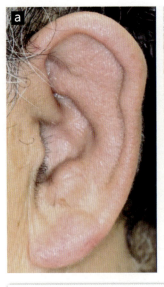
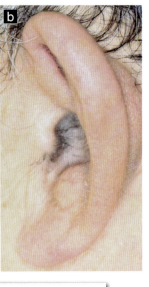

図1 再発性多発性軟骨炎の臨床像
a：耳介に強い腫脹と発赤がみられ，疼痛も伴う。
b：耳輪を後面からみると，強く腫脹しているのがわかる。

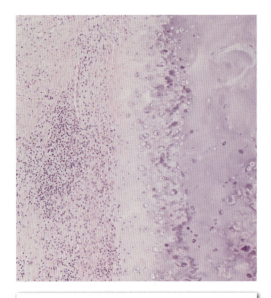

図2 耳介軟骨の病理組織像（HE染色，×100）
軟骨周囲にリンパ球を主体とした著明な炎症細胞浸潤がみられる。

第3章 膠原病・血管炎と皮膚症状

9. 再発性多発性軟骨炎

Point
- 全身の軟骨や軟骨と共通する基質を有する組織を系統的に侵す，再発性かつ進行性の稀な炎症性疾患である。
- 耳介軟骨炎，鼻軟骨炎，眼症状，気道障害，関節炎，心血管障害などの多彩な臨床症状を呈するが，初発症状で最も多いのが耳介軟骨炎であり，全経過中で85～95％の症例に生じるとされる。
- 気道軟骨炎（喉頭／気管軟骨）により重篤な呼吸困難を生じ，致死的となることがあるため，早期診断が重要である。

症例 49歳，男性。 主訴：左耳介および右耳対珠の発赤，腫脹，疼痛（図1）

【既往歴】 糖尿病。
【家族歴】 特記事項なし。
【現病歴】 初診の3カ月前より，数日間隔で反復する左耳介と右耳対珠の腫脹が出現。後に疼痛も出現したため近医を受診し，反復性，かつ難治のため当科紹介受診となった。
【初診時所見・検査等】 全身症状や，耳介以外の部位に症状はみられなかった。診断のため左耳介軟骨の生検を行った（図2）。

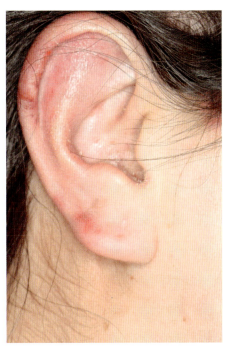

図3 凍瘡状狼瘡
滲出性の紫紅色斑点。角化傾向も伴う。

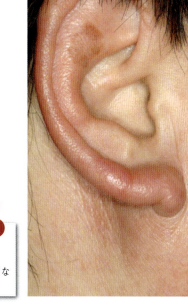

図4 丹毒
光沢を伴う境界明瞭な浮腫性紅斑。

間違えやすい似たもの画像 ── 凍瘡状狼瘡／丹毒

- **凍瘡状狼瘡（chilblain lupus）**：慢性型エリテマトーデスの一種で，四肢末端，鼻尖，耳介などに生じる凍瘡に似た紫紅色斑。浮腫性あるいは滲出傾向が強く，徐々に角化傾向を示し，鱗屑や萎縮を伴い，時に潰瘍化する。寒冷刺激により誘発される（図3）。
- **丹毒**：主にA群溶連菌による真皮の感染症。突然悪寒・発熱とともに，顔面や下肢などに浮腫性紅斑を生じる。病変が潜在性のため浮腫性紅斑は境界明瞭で，表面は緊張して光沢を伴う（図4）。

解説

再発性多発性軟骨炎の病因は不明である。しかし，血管炎，関節リウマチやSLEなどの自己免疫疾患と合併する症例があり，報告によって大きく異なるが，患者の約14～67％において血清抗Ⅱ型コラーゲン抗体が検出され，抗体価が病勢に一致するとされる。これらのことより，軟骨組織に対する自己免疫機序が示唆されている[1]。

鑑別診断のポイント

炎症が軟骨部に一致するため，耳介軟骨炎では耳垂の炎症症状が乏しく，凍瘡や丹毒との鑑別点になる。さらに，抗菌薬に不応で反復する場合や，症状が両側性にみられる場合は本症を疑う。耳介軟骨炎は初期症状に多く，高頻度にみられることに加え，解剖学的に生検しやすい部位である。急性期以外に行った生検で病理学的診断が可能だったという報告[2]もあり，積極的に生検することが望ましい。

治療・予後

本症は緩徐に進行することが多いが，再発を繰り返すうちに不可逆的に臓器障害を起こしうるため，早期診断が重要である。特に，予後規定因子である気道軟骨炎が他臓器症状を伴わずに限局して発症した報告もあり，注意を要する[3]。

治療は基本的にステロイド投与が行われ，重症例ではステロイドパルス療法も行われる。ステロイド抵抗例，血管炎や進行性の気道病変を合併する症例に対しては，メトトレキサート，シクロホスファミド，アザチオプリン，シクロスポリン等の免疫抑制薬を早期に併用する。急性気道閉塞時は気管切開術を，気道狭窄や虚脱時には気管内ステント留置を行う。

文献
1) 東　直人：日臨免疫会誌．2012；35(3)：157-67．
2) Jung C, et al：Eur J Med Res. 1996；1(12)：554-8.
3) 森　香織，他：日耳鼻会報．2015；118(9)：1150-4．

（滝吉典子，原田　研）

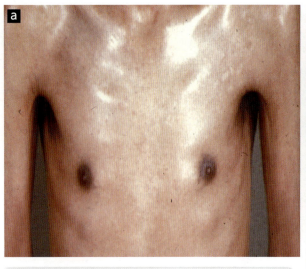
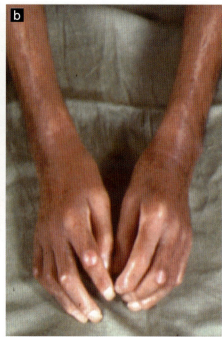

図1 全身性強皮症の臨床像
a：体幹に強い皮膚硬化があり，光沢がみられる。また，嚥下困難などの消化器症状によるるい痩が目立つ。
b：上肢の強い皮膚硬化のために，手指に屈曲拘縮が認められる。

第3章　膠原病・血管炎と皮膚症状

10. 全身性強皮症

Point
- 皮膚や内臓の線維化，血管病変をきたし，自己抗体がほとんどの症例にみられる膠原病である。
- Raynaud現象，手指の腫脹，爪郭部の毛細血管異常，自己抗体が早期診断に有用である。
- 重症例では，Raynaud現象出現から1年くらいの早期に皮膚硬化が急速に進行する。このような症例では，関節拘縮を防ぐために少量のステロイドや免疫抑制薬などによる治療が必要になる。

症例　43歳，男性。主訴：著明な皮膚硬化（図1）

【家族歴・既往歴】　特記事項なし。

【現病歴】　40歳時に，Raynaud現象と手指の硬化が出現。その後，急速に顔面，四肢，体幹に皮膚硬化が拡大した。抗トポイソメラーゼI抗体陽性で，前医で全身性強皮症（systemic sclerosis；SSc）と診断された。ステロイド内服加療によっても皮膚硬化が改善せず，関節屈曲拘縮をきたしてきたので紹介された。

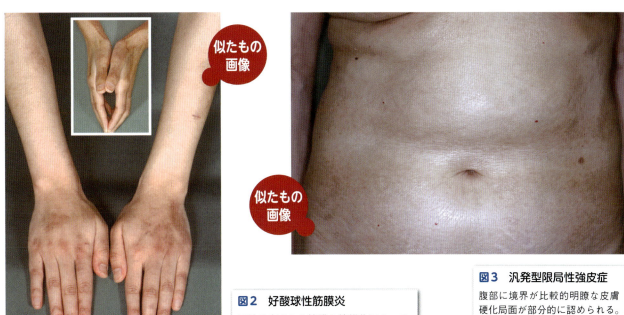

図2　好酸球性筋膜炎
四肢の皮下から筋膜の線維化によって，手指に屈曲拘縮がみられる。

図3　汎発型限局性強皮症
腹部に境界が比較的明瞭な皮膚硬化局面が部分的に認められる。本例では四肢にも部分的に硬化局面がみられた。

間違えやすい似たもの画像──好酸球性筋膜炎/汎発型限局性強皮症

▶ **好酸球性筋膜炎(図2)**：筋膜の肥厚を伴う皮下結合組織の線維化により，四肢に対称性の皮膚硬化を呈する。典型的な場合は，オレンジ皮状皮膚(orange peel sign)が認められる。末梢血好酸球増多や筋膜への好酸球浸潤がない症例もある。

▶ **汎発型限局性強皮症(図3)**：真皮から皮下の線維化により，斑状ないし線状の境界明瞭な皮膚硬化局面を呈するのが限局性強皮症である。また，それらが多発するものは汎発型限局性強皮症と呼ばれ，SScとの鑑別が問題になることがある。これらの疾患では，SScと異なり，Raynaud現象などの血管病変，両手指の皮膚硬化，内臓病変などは通常みられない。

解説

SScのほとんどの症例はRaynaud現象で発症し，真皮から皮下にかけての線維化による皮膚硬化は必ず手指から出現する。皮膚硬化が四肢末端に限局するlimited cutaneous SSc(lcSSc)と四肢近位や体幹にも及ぶdiffuse cutaneous SSc(dcSSc)の2つに分類される。抗セントロメア抗体(ACA)陽性例は通常lcSScであり，抗トポイソメラーゼⅠ抗体(ATA)や抗RNAポリメラーゼⅢ抗体(ARA)陽性例の大半はdcSScに進行する。指尖潰瘍はACAやATA陽性例に多い。ACAは肺動脈性肺高血圧症，ATAは間質性肺疾患，ARAは腎クリーゼに特に注意が必要である。また，ARA陽性例では陰性例よりも悪性腫瘍の合併が有意に多い。

鑑別診断のポイント

好酸球性筋膜炎や限局性強皮症以外にも，腎性全身性線維症，糖尿病性浮腫性硬化症，硬化性萎縮性苔癬，移植片対宿主病，Crow-Fukase症候群，Werner症候群，薬剤性の皮膚硬化などを鑑別する必要がある。強皮症に特異的な自己抗体，Raynaud現象，爪郭部の毛細血管異常，手指の皮膚硬化や腫脹の存在などが強皮症の診断に重要である。

治療・予後

皮膚硬化や間質性肺炎が進行する症例では，少量のステロイドに加えてエンドキサンパルスなどの免疫抑制薬がわが国ではよく使用されるが，間質性肺炎の重症例の多くは予後不良である。他には，PAH，ILD，腎クリーゼ，心病変，消化管病変が予後を左右する。また，指尖潰瘍の予防にはエンドセリン受容体拮抗薬のボセンタンが有用である。

参考文献
▶ 浅野善英，他：日皮会誌. 2016；126(10)：1831-96.
▶ 浅野善英，他：日皮会誌. 2016；126(11)：2039-67.
▶ 神人正寿，他：日皮会誌. 2016；126(12)：2241-50.

（長谷川　稔）

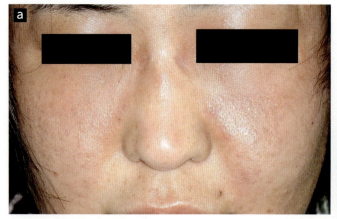

図1 混合性結合組織病の臨床像
a：顔面に両側対称性の，かゆみを伴う紅斑がみられた。
b：手指のソーセージ様腫脹。手指皮膚硬化（強指症）と手背の腫脹を伴っていた。

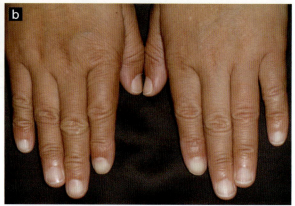

第3章　膠原病・血管炎と皮膚症状

11. 混合性結合組織病

Point

- 混合性結合組織病（mixed connective tissue disease；MCTD）では，抗U1-RNP抗体陽性を認め，①全身性強皮症，②全身性エリテマトーデス（SLE），③多発筋炎／皮膚筋炎の症状が混在した多彩な症状を呈する。
- 典型的にはRaynaud現象やソーセージ様の手指腫脹が皮膚所見として多く，9割以上にみられる。
- 治療は上記3疾患に準じるが，肺高血圧症や間質性肺炎の出現は予後を左右するため注意が必要である。

症例

41歳，女性。主訴：顔の皮疹（図1a）

【家族歴】　祖父に心疾患，祖母に肺癌。

【既往歴】　痙攣発作（小児期）。

【現病歴】　2014年より，冬場にRaynaud現象を自覚。3カ月後には両頬部に紅斑が出現した。近医クリニックで何らかの膠原病を疑われ，ステロイド外用あるいは内服などで加療されるも，皮疹の寛解・増悪を繰り返すため当科紹介受診。

【薬剤歴】　ベタメタゾン，ベポタスチンベシル酸塩，d-クロルフェニラミンマレイン酸塩，レバミピド，フェニトイン，フェノバルビタール。

【初診時所見・検査等】　手指のソーセージ様腫脹，手指皮膚硬化，手背の腫脹（図1b），さらには血液検査で抗U1-RNP抗体陽性とCRP上昇を認めた。間質性肺疾患や肺高血圧症などの内臓病変はみられなかった。

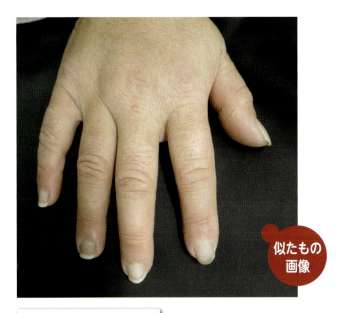

図2　全身性強皮症
両側手指の皮膚硬化（強指症）。

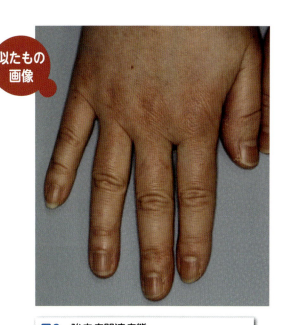

図3　強皮症関連病態
手指は腫脹しているが，皮膚硬化はみられない。

間違えやすい似たもの画像──全身性強皮症／強皮症関連病態

▶**全身性強皮症**：複数の膠原病の症状が混在しやすい抗U1-RNP抗体陽性例では，手指の皮膚硬化と間質性肺疾患などを有してMCTDと強皮症の双方の診断基準を満たすことがしばしばある（図2）。皮膚症状からは区別しがたいことも多いが，その場合内科ではMCTD，皮膚科では強皮症の症状が前面に出やすいことを理由に強皮症＋他の膠原病の症状のオーバーラップと診断することが多いと思われる。

▶**強皮症関連病態**：MCTDは，全身強皮症の診断基準を満たさない前駆状態である強皮症関連病態（図3）[1]や全身性エリテマトーデスの不全型である中間型エリテマトーデス，そして軽度の筋炎などが重複した状態とも診断できる。

解説

MCTDは，抗U1-RNP抗体が陽性で，①全身性強皮症，②全身性エリテマトーデス，③多発筋炎／皮膚筋炎の症状が混在した多彩な症状を呈する。

鑑別診断のポイント

海外では本症を単なるオーバーラップ症候群の一型として疾患概念自体に否定的な見かたがある。一方，わが国では一般に厚生労働省基準を満たすものが本症と診断されるが[2]，皮膚筋炎の皮疹は診断基準には含まれていないことに注意する。また，皮膚科医は上記3疾患いずれかの診断基準を満たせばその疾患＋他の膠原病の症状のオーバーラップと診断することが多いが，専門家の間でも定見が得られていない。現在，厚生労働省研究班でその定義が再検討されているため，今後疾患概念が明確になることが期待される。典型的にはRaynaud現象やソーセージ様の手指腫脹の所見が9割以上にみられるが，稀にこれらを有さない非典型例も存在するとされる。また，診断基準に含まれている顔面紅斑は典型的な皮疹であるが，そのほか非典型的な皮疹として多形滲出性紅斑様皮疹や蕁麻疹様紅斑，結節性紅斑様皮疹なども報告されている。なお，複数の膠原病の症状が混在するがMCTDの基準を満たさない場合はundifferentiated CTD（UCTD）と称することもある。

治療・予後

上記3疾患に準じる。予後を左右する肺高血圧症や間質性肺炎の出現に注意する必要がある。当初本症と診断されても，のちに上記3疾患のいずれかに移行する可能性がある。

文献
1) Ihn H, et al：Arch Dermatol Res. 1992；284(7)：391-5.
2) 粕川禮司：日本内科学会雑誌. 1991；80(11)：1723-9.

（神人正寿）

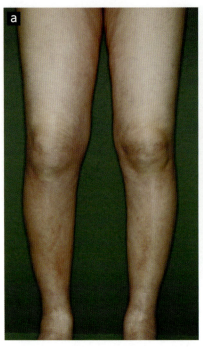
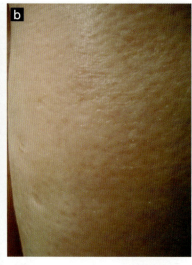
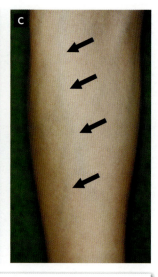

図1　好酸球性筋膜炎の臨床像
a：下腿の対称性のびまん性皮膚硬化。足背，足趾に皮膚硬化はみられない。
b：オレンジ皮状皮膚（orange peel sign）（別症例の画像）。
c：血管の走行に沿った皮膚陥凹（groove sign）。

第3章　膠原病・血管炎と皮膚症状

12. 好酸球性筋膜炎

- ▶四肢に対称性に急速な皮膚硬化と関節の運動制限を生じる。四肢近位部，体幹に皮膚硬化が及ぶこともある。手指，手背，足趾，足背や顔面の皮膚硬化がないことが特徴である。
- ▶特徴的な所見として，オレンジ皮状皮膚（orange peel sign）や血管の走行に沿った皮膚陥凹（groove sign）がある。
- ▶MRI（T2強調脂肪吸収画像）で，筋膜の肥厚部位が同定でき，生検部位の選択，病勢の評価，治療効果判定に有用である。

症例

69歳，男性。主訴：四肢の皮膚硬化（図1a），関節拘縮

【既往歴】　腎盂腎炎。

【現病歴】　5カ月前より両下腿の浮腫と皮膚硬化が出現。様々な内科，整形外科を受診するも診断不明であり，全身性強皮症の疑いにて当科を紹介され受診した。

【初診時所見・検査等】　両手指，手背にかけて浮腫，腫脹がみられるが皮膚硬化はなし。両前腕は全体的にびまん性の皮下硬結あり。手指の屈曲拘縮あり。末梢血好酸球上昇あり（好酸球数2,530/μL）。造影MRIでは，膝関節から足関節にかけて筋膜が肥厚し，T2強調脂肪吸収画像で筋膜に高信号あり。

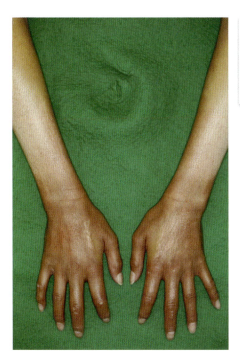

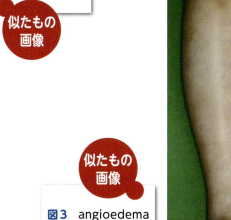

図2 全身性強皮症
手指，手背部から前腕にみられた皮膚硬化と色素沈着。

似たもの画像

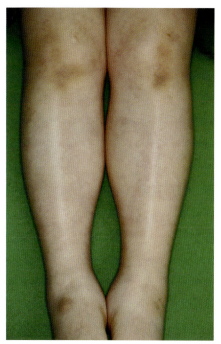

似たもの画像

図3 angioedema with eosinophilia
四肢にみられた浮腫。

間違えやすい似たもの画像──全身性強皮症／angioedema with eosinophilia

▶**全身性強皮症**：Raynaud現象，爪上皮延長，後爪郭部毛細血管拡張，指尖部潰瘍，手指の皮膚硬化といった手指の病変（皮膚硬化，末梢循環障害）が出現する点で好酸球性筋膜炎と鑑別できる（図2）。

▶**angioedema with eosinophilia**：四肢の浮腫（特に下腿）を左右対称性に生じる（図3）。末梢血好酸球増加を伴う。

解説

好酸球性筋膜炎（eosinophilic fasciitis）では，主に四肢に急速な皮膚硬化と関節の運動制限を対称性に生じる。病変が拡大すると四肢近位部，体幹にも皮膚硬化が及ぶこともある。しかし，手指，手背，足趾，足背や顔面の皮膚硬化がないことが特徴である。病理組織学的に筋膜の肥厚，リンパ球，好酸球，形質細胞を主体とした炎症細胞浸潤がみられる。激しい運動，労作や外傷によって生じることが多い。末梢血好酸球増加や組織学的に好酸球浸潤がみられない症例もある。末梢好酸球数やアルドラーゼは病勢と一致すると言われており[1]，治療効果の判定，病勢の評価に重要である。

鑑別診断のポイント

浮腫が硬化しはじめると，皮膚表面の毛穴がはっきりとみられるようになり，「オレンジの皮様」（orange-peel-like appearance）と呼ばれる（図1b）。また，真皮深層の硬化は血管周囲を避けて起こるため，板状硬化の中で血管部のみが軟らかく溝のようにみられる。これをgroove signと呼ぶ（図1c）。

MRIは非侵襲的な検査であり，T2強調脂肪吸収画像で筋膜の肥厚部位が同定でき，生検部位の選択，病勢の評価，治療効果判定に有用である。生検する際には，筋膜・筋肉表層まで含めたen bloc生検で十分な深さまで採取することが重要である。

治療・予後

副腎皮質ホルモンの内服が第一選択で，プレドニゾロン0.5～0.7mg/kg/日から開始し，症状の推移に合わせて増減する。生命予後は良好だが，進行した皮膚硬化，関節拘縮は難治性で不可逆的なこともあり，早期の治療が重要である。皮膚硬化が高度の場合はステロイドパルス療法を考慮する[2]。免疫抑制薬（シクロスポリンやメトトレキサート）や光線療法（PUVA療法やUVA1）の有効性も報告されている[2,3]。

文献
1) Fujimoto M, et al：J Rheumatol. 1995；22(3)：563-5.
2) Lebeaux D, et al：Rheumatology (Oxford). 2012；51(3)：557-61.
3) Endo Y, et al：Clin Rheumatol. 2007；26(9)：1445-51.

（茂木精一郎）

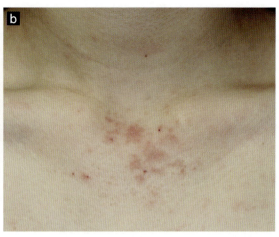

図1 成人Still病の症状
a：定型疹。下肢にサーモンピンク疹がみられた。
b：非定型疹。一部に痂皮や角化を伴う持続性の紅斑が前胸部にみられた。
(bは藤本徳毅：Derma. 2016；250：63-8、全日本病院出版会より許諾を得て転載)

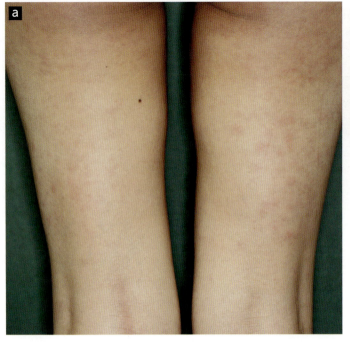

第3章　膠原病・血管炎と皮膚症状

13. 成人Still病

Point
▶ 成人Still病は、発熱、関節炎、皮疹を特徴とする原因不明の炎症性疾患である。
▶ 診断には山口の基準[1]が広く用いられており、感染症、悪性腫瘍、その他のリウマチ性疾患の除外が必要である。
▶ サーモンピンク疹と呼ばれる定型疹が有名であるが、非定型疹も診断に有用である。

症例　25歳、女性。主訴：発熱および下肢の紅斑（図1a）

【家族歴・既往歴】　特記事項なし。

【現病歴】　当科初診の3週間前より夕方になると38℃台の発熱が出現していた。同時期より手関節、足関節の疼痛もあり、当科初診の2週間前に当院の整形外科を受診した。関節炎の原因は不明であり、皮疹も出現するようになってきたため、当科を紹介されて受診した。

【初診時所見・検査等】　38℃台の弛張熱がみられ、下肢には発熱時に出現する淡い紅斑が多発していた（図1a）。前胸部には、軽度の瘙痒と痂皮や角化を伴う持続性の紅斑を認めた（図1b）。鎖骨下、腋窩、鼠径部に表在リンパ節腫脹がみられた。

採血ではCRPおよび血清フェリチン値（1,313ng/mL）の上昇、リウマチ因子陰性、抗核抗体陰性がみられ、CTでは表在リンパ節腫脹以外に異常所見はなく、リンパ節生検では悪性所見はみられなかった。前胸部の皮疹は、病理組織所見が表皮上層の個細胞壊死と真皮上層の好中球浸潤であり、臨床像と併せて非定型疹の一種であるpersistent pruritic eruptions（PPE）と考えた。山口の基準[1]により成人Still病と診断した。

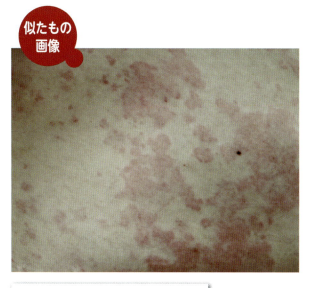

図2 蕁麻疹
境界明瞭な地図状の膨疹を腹部に認める。

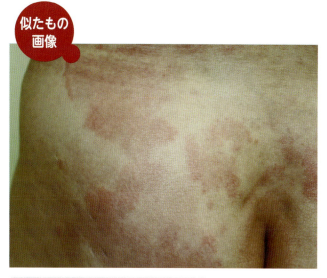

図3 蕁麻疹様血管炎
24時間以上持続する紅斑を背部から臀部に認める。消退後に色素沈着を残す。

間違えやすい似たもの画像 ── 蕁麻疹／蕁麻疹様血管炎

▶**蕁麻疹**：瘙痒を伴う境界明瞭な扁平隆起性の浮腫性紅斑（膨疹）がみられ，数時間で出現と消退を繰り返す（図2）。発熱や採血での炎症反応高値は通常認めない。

▶**蕁麻疹様血管炎**：蕁麻疹に類似した紅斑がみられる。蕁麻疹と違い24時間以上持続し，消退後に色素沈着を残すことが多く，瘙痒はあっても軽度である（図3）。病理組織学的に血管炎を認める。

解説

成人Still病のほぼ全例に皮疹がみられる。皮疹は定型疹と非定型疹に分類され，定型疹はサーモンピンク疹と呼称される一過性の紅斑である。熱が上昇する際に出現し，解熱に伴って消退する。四肢や体幹に好発し，自覚症状はない。非定型疹は数種類が報告されているが，その中にpersistent pruritic papules and plaqueもしくはPPEと呼ばれ，特徴的な臨床像，病理組織像を呈する皮疹がある。これは，しばしば線状に配列する，落屑もしくは痂皮および持続性の瘙痒を伴う紅色丘疹である。表皮上層の個細胞壊死と真皮上層の好中球浸潤などの病理組織像が特徴的である[2]。

鑑別診断のポイント

連日の発熱，皮疹，関節症状，血清フェリチン値の著増などを認めた際には成人Still病を疑い，同様の所見がみられる多数の鑑別疾患を除外して診断に至る。本症は特異的な臨床症状や検査所見が乏しいため，診断には注意を要する。自験例でも，アルコール摂取による成人Still病様の症状を呈した症例があった[3]。定型疹はよく知られているが実際にはみられないこともあり，PPEが成人Still病の診断に有用となることもある。成人Still病を疑った際は，特に線状に配列した持続性の瘙痒を伴う紅色丘疹を探し，存在すれば積極的に皮膚生検を施行すべきである。

治療・予後

副腎皮質ステロイドの内服で治療を開始し，難治例には免疫抑制薬や抗IL-6製剤などの生物学的製剤（現時点では保険適用外）の使用も考慮する。半数以上の例では慢性に経過する。一般には予後良好であるが，macrophage activating syndromeを起こす予後不良の症例もある。

文献
1) Yamaguchi M, et al：J Rheumatol. 1992；19(3)：424-30.
2) Lee JY, et al：Semin Arthritis Rheum. 2012；42(3)：317-26.
3) Teramura K, et al：Dermatol. 2017；44(11)：e292-3.

（藤本徳毅）

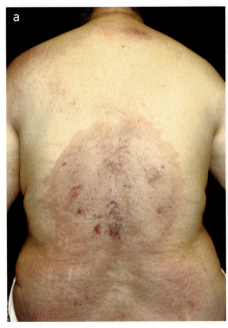
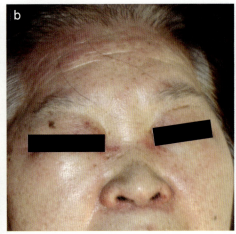
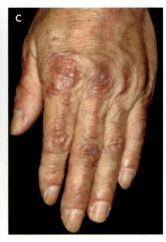

図1　皮膚筋炎の臨床像
a：上背部，腰部，臀部の暗紫紅色斑。むち打ち様皮膚炎を伴う。
b：上眼瞼の顕著な浮腫性紅斑（ヘリオトロープ疹）。
c：手背のGottron丘疹・徴候，爪囲紅斑，爪上皮出血点。

第3章　膠原病・血管炎と皮膚症状

14. 皮膚筋炎①―内臓悪性腫瘍合併

- 皮膚筋炎は，主として皮膚と筋肉に炎症を引き起こす自己免疫疾患であり，間質性肺炎や悪性腫瘍の合併が生命予後に直接的に影響する。
- 皮膚筋炎特異的自己抗体のひとつである抗TIF1-γ抗体陽性の成人皮膚筋炎患者（40歳以上）では，高率（約70％）に悪性腫瘍を合併することが知られている。
- 悪性腫瘍合併の皮膚筋炎患者では，ヘリオトロープ疹やGottron丘疹・徴候だけではなく，広範囲に浮腫の強い全身性の皮疹を呈する場合が多い。

症例

80歳，女性。主訴：上眼瞼の浮腫，全身の皮疹，筋力低下，開鼻声

【家族歴】　膠原病なし。
【既往歴】　高血圧。
【現病歴】　X年夏頃より，顔面の腫脹，体幹・四肢の瘙痒を伴う皮疹が出現し，近医で加療を行っていたが改善に乏しかった。徐々に皮疹が拡大し，さらに嚥下困難や筋力低下が出現したため当科紹介受診。
【初診時所見・検査等】　ヘリオトロープ疹を伴う上眼瞼浮腫で開眼困難，Gottron丘疹・徴候，爪囲紅斑，爪上皮出血点，体幹・四肢の広範囲に暗紫紅色斑を認めた（図1）。血清クレアチンキナーゼ（CK）値は顕著に上昇し，筋力低下により坐位を保持することが困難。嚥下障害があり，鼻咽腔閉鎖機能不全による開鼻声を伴っていた。
【経　過】　皮膚筋炎と診断し，全身精査により多臓器転移を伴う膵頭部癌が見つかった。抗TIF1-γ抗体陽性。

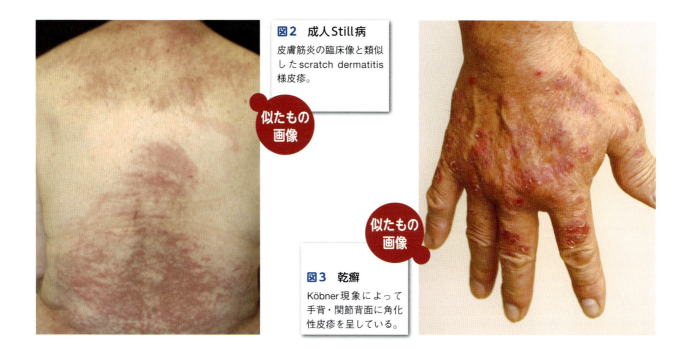

図2 成人Still病
皮膚筋炎の臨床像と類似したscratch dermatitis様皮疹。

図3 乾癬
Köbner現象によって手背・関節背面に角化性皮疹を呈している。

間違えやすい似たもの画像——成人Still病／乾癬

▶ **成人Still病**：成人Still病では，定型疹とは別に，皮膚筋炎と類似のscratch dermatitis様皮疹を呈することがある（図2）。通常，ヘリオトロープ疹やGottron徴候，爪囲紅斑などのほかの皮膚所見や筋力低下を認めない。さらに，特異的自己抗体，血清学的所見などの点から総合的に皮膚筋炎と鑑別する。

▶ **乾癬**：Köbner現象によって手背・関節背面に角化性皮疹を呈し，時にGottron丘疹と鑑別を要することがある（図3）。顕著な鱗屑の存在，皮膚筋炎に特徴的なその他の皮疹を認めないこと，血清学的所見などにより鑑別する。

解説

筋炎関連自己抗体による皮膚筋炎の層別化は，臨床的に合併症の有無，治療や予後予測において非常に有用である。抗TIF1-γ抗体は若年性皮膚筋炎でも検出されるが，特に40歳以上の同抗体陽性の皮膚筋炎患者では，約70%で悪性腫瘍との合併例が報告されている。同抗体陽性患者では，より念入りな悪性腫瘍検索が必要であり，また，初診時に悪性腫瘍が見つからない場合においても，以後2～3年間はその発症に注意が必要である。

鑑別診断のポイント

悪性腫瘍合併の皮膚筋炎患者では，ヘリオトロープ疹や顕著なGottron丘疹・徴候を伴い，さらに浮腫の強い全身性の重症な皮疹を呈することが多い。色素沈着を伴う腰背部のむち打ち様紅斑，四肢の水疱形成や紅皮症もめずらしくない。筋力低下を伴う例では血清クレアチニンキナーゼ値は高値を示し，嚥下障害を合併する場合が多い。一方で間質性肺炎の合併は少ない。

治療・予後

悪性腫瘍合併皮膚筋炎では，悪性腫瘍の治療経過が予後に大きく影響する。悪性腫瘍の切除によって皮膚筋炎の病勢をコントロールしやすくなり，逆に，悪性腫瘍が存在していると皮膚筋炎も治療抵抗性になりやすい。筋炎の治療は，副腎皮質ステロイドの投与が基本となり，嚥下障害を伴う例では，強力かつ速やかな治療が必要であるが，悪性腫瘍の治療と皮膚筋炎に対する全身加療の時期の見きわめが重要となる。必要に応じて免疫抑制薬を併用することもある。特に嚥下障害に対しては，大量ガンマグロブリン静注療法の併用が有用である。

（山口由衣）

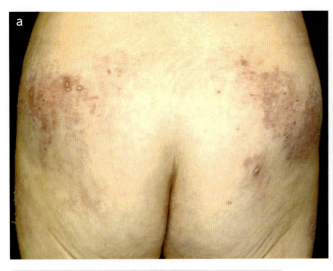
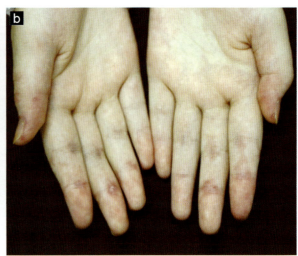

図1 無筋症性皮膚筋炎の臨床像
a：小さな潰瘍形成と色素沈着・紫斑を伴う両臀部の皮疹。
b：逆Gottron徴候。潰瘍形成を伴う血管傷害性の強い皮疹。

第3章 膠原病・血管炎と皮膚症状

15. 皮膚筋炎②
―急速進行性間質性肺炎合併

Point

▶ 皮膚筋炎は，主として皮膚と筋肉に炎症を引き起こす自己免疫疾患であり，特に急速進行性間質性肺炎の合併例は，発症から短期間で致死的になることがあり，生命予後を大きく左右する。

▶ 抗MDA5抗体陽性皮膚筋炎患者では，皮膚症状のみで筋炎を合併しない，もしくは筋炎症状に乏しい例が多く，急速進行性間質性肺炎の合併率が高い。紫斑や潰瘍形成など血管傷害の強い皮疹が特徴的である。

▶ 皮膚筋炎に合併する急速進行性間質性肺炎に対しては，発症早期より高用量の副腎皮質ステロイドに加えて，免疫抑制薬の多剤併用療法を行って救命を図る必要がある。

症例　50歳，女性。主訴：倦怠感，皮疹

【家族歴・既往歴】　特記事項なし。

【現病歴】　X年秋より，顔面頬部，鼻背側面，鼻翼周囲の皮疹が出現し，近医で脂漏性皮膚炎の診断を受けるが難治性であった。徐々に全身倦怠感が出現したため当科紹介受診。

【初診時所見・検査等】　上眼瞼の軽度の浮腫性紅斑と脂漏性皮膚炎様の顔面紅斑，手背・肘のGottron徴候，爪囲紅斑と手掌の逆Gottron徴候を認め，一部手掌や爪囲，腰部には小さな潰瘍形成を認めていた（図1）。筋力低下や筋原性酵素上昇を認めず，抗核抗体は陰性。LDHとCRPは軽度上昇し，血清フェリチン値は956ng/mLと上昇していた。全身倦怠感あり，SpO_2はroom airで96％。胸部CTで両下肺の浸潤影・すりガラス陰影を認めた。抗MDA5抗体陽性。無筋症性皮膚筋炎として緊急入院となり，ステロイドパルス療法，カルシニューリン阻害薬内服，シクロホスファミド間欠静注療法による3剤併用療法を開始した。

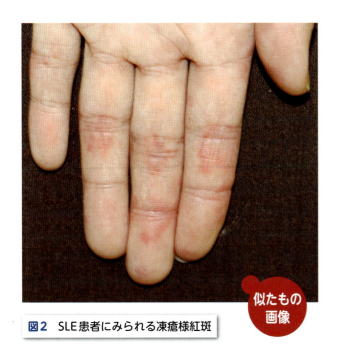

図2 SLE患者にみられる凍瘡様紅斑

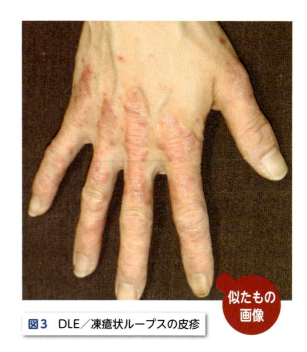

図3 DLE／凍瘡状ループスの皮疹

間違えやすい似たもの画像──全身性エリテマトーデス

▶**全身性エリテマトーデス(SLE)**：SLE患者の手背や手掌に出現する凍瘡様紅斑(図2)，角化傾向のある円板状エリテマトーデス(DLE)／凍瘡状ループス(図3)などは時に皮膚筋炎との鑑別が必要となる。SLE急性期の皮疹は，皮膚筋炎に比較してより鮮紅色調を呈しやすいが，血管炎や抗リン脂質抗体症候群を伴う場合には暗紫色調となり，小潰瘍を形成することもある。他部位の皮疹や血清学的所見などにより総合的に鑑別する。

解説　筋炎関連自己抗体による皮膚筋炎の層別化は，合併症の有無，治療や予後予測において非常に有用である。間質性肺炎の合併が多い自己抗体は，抗MDA5抗体と抗ARS抗体であるが，特に抗MDA5抗体陽性例の間質性肺炎は，急速進行性で致死的となりやすい。

鑑別診断のポイント

急速進行性間質性肺炎合併の皮膚筋炎は筋炎症状に乏しい例が多く，病初期は皮膚所見から同症を疑い，迅速に診断のための精査を行う。比較的典型的なヘリオトロープ疹やGottron徴候，爪周囲の所見を呈する例が多いが，それぞれ軽度の皮疹であることも多いので，顔，手背・手掌，爪周囲，体幹と，皮疹の好発部位を十分観察し総合的に診断する。急速進行性間質性肺炎の合併例では逆Gottron徴候，紫斑や潰瘍を呈する血管傷害性変化の強い皮疹が多く，特に皮膚潰瘍の存在は間質性肺炎の予後不良因子である。

治療・予後

間質性肺炎の合併は皮膚筋炎の予後に大きく影響する。国内44施設における間質性肺炎合併の皮膚筋炎／多発性筋炎患者497名の大規模な後ろ向き研究(JAMIコホート)では，間質性肺炎の予後不良因子として，発症時年齢60歳以上，CRP≧1mg/dL，SpO_2＜95％，抗MDA5抗体の存在が報告されている[1]。血清フェリチン値や抗MDA5抗体価などが病勢や再燃のマーカーになる可能性も示唆されている[2,3]。予後不良因子を参考に，発症早期よりステロイドパルス療法，カルシニューリン阻害薬，シクロホスファミド間欠静注療法による3剤併用療法など，多剤併用による積極的加療を行うことが推奨されている。

文献
1) Sato S, et al：Rheumatology(Oxford). 2018；Mar 27, Epub ahead of print.
2) Matsushita T, et al：Br J Dermatol. 2017；176(2)：395-402.
3) Abe Y, et al：Rheumatology(Oxford). 2017；56(9)：1492-7.

（山口由衣）

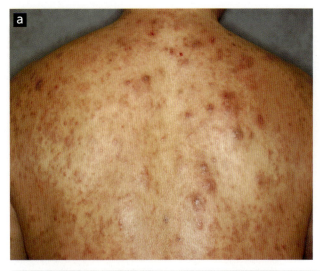
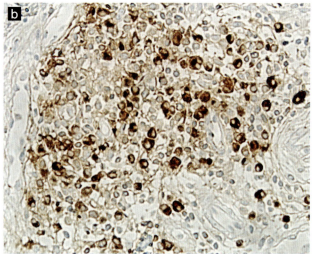

図1　皮膚形質細胞増多症を呈したIgG4関連皮膚疾患の臨床像
a：背部の丘疹ないし結節。
b：IgG4陽性形質細胞の浸潤。

（文献1より改変）

第3章　膠原病・血管炎と皮膚症状

16. IgG4関連皮膚疾患

- IgG4関連疾患は，自己免疫性膵炎とMikulicz病に端を発し，その他全身種々の臓器病変が報告された疾患である。
- 皮膚でもIgG4陽性の形質細胞が浸潤あるいはIgG4が沈着する疾患があり，IgG4関連皮膚疾患と呼ぶ。
- 皮膚病変には，①皮膚形質細胞増多症，②偽リンパ腫/木村病，③Mikulicz病，④乾癬様皮疹，⑤非特異的紅斑丘疹，⑥高ガンマグロブリン血症性紫斑/蕁麻疹様血管炎，⑦虚血指趾がある。
- ①〜③は「原発疹」であり，④〜⑦は「続発疹」である。

症例　63歳，男性。主訴：体幹，四肢の瘙痒性皮疹（図1）

【家族歴・既往歴】　特記事項なし。

【現病歴】　10年前から体幹，四肢に丘疹・結節が多発した。2年前に近医にて慢性痒疹と診断された。当院紹介受診まで，ステロイド外用，抗ヒスタミン薬内服，ナローバンドUVB照射を行ったが無効であった。

【初診時所見・検査等】　好酸球8.5％，IgG 3,629mg/dL（基準値870〜1,700），IgG4 1,250mg/dL（基準値4.8〜105），IgG4/IgG ratio 37.44％，IgE 4,591U/mL（基準値0〜160）。

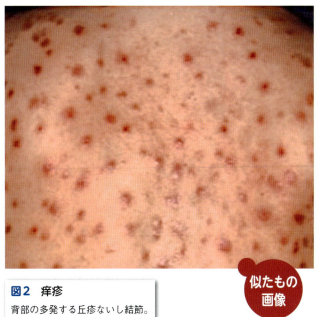

図2　痒疹
背部の多発する丘疹ないし結節。

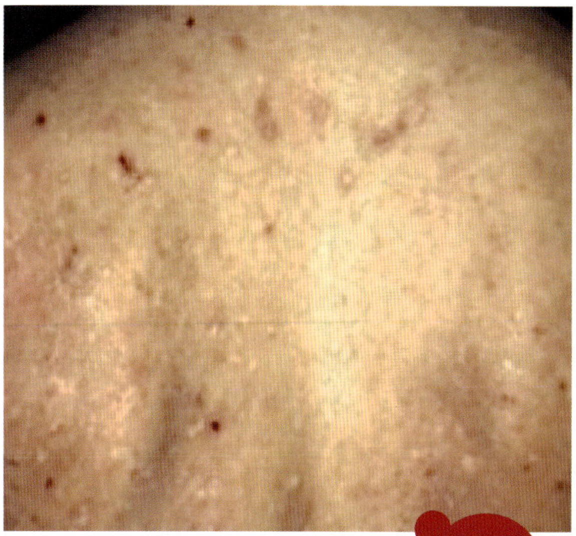

図3　アトピー性皮膚炎
背部の湿疹性病変を背景とする痒疹。

間違えやすい似たもの画像──痒疹／アトピー性皮膚炎

▶**痒疹（図2）**：IgG4関連皮膚疾患としての形質細胞増多症は，痒疹の形態をとることも多い。そのため痒疹（慢性痒疹，亜急性痒疹，結節性痒疹）との鑑別が必要となる。通常の形質細胞増多症は，背部においてクリスマスツリー状の配列を示すことが多い。IgG4関連皮膚疾患ではややその配列が崩れ痒疹様になるが，痒疹のように単一性ではない。

▶**アトピー性皮膚炎（図3）**：IgG4関連皮膚疾患は血清IgG4が高値（135mg/dL以上）となるが，同時にIgEも高値であり，好酸球増多も伴いやすい。そのためアトピー性皮膚炎との鑑別が重要である。アトピー性皮膚炎に伴う痒疹は湿疹性病変を背景とする。

解説

IgG4関連皮膚疾患（IgG4-related skin disease）を，①皮膚形質細胞増多症，②偽リンパ腫/木村病，③Mikulicz病，④乾癬様皮疹，⑤非特異的紅斑丘疹，⑥高ガンマグロブリン血症性紫斑/蕁麻疹様血管炎，⑦虚血指趾の7つに分類する試案を我々は提唱している[1]。①～③は，IgG4陽性形質細胞が病変部に多数浸潤することにより形成される直接的な腫瘤としての「原発疹」である。④～⑦はIgG4陽性形質細胞が誘導する炎症あるいはIgG4による炎症が間接的に病変を導く「続発疹」と言える。IgG4関連疾患の包括基準[2]に従えば，病理組織上の数値基準は，IgG4陽性細胞がIgG陽性細胞全体の40％以上，かつIgG4陽性細胞＞10/HPFである。IgG4関連皮膚疾患でも，こうした診断基準を満たす例はもちろんあるが，自己免疫性膵炎やMikulicz病とは異なり，必ずしもこの包括的基準に合致しない例もある。

鑑別診断のポイント

上記①～⑦の鑑別疾患は以下である。①通常の皮膚形質細胞増多症，痒疹，アトピー性皮膚炎，多中心性Castleman病，②皮膚MALTリンパ腫，③甲状腺機能亢進症，皮膚筋炎，節外性ナチュラルキラー細胞リンパ腫，④尋常性乾癬，⑤薬疹，⑥通常のIgA血管炎，Sjögren症候群やエリテマトーデスに伴う高ガンマグロブリン血症性紫斑，⑦強皮症，血栓症。

治療・予後

ステロイド全身投与が効果的である。通常，プレドニゾロン10mg/日前後の内服を行う。ナローバンドUVBやPUVA療法も補助的な治療として用いられる。

文献
1) Tokura Y, et al：Br J Dermatol. 2014；171(5)：959-67.
2) Umehara H, et al：Mod Rheumatol. 2012；22(1)：21-30.

（戸倉新樹）

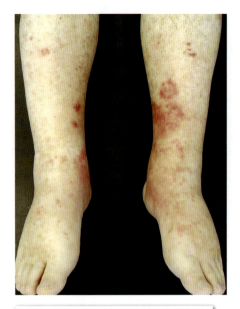

図1 クリオグロブリン血症の臨床像
両下肢に点状・斑状の紫斑が多発している。

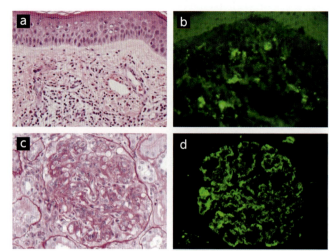

図2 皮膚病理組織像，腎生検組織像および蛍光抗体直接法検査所見
a：皮膚のHE染色像（×200）。血管周囲に白血球の浸潤と赤血球の血管外漏出あり。
b：皮膚の蛍光抗体法直接法で真皮浅層の血管壁にIgMの沈着あり。
c：腎臓のPAS染色像（×200）。糸球体基底膜の二重化とメサンギウム細胞の増殖あり。
d：蛍光抗体直接法で糸球体基底膜の内皮側にIgMの沈着あり（fringe pattern）。

第3章 膠原病・血管炎と皮膚症状

17. クリオグロブリン血症

Point

▶クリオグロブリン血症では，低温で沈殿する血清中の異常蛋白により血栓症状や血管炎症状が出現する。異常蛋白のクローン性によってⅠ～Ⅲ型に分類される。血漿のみから検出されるクリオフィブリノゲンも存在することがある。

▶本態性と続発性があり，背景疾患の検索が必要である。多発性骨髄腫，マクログロブリン血症などの血液疾患，C型肝炎などウイルス性肝炎，Sjögren症候群，関節リウマチ，全身性エリテマトーデスなど自己免疫性疾患の存在の有無を確認する必要がある。

▶皮膚症状は網状皮斑，Raynaud現象，寒冷蕁麻疹，紫斑，皮膚潰瘍・壊死など多彩であり，寒冷で悪化する。

症例

50歳，男性。主訴：両下肢の浮腫，皮疹（図1）

【家族歴】 特記事項なし。

【既往歴】 20歳代に結核。4年前より足関節痛。1年前より高血圧，慢性C型肝炎。

【現病歴】 10年前より下腿に紫斑の出現と消退を繰り返していた。数カ月前より下肢の浮腫が増強し，来院した。

【初診時所見・検査等】 両足の浮腫，点状・斑状の紫斑あり。かゆみや疼痛なし。蛋白尿・血尿あり，ネフローゼレベルであった。抗核抗体陰性，低補体血症，リウマチ因子陽性，抗CCP抗体陰性，クリオグロブリン陽性，C型肝炎に加えてB型肝炎の合併が判明した。診断および治療方針決定のために皮膚生検と腎生検を行った（図2）。

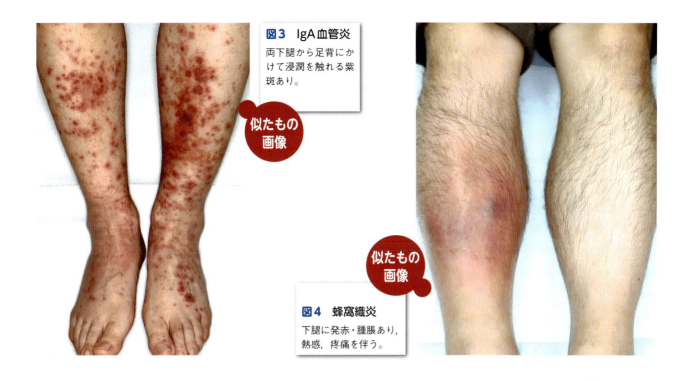

図3 IgA血管炎
両下腿から足背にかけて浸潤を触れる紫斑あり。

図4 蜂窩織炎
下腿に発赤・腫脹あり，熱感，疼痛を伴う。

間違えやすい似たもの画像──IgA血管炎／蜂窩織炎

▶ **IgA血管炎（Henoch-Schönlein紫斑病）**：浸潤を触れる紫斑（palpable purpura）が特徴であり（図3），小型血管炎に分類されている。腹痛，関節痛，腎障害などを呈する。病理組織検査で真皮小血管壁や腎糸球体メサンギウム領域にIgA優位の沈着がみられる。

▶ **蜂窩織炎**：足白癬病変や外傷等を契機に発症する細菌感染症。片側の下肢などに発赤，腫脹，熱感，疼痛を伴う（図4）。背景にコントロール不良の糖尿病が存在することがあり，血糖値の測定およびコントロールが重要である。壊死性筋膜炎の可能性も十分に検討する必要がある。

解説

クリオグロブリン血症では皮膚症状のほか，全身症状も呈する。血栓症や血管炎により全身倦怠感，発熱，腹痛，関節痛，腎障害，さらには肺障害などが起こる。基礎疾患にC型肝炎ウイルス感染が存在する場合が多く，背景にある疾患の検索とその治療を検討する[1,2]。

鑑別疾患のポイント

皮膚症状の紫斑はガラス板や透明定規などで圧迫しても退色しないことで確認する。紫斑部分にプツプツとしたわずかな盛り上がりがあるかどうか触れてみる。この触診で"浸潤を触れる"場合は血管炎を疑わせる所見である。クリオグロブリンは低温で沈殿する性質があり，寒冷曝露での皮膚症状の変化にも着目する。軽度のクリオグロブリン血症は検査で陰性となることがあり，検査手順を正確に行うことが重要である。クリオグロブリンの検出は採血から血清の遠心分離まで37℃の温度条件下で行う。分離した血清を4℃に冷却・放置して沈殿物の有無を確認する。沈殿までに1週間を要することもある。沈殿物が出現した後，37℃に加温して溶解することを確認する。

治療・予後

慢性の病態であるが，背景疾患によって予後が左右される。慢性C型肝炎など基礎疾患が存在する場合はその治療を行う。膜性増殖性糸球体腎炎などの腎病変にはステロイドや免疫抑制薬での治療，重症の場合はクリオフィルトレーションでクリオグロブリンの除去を行う。寒冷への曝露は皮疹が悪化するため避ける必要がある。

文献
1）山田朋子：内科で出会う 見ためで探す皮膚疾患アトラス．出光俊郎，編．羊土社，2012, p117-8.
2）川名誠司, 他：皮膚血管炎．医学書院，2013, p128-31.

（牧　伸樹）

第4章　関節リウマチと皮膚症状

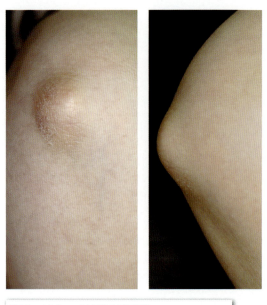

図1 リウマチ結節の臨床像
肘頭に突出する皮下結節。硬く触れる。圧痛なし。

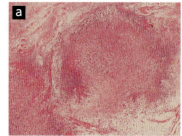 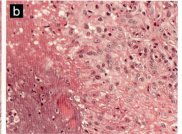

図2 リウマチ結節の皮膚病理組織像
a：皮膚のHE染色像（×40）。
b：拡大像（×200）。柵状配列・肉芽腫形成あり（palisading granuloma）。中央には膠原線維の変性があり，周囲にはマクロファージやリンパ球が浸潤している。

第4章　関節リウマチと皮膚症状

1. 関節リウマチ①―リウマチ結節

- ▶関節リウマチでの皮膚所見は関節部の発赤・腫脹，手掌紅斑，Raynaud現象，ステロイド紫斑など非特異的なものが多いが，リウマチ結節（rheumatoid nodule）やリウマトイド血管炎による皮膚潰瘍は特徴的である。
- ▶リウマチ結節は疾患活動性の高い関節リウマチ患者にみられることが多い。皮膚では外力を受けやすい肘頭などの関節付近が好発部位であり，硬い皮下結節として触知できる。
- ▶結節病変の典型的な病理組織像は，柵状配列を伴う肉芽腫像である。

症例　50歳，女性。主訴：右肘のしこり（図1）

【家族歴】　特記事項なし。
【既往歴】　10年前から関節リウマチ，Sjögren症候群で治療中（メトトレキサート8mg/週内服中）。
【現病歴】　1カ月前から右肘にしこりがあることを自覚していた。徐々に大きくなっているため，精査を希望して来院した。
【初診時所見・検査等】　肘頭に約1cm大の硬い皮下結節あり。硬さは不均一であった。可動性あり。圧痛なし。外来で局所麻酔下において切除した（図2）。

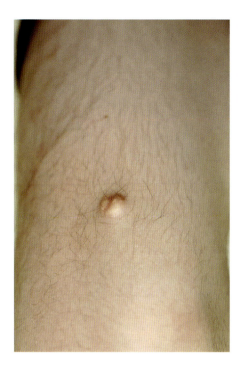

図3 毛母腫（石灰化上皮腫）
肘頭近傍に骨様に触れる皮下結節。

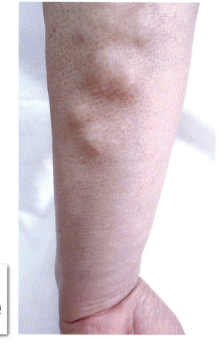

図4 皮下型環状肉芽腫
前腕伸側に多発するやや硬い皮下結節。

間違えやすい似たもの画像──毛母腫（石灰化上皮腫）／皮下型環状肉芽腫

▶ **毛母腫（石灰化上皮腫）**：若年者の顔面，頸部，上肢に好発する腫瘍。筋強直性ジストロフィーで頭部に多発することが知られている。皮内から皮下に存在し，骨様に触れるものから軟らかいものまで多彩である（図3）。切除の上，病理組織検査で鑑別可能である。好塩基性細胞と核が抜けた陰影細胞の移行像が特徴的である。悪性化は稀である。

▶ **皮下型環状肉芽腫**：小児に発症することが多い。成人では約半数に糖尿病が存在し，外傷などを契機に発生する。病変は単発よりも多発することが多いが，骨様の硬さはない（図4）。リウマチ結節と同様に，病理検査での典型像は柵状配列を伴う肉芽腫像である。生検後に残存病変が消失していくことが多い。

解説

関節リウマチは古典的膠原病のひとつである。関節外症状である血管炎やリウマチ結節を形成する場合，疾患活動性が高いことが多い[1]。

鑑別疾患のポイント

背景に関節リウマチが存在することを確認する。採血でリウマチ因子，抗CCP抗体，炎症反応（CRP，ESR），MMP-3などを測定する。画像検査（X線検査，超音波検査）を行い，関節所見を確認する。アキレス腱など付着部炎を呈する場合は，乾癬性関節炎や炎症性腸疾患の可能性を検討する。全身の関節の触診を行った後，腫脹・圧痛関節数などからdisease activity score（DAS）28やclinical disease activity index（CDAI）を算出して疾患の活動性を把握する。皮下結節病変の病理組織を確認した場合，典型的な所見は柵状配列を伴う肉芽腫形成である。柵状配列がみられるサルコイドーシスや皮下型環状肉芽腫などの他疾患を臨床的に鑑別する必要がある[2]。

治療・予後

予後を決める関節リウマチに対して治療を行う（抗リウマチ薬，メトトレキサートの内服，生物学的製剤の投与など）。関節変形が起きる前から積極的に治療する必要がある。一方，リウマチ結節自体は自然消退することもあるため経過観察でよいが，疼痛を伴うときや日常生活に支障がある際は切除を検討する。

文献
1) 田村直人：リウマチ病学テキスト．改訂第2版．公益財団法人日本リウマチ財団教育研修委員会，一般社団法人日本リウマチ学会生涯教育委員会，編．診断と治療社，2016, p127-31.
2) 山本俊幸：皮膚科臨床アセット14．肉芽腫性皮膚疾患　サルコイドーシス・他の肉芽腫．古江増隆，他編．中山書店，2013, p242-7.

（牧　伸樹）

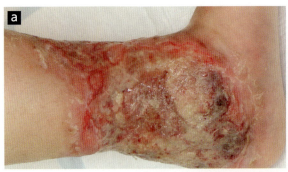
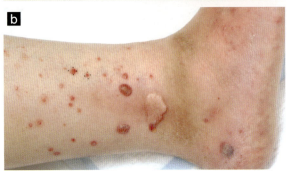
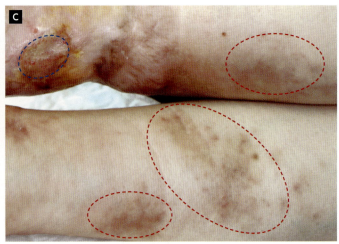

図1　多彩なリウマチ性血管炎の臨床像
a：左下腿内側。全周性難治性皮膚潰瘍。
b：右下腿外側。数mm～約1cmの紫斑・血疱。
c：4年後の下腿後面。左下腿の潰瘍（a）は硬貨大まで縮小したが（青破線），斑状～網状の紅褐色斑（網状皮斑）が出現（赤破線）。

第4章　関節リウマチと皮膚症状

2. 関節リウマチ②
―リウマトイド血管炎

Point

▶関節リウマチはSLE，Sjögren症候群と並んで血管炎を合併しやすい膠原病である。
▶真皮細静脈から皮下脂肪織の筋性動静脈までがターゲットとなるため，症状も紫斑のみならず，結節性多発動脈炎に類似した浸潤性紅斑，網状皮斑，潰瘍など幅広い。同一の患者でも異なる血管レベルが同じ病変あるいは異なる病変で侵される。
▶関節リウマチでは，血管炎以外の原因でも潰瘍や網状皮斑を生じるので，病理組織学的に血管炎を確認する必要がある。

症例

40歳，女性。主訴：難治性皮膚潰瘍，点状紫斑・血疱，網状皮斑

【家族歴】　膠原病なし。
【既往歴】　関節リウマチ。
【現病歴】　200X年頃，関節リウマチを発症し，翌年から左下腿に皮膚潰瘍が出現。他院での2回の皮膚生検で確定診断が得られず。200X＋6年，潰瘍は難治のまま（図1a）右下腿にも新たに点状紫斑・血疱が出現（図1b）したため当科受診。
【初診時所見・検査等】　皮膚生検で真皮全層（浅層主体）のleukocytoclastic vasculitisを確認。
【経　過】　プレドニゾロン40mg/日にて紫斑は速やかに消退し左下腿の皮膚潰瘍もゆっくり縮小。200X＋8年，関節リウマチの悪化にてセルトリズマブペゴル（シムジア®）を開始，皮膚潰瘍はさらに改善し，同年10月からプレドニゾロンは2.5mg/日で維持。201X年2月，下腿に網状皮斑が出現（図1c），生検で真皮全層（深層主体）にleukocytoclastic vasculitisを認め，その後左下腿の潰瘍も増悪した。

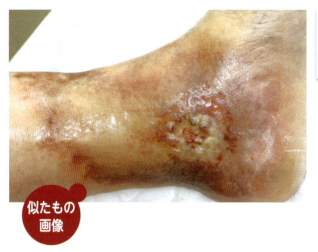

図2　うっ滞性潰瘍
下腿内果付近（好発部位）の硬化，萎縮局面に比較的浅い潰瘍。土踏まずにわずかな静脈瘤。

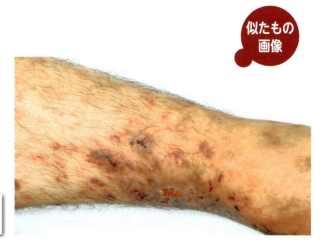

図3　リベド血管症
分枝状皮斑と虫食い状の潰瘍。

間違えやすい似たもの画像――うっ滞性潰瘍/リベド血管症

▶ **うっ滞性潰瘍**（図2）：下肢静脈瘤に起因する潰瘍。静脈瘤と好発部位（下腿内側）の慢性皮膚炎や硬化局面があれば診断は容易だが，静脈瘤がわかりにくいこともある。ドプラ聴診器，下肢静脈エコーで逆流を確認する。潰瘍は比較的浅い。静脈還流不全による下腿潰瘍は関節リウマチの下腿潰瘍の主要原因でもある。

▶ **リベド血管症**（図3）：環を閉じない網状皮斑（分枝状皮斑）は真皮・皮下脂肪組織境界から皮下脂肪組織の血管炎，循環障害を示唆する。本症は血管内皮細胞の抗凝固能低下による血栓性疾患。本症はリベド血管炎とも言われるが病理組織学的に血管炎はない。有痛性の皮膚潰瘍を慢性に繰り返す。関節リウマチなどを基礎疾患に持つ場合と特発性のものとがある。

解説

関節リウマチに合併する血管炎では高率に皮膚症状がみられ，一般に関節リウマチの活動性と相関する。罹患血管は真皮浅層の細静脈から皮下組織の筋性中型血管まで幅広いため，皮膚症状も点状紫斑から皮下結節，網状皮斑，皮膚潰瘍と多彩である。同一の患者でも異なる血管レベルが同じ病変あるいは異なる病変で侵される。本症例も点状紫斑，網状皮斑，潰瘍が同時期あるいは異なる時期に出現した。網状皮斑（図1c）の出現後に尿潜血反応が陽性化，腎生検で細動脈レベルの血管炎を認めた。

鑑別診断のポイント

病理組織学的に血管炎を証明し，薬剤や感染症などのほかの原因を除外する。関節リウマチでは，網状皮斑や潰瘍を生じる原因として，血管炎以外に膠原線維の変性，血管内膜の線維性肥厚，動脈硬化，動静脈の血栓等による虚血性変化があり，病理組織学的検査に加え，血管造影や下肢静脈エコーなどによる精査も必要である。

本症例の左下腿潰瘍では血管炎が直接証明されていないが，網状皮斑の出現後に再燃したことから血管炎による潰瘍と判断した。このように診断に苦慮することが実際の臨床では稀ではない。

治療・予後

副腎皮質ステロイドを症状に応じて使用する。重症例ではIVCYの併用を考慮する。TNF-α阻害薬などの生物学的製剤はその有効性の報告もあるが，稀に増悪したり薬剤性の血管炎を生じるので注意が必要である。主要臓器病変を伴うと予後は悪い。

参考文献 ▶ 陳　科榮：皮膚血管炎．川名誠司，陳　科榮，著．医学書院，2013，p264-73．

（加納宏行）

第5章　内分泌・代謝疾患と皮膚症状

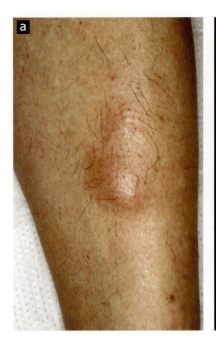
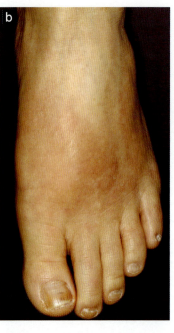
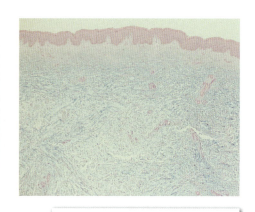

図2　脛骨前粘液水腫の病理組織像
（アルシアンブルー染色, ×100)

図1　脛骨前粘液水腫の臨床像
a：左前脛骨部の皮内結節。
b：左足背の硬結局面。

第5章　内分泌・代謝疾患と皮膚症状

1. 甲状腺疾患①―脛骨前粘液水腫

- 脛骨前粘液水腫（pretibial myxedema）はBasedow病（Graves病）の稀な合併症で，脛骨前面から足背にかけて最も多くみられる，難治性皮膚病変である。
- 橋本病やBasedow病の治療により続発性に甲状腺機能が正常化，あるいは低下した症例にも生じることが知られており，必ずしも甲状腺機能とは相関しない。
- 指圧痕を残さない浮腫（非圧痕性浮腫）として知られているが，臨床症状は角質増殖，色素沈着，色調変化から，皮膚隆起，境界明瞭な結節，象皮症様と多彩な症状を呈する。

症例　70歳，男性。主訴：左足の浮腫と紅斑

【家族歴】　特記事項なし。
【既往歴】　Basedow病，前立腺癌，うつ病。
【現病歴】　2年前より左足に浮腫と紅斑が出現し，精査加療目的で当科に紹介された。
【薬剤歴】　チアマゾール，ゾルピデム，ロルメタゼパム，セルトラリン，ロラゼパム，メコバラミン。
【初診時所見・検査等】　左前脛骨部に27×23mm大で弾性硬，下床と可動性があり，皮膚と癒着する淡紅褐色の皮内結節が認められた（図1a）。左足背に45mm大の弾性硬・淡色色調の硬結局面がみられた（図1b）。皮内病理組織像では，真皮浅層〜深層にかけて浮腫と膠原線維間にムチンの沈着を認めた（図2）。

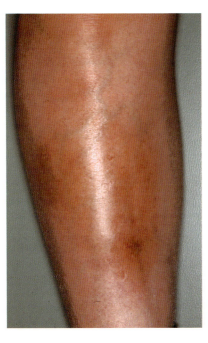
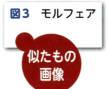
図3 モルフェア
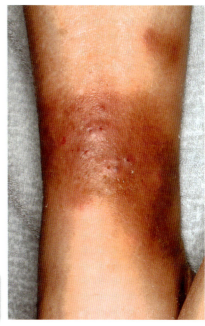
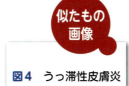
図4 うっ滞性皮膚炎

間違えやすい似たもの画像──モルフェア／うっ滞性皮膚炎

▶**モルフェア（図3）**：通常，体幹に好発する円形ないし卵円形の限局性硬化病巣で，中心部は象牙色で光沢を有する。特に初期はライラック輪と呼ばれる紫紅色の紅暈に取り囲まれることがある。

▶**うっ滞性皮膚炎（図4）**：下肢静脈瘤やうっ滞を基盤とする。下腿の下1/3，特に内外踝上方に浮腫性紅斑が生じ，しだいに暗紅褐色の落屑性湿疹局面や色素沈着，白色調の萎縮性局面などを呈する。

解説

脛骨前粘液水腫は両側の脛骨前面から足背にかけて好発する，原因不明の疾患であり，Basedow病の稀な合併症である。下腿伸側から足背にかけて，常色ないし紅斑を伴う局面，皮下硬結，結節が生じる。皮膚肥厚が増すと毛孔の開大がみられ，「オレンジ皮状」となり，さらに高度になると象皮症様となる。病変部に多汗，多毛，および軽度の痛みやかゆみのある場合もある[1]。

鑑別診断のポイント

背景にBasedow病がある患者で，脛骨前面に常色ないし紅斑を伴う局面，皮下硬結，結節などがみられた場合に本症を疑う。病理組織学的にムチンが膠原線維間，皮下組織に沈着し，真皮が肥厚する所見で診断が確定する。Basedow病の約0.5％に合併すると言われているが，かなり稀に橋本病にも合併する。皮疹の程度は必ずしも甲状腺機能とは相関しない。病因は不明だが，甲状腺に対する自己抗体のTSH受容体抗体が前脛骨部の真皮内にある線維芽細胞を刺激し，局所でのムコ多糖産生を促進させるという説が多くみられる[2]。

治療・予後

ステロイドの外用や局注療法が一般的に行われる。重症例ではステロイド内服，ステロイドパルス療法，血漿交換などが行われる。完全寛解は困難であるが，生命予後は良い。

文献
1) 藤原作平：最新皮膚科学体系第10巻．内分泌・代謝異常症 脂肪組織疾患 形成異常症 異物沈着症．第1版．玉置邦彦，編．中山書店，2003, p23-5.
2) Rottela CM, et al：J Clin Endocrinol Metab. 1986；62(2)：357-67.

（高澤摩耶，出光俊郎）

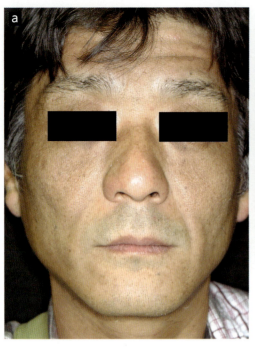
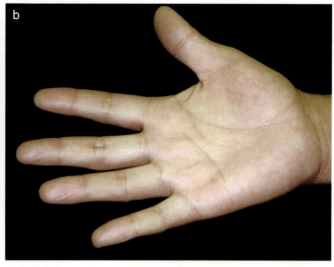

図1 甲状腺機能亢進症の臨床像
a：顔の露光部および眼囲の色素沈着。
b：手掌紋理の色素沈着。

第5章 内分泌・代謝疾患と皮膚症状

2. 甲状腺疾患②―色素沈着

Point

▶ 甲状腺疾患の色素沈着症は，Basedow病などの甲状腺機能亢進症で多く認められ，デルマドロームのひとつとして早期診断に有用となる。

▶ 甲状腺機能亢進症の色素沈着は，主に顔や頸部，手などの露光部にみられ，乳輪，腋窩などの生理的色素沈着部や間擦部では乏しく，粘膜部も稀で，他の内分泌性色素沈着症のAddison病やCushing症候群と鑑別される。

▶ 甲状腺機能亢進症の色素沈着は，原疾患の加療後も改善に乏しい傾向がみられる。

症例

46歳，男性。主訴：顔から頸部にかけての色素沈着（図1a）

【家族歴】 父が甲状腺機能異常で手術。
【既往歴】 特記事項なし。
【現病歴】 2014年健康診断で顔の色素沈着を指摘され，自覚はなかったが5月中旬当科紹介となった。
【初診時所見・検査等】 問診にて2012年より7kgの体重減少，疲れやすさ，多汗，下痢傾向がみられた。手掌紋理や手背にも色素沈着を認め（図1b），甲状腺腫大が触知された。TSH＜0.005μU/mL（基準値0.27〜4.00），FT3 15.37pg/mL（基準値2.30〜4.00），FT4 3.26ng/dL（基準値1.0〜1.8），TRAb 8.2U/L（基準値0〜1.9）。

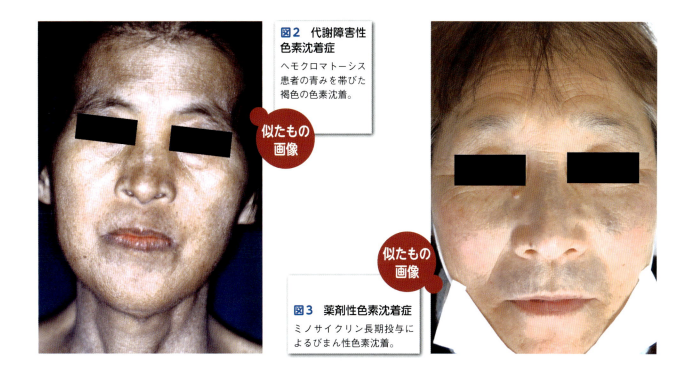

図2 代謝障害性色素沈着症
ヘモクロマトーシス患者の青みを帯びた褐色の色素沈着。

図3 薬剤性色素沈着症
ミノサイクリン長期投与によるびまん性色素沈着。

間違えやすい似たもの画像──代謝障害性色素沈着症/薬剤性色素沈着症

▶**代謝障害性色素沈着症(ヘモクロマトーシス)**:先天的または後天的に体内貯蔵鉄が増加した状態で,鉄が皮膚に沈着した場合,青みを帯びた褐色調となる。皮膚組織では表皮,真皮,汗腺周囲にメラニンやヘモジデリンの沈着を認める(図2)。

▶**薬剤性色素沈着症(ミノサイクリン)**:色素沈着型薬疹では限局性色素沈着が多いが,原因に気づかず長期に投与されるとびまん性に色素沈着を認める場合がある。ミノサイクリンでは鉄を吸収し皮膚,粘膜,爪に沈着する可能性がある(図3)。

解説

色素沈着症は皮膚,爪,粘膜などの局所にみられる限局性と,露光部や生理的色素沈着部もしくは間擦部などの広い範囲にみられるびまん性に分類される。びまん性色素沈着症は甲状腺疾患では甲状腺機能亢進症でよくみられ,その他,POMC(proopiomelanocortin)関連ペプチドの増加がみられるAddison病やCushing症候群などの内分泌性色素沈着症,ヘモクロマトーシス,Wilson病などの代謝障害性色素沈着症,アトピー性皮膚炎などの炎症後にみられる色素沈着,薬剤性色素沈着症など様々である。

鑑別診断のポイント

甲状腺機能亢進症の色素沈着は,顔や頸部,手などの露光部中心で,生理的色素沈着部や間擦部・粘膜部に乏しい特徴がある。その他,手掌紋理や瘢痕部にもみられ,両上下眼瞼の色素沈着はJellinek徴候と呼ばれる。Addison病やCushing症候群では,より色調が濃く,すべての部位でびまん性に生じやすい。甲状腺腫,体重減少,多汗などのほかの症状を認めると診断は容易であるが,本症例のように検診で疑われず色素沈着症から診断される場合も多い。

治療・予後

色素沈着症の症状は,Addison病やCushing症候群,代謝障害性,炎症後の色素沈着では治療後比較的早期に改善傾向がみられるのに対し,甲状腺機能亢進症では反応に乏しく,早期の診断,加療が重要となる。

(調 裕次)

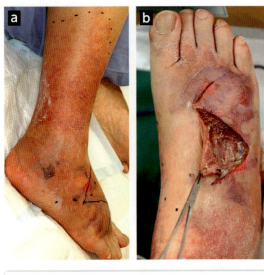

図1 壊死性筋膜炎の臨床像
a：圧痛を伴う紫斑を下腿広範囲に認め，足関節から足背にかけて血疱を認める。
b：足背を切開すると，筋膜に沿って壊死組織を認める。

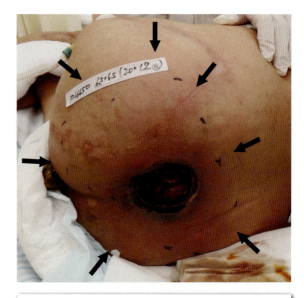

図2 褥瘡から発症したガス壊疽
仙骨部に黒色壊死と周囲の発赤を認める。矢印の範囲に触診で握雪感を認め，CTにても筋層内のガス像が確認された。

第5章 内分泌・代謝疾患と皮膚症状

3. 糖尿病①—壊死性筋膜炎・Fournier 壊疽・ガス壊疽

- 壊死性筋膜炎（陰部発症例はFournier壊疽と呼称）は，急激な経過で広範な皮膚・皮下組織の壊死から敗血症，多臓器不全に陥る重症軟部感染症であり，糖尿病性壊疽や慢性皮膚潰瘍から発症することがある。
- 壊死性筋膜炎の皮膚症状は，激痛を伴う紫斑，血疱，潰瘍，壊死が典型的である。
- ガス壊疽は，主に嫌気性菌により発症する軟部組織感染症で，基礎疾患は糖尿病が最多であり，筋肉の壊死，嫌気性菌によるガス産生があり，触診での握雪感の有無が早期診断のポイントである。

症例1 72歳，男性。主訴：左下肢痛と発熱（図1）

【既往歴】 糖尿病，高血圧症，心房細動，脳梗塞。
【現病歴】 特に誘因なく，左下肢の痛みと脱力を自覚，発熱も伴う歩行困難となり，当科受診。
【経　過】 デブリードマンおよび抗菌薬の全身投与にて感染は沈静化，入院1カ月後に残存した潰瘍に対してメッシュ植皮術を施行し退院となった。起因菌はA群溶連菌であった。

症例2 54歳，女性。主訴：褥瘡部からの膿汁排出と悪臭（図2）

【既往歴】 糖尿病，多発性硬化症，神経因性膀胱。
【現病歴】 仙骨部の褥瘡を在宅にて加療していたところ，膿汁の排出と悪臭，高熱を伴うようになり，当科受診。CT所見にてガス壊疽と診断し当科入院。
【経　過】 切開および抗菌薬の全身投与にて感染は沈静化し，リハビリ病院へ転院となる。

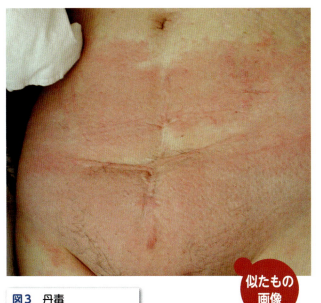

図3　丹毒
腹部に境界明瞭な発赤・腫脹，疼痛を認め，熱感を伴う。

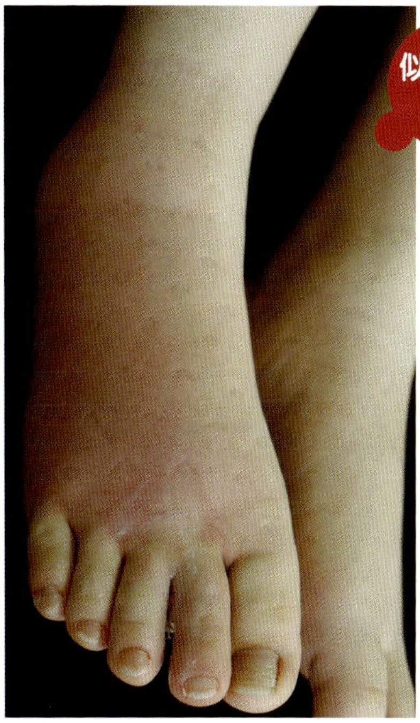

図4　蜂窩織炎
足背に境界不明瞭な発赤・腫脹を認め，熱感を伴う。

間違えやすい似たもの画像──丹毒／蜂窩織炎

▶ **丹毒**（図3）：真皮を病変の主座とする感染症で，光沢を伴った境界明瞭な紅斑・腫脹・熱感を伴う局面状病変である。顔面に好発するが，体幹・下肢にも発症する。再発を繰り返すこともある（習慣性丹毒）。

▶ **蜂窩織炎**（図4）：真皮深層〜皮下脂肪織を病変の主座とする感染症。皮膚所見としては，境界不明瞭な紅斑，腫脹，熱感を認める。

解説

皮膚・皮下組織から筋組織の感染症である軟部組織感染症において，壊死性筋膜炎は筋膜を，ガス壊疽は筋層内を主に感染部位として発症する。

鑑別診断のポイント

壊死性筋膜炎は，発症早期には蜂窩織炎や丹毒との鑑別が困難な症例もあり，注意が必要である。早期診断には皮膚症状が重要であり，激痛を伴った紫斑，血疱，壊死が診断の手がかりとなる。本症を疑った際には紫斑部の試験穿刺や切開を行い，壊死性筋膜炎に特徴的な米のとぎ汁様の滲出液や壊死組織の有無を確認する。MRIでは筋膜に沿った高信号像を認め，診断に有用である。また，laboratory risk indicator for necrotizing fasciitis (LRINEC) score[1] は採血項目（CRP，白血球数，ヘモグロビン，血清Na，クレアチニン，血糖）で壊死性筋膜炎のリスクを点数化する指標であり，壊死性筋膜炎の補助診断に有用である。

ガス壊疽では，多くは糖尿病，肝硬変，抗腫瘍薬や免疫抑制薬投与中などの易感染宿主に，外傷を契機に発症することが多い。褥瘡からの発症も多く，急激な褥瘡の増悪，悪臭の出現，熱発，全身状態の悪化を認めた際には，本症を疑う。皮膚所見では，発赤・圧痛を伴い，触診すると握雪感（雪を握りしめるような感触）を認めることが特徴である。画像所見としては，単純X線やCTにおいて筋層内のガス像を認める。

治療・予後

壊死性筋膜炎，ガス壊疽は，ともに致死性重症感染症であり，早期診断と外科的デブリードマンおよび十分な抗菌薬の投与が必要な疾患である。糖尿病を背景に有する患者では，重症化のリスクが高く，注意が必要である。

文献　1) Wong CH, et al : Crit Care Med. 2004 ; 32(7) : 1535-41.

（岩田洋平）

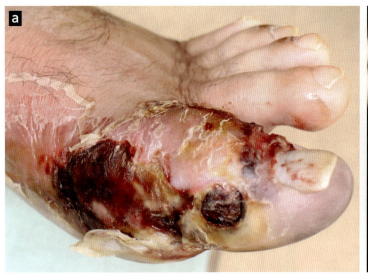
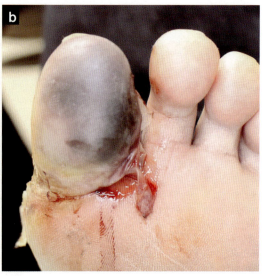

図1　糖尿病性潰瘍・壊疽の臨床像
左母趾の二次感染を伴う糖尿病性潰瘍・壊疽（a：側面像，b：背面像）。発熱を伴い，黒色〜黄色の壊死組織を認め，周囲より膿汁や滲出液の排出を認めた。血液検査では，CRP値の上昇と白血球数増多を認めた。

第5章　内分泌・代謝疾患と皮膚症状

4. 糖尿病②──糖尿病性潰瘍・壊疽（下肢）

- ▶下肢の糖尿病性潰瘍・壊疽の原因は，①末梢神経障害（感覚，運動，自律神経），②末梢動脈疾患（peripheral arterial disease；PAD），③二次感染の3要素が関与している。
- ▶糖尿病のコントロールに加えて適切な病態把握と治療が重要である。
- ▶創傷治癒のみでなく，適切なフットウェアの選択やフットケアによる予防措置も必要となる。

症例　41歳，男性。主訴：左足の潰瘍（図1）

【家族歴】　特記事項なし。

【既往歴】　糖尿病

【現病歴】　糖尿病で通院加療中，左母趾に小水疱が出現。1週間の経過で母趾の皮膚が黒色調となり，発熱を伴うようになった。壊死の範囲が拡大し，当科受診。

【初診時所見・検査等】　血液検査では，HbA1c 7.6％，CRP 18.14mg/dL，WBC 15,700/μLであった。足関節/上腕血圧比（ankle branchial pressure index；ABI）は0.93，皮膚灌流圧（skin perfusion pressure；SPP）は68 mmHgであった。

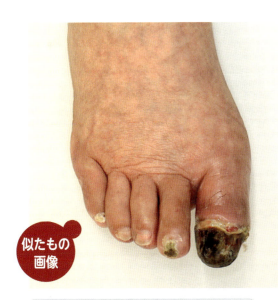

図2 全身性強皮症
72歳，男性。抗Scl-70抗体陽性の全身性強皮症患者。右母趾，第2足趾に潰瘍・壊死を認める。

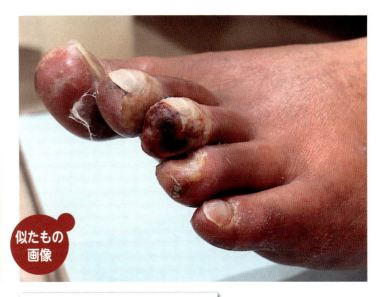

図3 Buerger病
72歳，男性。喫煙者（20本／日×30年）。足趾（第1～4趾）に潰瘍・壊死を認める。

間違えやすい似たもの画像——全身性強皮症／Buerger病

▶ **全身性強皮症（図2）**：全身性強皮症では，末梢動脈の閉塞・狭窄が高頻度に認められ難治性の皮膚潰瘍や壊死をきたす。Raynaud現象や皮膚硬化，爪上皮出血点など，その他の皮膚症状や全身性強皮症特異自己抗体の測定などで鑑別できる。

▶ **Buerger病（図3）**：喫煙歴を有し，糖尿病，高血圧症，脂質異常症などの背景疾患を有さないBuerger病においても足趾の潰瘍・壊死を生じる。

解説

糖尿病では，①末梢神経障害（感覚，運動，自律神経），②PAD，③二次感染の要素が関連して足潰瘍・壊疽を引き起こすことがある。

鑑別診断のポイント

糖尿病を有しており，急激に増悪する下肢の黒色壊死，壊疽を認めた際には本症を疑う。糖尿病以外に，血管炎や膠原病に伴う潰瘍・壊死も鑑別として挙げられるため，詳細な問診と血液検査や皮膚生検を必要に応じて行う。血流障害の評価には，ABIやSPPが簡便で有用である。一般的に，ABIが0.90以下では主幹動脈の狭窄・閉塞が疑われ[1]，SPPが30～40mmHg以下では保存的治療による上皮化は困難とされている[2,3]。超音波検査や造影CT検査は動脈閉塞部位の同定に有用である。

治療・予後

基礎疾患である糖尿病の厳格なコントロールは必須である。潰瘍・壊疽の治療に際しては，PADの有無に留意する。PADが主体の潰瘍・壊疽では，デブリードマンはさらなる壊死の拡大が危惧されるため，なるべく避けて血行再建術を優先する。一方，PADより神経障害が主因の壊死・壊疽では，壊死組織のデブリードマンを積極的に行い創部の清浄化を図る。二次感染を伴う創では，壊死性筋膜炎や重症度に応じて緊急手術（切開やデブリードマン）の適応を検討する。

糖尿病性潰瘍・壊疽はひとたび発症すると治療困難で，時に大切断を要することもあるため，フットケアによる予防措置（足の清浄維持，白癬治療，フットウェアによる胼胝予防等）が重要である。

文献
1) 宮田哲郎, 他：日心臓血管外会誌. 2016;45(6):1-52.
2) Tsai FW, et al：J Vasc Surg. 2000;32(1):32-6.
3) Castronuovo JJ Jr, et al：J Vasc Surg. 1997;26(4):629-37.

（岩田洋平）

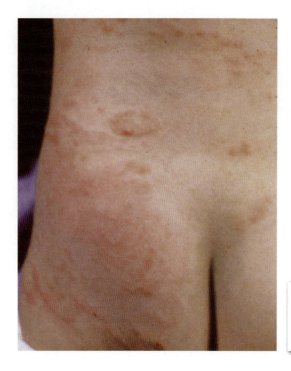

図1 糖尿病による体部白癬の臨床像
腰背部に境界が比較的明瞭で中心治癒傾向を伴う環状紅斑を認める。
(写真提供：慶應義塾大学名誉教授　西川武二先生)

第5章　内分泌・代謝疾患と皮膚症状

5. 糖尿病③
—汎発性白癬・広範囲体部白癬

Point

- 広範囲の体部白癬をみたときには糖尿病を疑うことが大切であり，糖尿病のコントロールをしないと，体部白癬の治療も難渋する場合がある。
- 体部白癬に似た皮膚の病気は数多くあり，その診断の決め手は鏡検である。体部白癬を疑った場合に鏡検は欠かせない検査であり，真菌要素が見つかれば診断は容易であるが，逆に見つからない場合には生検を含め精査が必要となる。
- 体部白癬をみた場合には多くの場合，足白癬も合併している。そちらの治療も同時に行わないと再発・再燃をみることがある。

症例

50歳，男性。主訴：腰背部のかゆい皮疹

【家族歴・既往歴】　特記事項なし。

【現病歴】　初診の1カ月前より両腰背部にかゆみを伴う皮疹が出現(図1)。放置していたところ拡大してきた。多忙なためここ数年健康診断は受けてこなかった。

【初診時所見・検査等】　鏡検で真菌要素を確認し，体部白癬と診断。

【経過】　抗真菌薬の外用で治療を開始したが，反応に乏しかった。糖尿病を疑い検査したところ空腹時血糖値，HbA1cともに高値で未治療の2型糖尿病の合併が判明。さらに足を診察したところ足白癬，爪白癬の合併もあった。内分泌内科に依頼し，糖尿病の治療を開始しながら抗真菌薬内服で加療し，腰背部の皮疹は略治した。

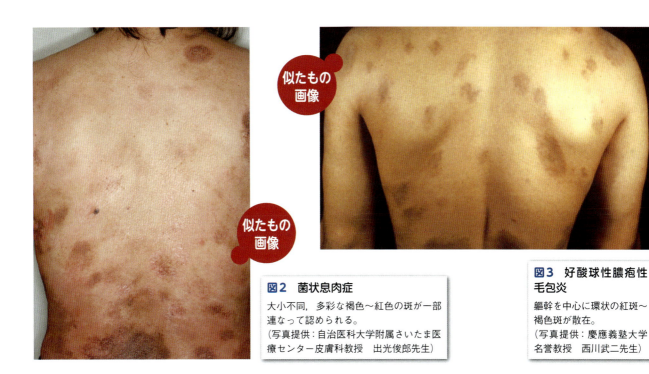

図2 菌状息肉症
大小不同，多彩な褐色〜紅色の斑が一部連なって認められる。
(写真提供：自治医科大学附属さいたま医療センター皮膚科教授　出光俊郎先生)

図3 好酸球性膿疱性毛包炎
軀幹を中心に環状の紅斑〜褐色斑が散在。
(写真提供：慶應義塾大学名誉教授　西川武二先生)

間違えやすい似たもの画像――菌状息肉症／好酸球性膿疱性毛包炎

▶**菌状息肉症**：皮膚リンパ腫のひとつで，その早期病変は皮膚科医がみても湿疹や皮膚炎，体部白癬，尋常性乾癬と鑑別することが難しい場合がある（図2）。進行すれば腫瘤，紅皮症やリンパ節が腫大してくるが，進行は緩徐で，低悪性度リンパ腫に分類される。診断は皮膚生検を行い，特徴的な病理組織所見を確認する。

▶**好酸球性膿疱性毛包炎**：毛囊に好酸球が浸潤する疾患でかゆみを伴い，顔面に好発するが，手掌足蹠に生じる場合や軀幹に広汎に生じる場合もある（図3）。インドメタシン内服や外用が有効である。

解説

足白癬と糖尿病の関係については諸説あり，糖尿病の患者に足白癬が多いとする統計も時にみられるが，大規模な調査では糖尿病は爪白癬合併例とは有意義な相関性があったが，足白癬単独例とは有意な相関はなかったという結果もある[1]。体部白癬も日常生活でよく遭遇する白癬症の病型のひとつであり，体部白癬をみて糖尿病を疑うことはないかもしれない。しかし，広範囲に病変を認める例や治療に難渋する例では糖尿病を疑う必要がある。

鑑別診断のポイント

鑑別疾患として挙げた疾患以外にも単純な湿疹・皮膚炎も挙げられる。しかし，臨床的に性状が単調，分布が片側性，境界が比較的明瞭で中心治癒傾向が認められる，などの特徴がある場合に体部白癬であることを考え[2]，鏡検にて真菌要素を認めることにより確定診断に至る。逆に鏡検で真菌要素を認めなかった場合には，鑑別疾患に挙げたような特殊な疾患を念頭に置き，皮膚生検を行う。

治療・予後

一般的な体部白癬は抗真菌薬外用で治癒することが多いが，糖尿病を伴う場合には範囲が広く，抗真菌薬の内服とともに糖尿病をしっかりコントロールする必要がある。また，体部白癬をみたときには手白癬と同様[3]，足白癬の合併も多いため，そちらの治療も同時に行わないと再発することがある。

文献
1) 渡辺晋一, 他：日皮会誌. 2001；111(14)：2101-12.
2) 畑　康樹, 他：Med Mycol J. 2015；56(2)：J69-72.
3) 畑　康樹：専門医でも聞きたい皮膚科診療100の質問. 宮地良樹, 編. メディカルレビュー社, 2017, p58-9.

(畑　康樹)

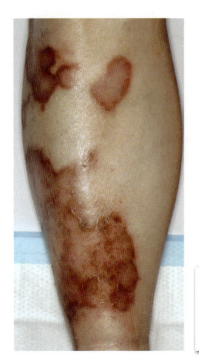

図1 リポイド類壊死症の臨床像
下腿前面に，大小の光沢を有する環状紅斑局面がみられる。

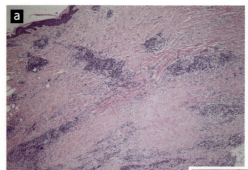

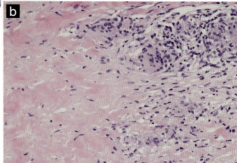

図2 環状紅斑の病理組織像（HE染色）
a：弱拡大（×40）。真皮内に膠原線維の変性と，それを取りかこむように，細胞浸潤がみられる。
b：強拡大（×200）。単核球，組織球および巨細胞がみられる。

第5章　内分泌・代謝疾患と皮膚症状

6. 糖尿病④―リポイド類壊死症

 Point

- 糖尿病に合併する皮膚症状としては比較的稀で，糖尿病を伴わないこともある。中年女性の下腿伸側に好発する。
- 境界明瞭な，多くは自覚症状のない萎縮性・硬化性の紅斑局面で，自覚症状を伴わないことが多い。時に潰瘍化することがある。病理組織学的には変性した膠原線維の周囲に組織球などの細胞浸潤を伴う柵状肉芽腫がみられる。
- ステロイド外用，抗血小板薬，トラニラストの内服など，様々な治療法が行われるが，治療抵抗性で慢性に経過する。一方で自然退縮する例も報告されている[1]。

症例　61歳，女性。主訴：両下腿のかゆみのある難治性の紅斑（図1, 2）

【家族歴】　特記事項なし。
【既往歴】　糖尿病（42歳時），耳下腺癌（59歳時）。
【現病歴】　初診6年前に両下腿にびらん様の皮疹が出現した。近医で生検を受けたが，その後も拡大傾向のため，当科受診した。
【薬剤歴】　2年前よりビソプロロールフマル酸塩（メインテート®）内服。糖尿病にてインスリン治療中。

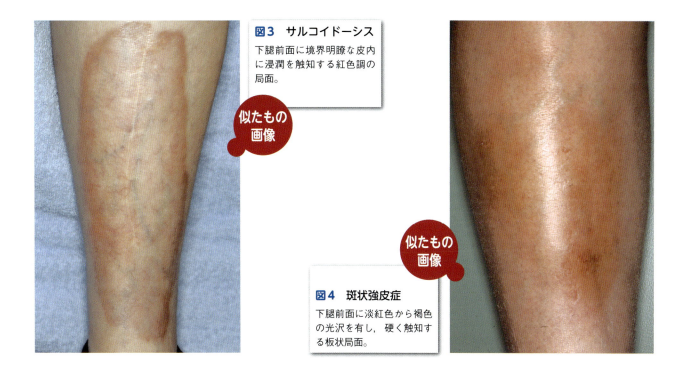

図3 サルコイドーシス
下腿前面に境界明瞭な皮内に浸潤を触知する紅色調の局面。

図4 斑状強皮症
下腿前面に淡紅色から褐色の光沢を有し、硬く触知する板状局面。

間違えやすい似たもの画像──サルコイドーシス／斑状強皮症

▶**サルコイドーシス（図3）**：肺、眼など全身性に肉芽腫を生じる。皮膚病変は多彩で全身に生じるが、膝、下腿にも好発し、環状の紅斑局面を呈することもある。病理組織像で、皮内や皮下に細胞浸潤を伴わない類上皮細胞肉芽腫を呈する。

▶**斑状強皮症（図4）**：体幹に好発する、境界明瞭な斑状の硬化性局面。中心部は光沢を有し、時に紅色調を呈し、環状となり、ライラック輪と呼ばれる。病理組織像で、膠原線維の増生・膨化がみられる。

解説

リポイド類壊死症は下腿伸側に好発する、境界明瞭な紅褐色調、時に黄褐色調を呈する、硬化性、萎縮性の局面である。光沢を伴い、毛細血管拡張を伴うこともある。潰瘍化する例もあり、しばしば難治である。自覚症状はないことが多いが、時に瘙痒感や、圧痛を伴うことがある。好発年齢は30～60歳で、女性に多い。病理組織像は真皮の膠原線維の類壊死（壊死に至らない状態）に対する肉芽腫性反応で、変性した膠原線維の周囲に柵状に類上皮細胞、組織球、リンパ球、巨細胞などを伴う柵状肉芽腫（palisading granuloma）を呈する。糖尿病に合併することが多いとされているが、合併率は40.6～75%[2,3]で、伴わない例もある。病因としては、糖尿病を含めた微小循環障害、血行障害の関与が考えられており、詳細は不明である。

鑑別診断のポイント

両下腿伸側に散在する大小の紅褐色局面をみた場合には、本症をまず考える。潰瘍化している場合には下腿潰瘍を呈する疾患と鑑別を要するが、生検で柵状肉芽腫を確認する。

治療・予後

多くの症例では難治で、治療として確立されたものはないが、ステロイドの外用が最も多く行われている。その他の局所療法としては、タクロリムスの外用、ステロイドのODT（密封法）、局注、光線療法、弾性ストッキングの着用などがある。潰瘍化した症例では、切除、植皮などの外科的療法も行われる。全身療法としては、抗血小板、抗血栓薬の内服やトラニラスト、シクロスポリン内服などが行われている。慢性に経過するが、数年の経過を経て自然消退する例も報告されている[1]。

文献
1) 斉藤麻希, 他：皮膚臨床. 2013;55(4):467-70.
2) 吉田まり子, 他：臨皮. 2006;60(11):1020-2.
3) 檜垣祐子：日皮会誌. 2012;122(13):3481-2.

（山田朋子）

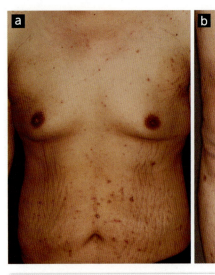
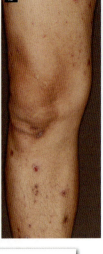
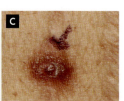
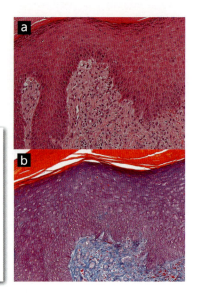

図1 後天性穿孔性皮膚症の臨床像
a：胸腹部に多発する紅褐色丘疹。
b：下肢に多発する紅褐色丘疹。
c：紅褐色丘疹の中央はクレーター状に陥凹し，痂皮を付す。

図2 経表皮性排出像
a：腹部の丘疹の病理組織像（HE染色，×100）。表皮は肥厚し，表皮直下の真皮乳頭層にリンパ球や組織球が浸潤する。
b：腹部の丘疹のMC染色像（×400）。表皮細胞間に淡青色に染色される膠原線維がみられる。

第5章 内分泌・代謝疾患と皮膚症状

7. 糖尿病⑤ー後天性穿孔性皮膚症

Point

▶穿孔性皮膚症は，変性した皮膚成分が表皮や毛包上皮を貫く経表皮性排出像がみられる慢性の皮膚炎である。

▶蛇行性穿孔性弾性線維症以外の3疾患，反応性穿孔性膠原線維症，Kyrle病，穿孔性毛包炎は臨床像や病理組織像が類似しており，後天性穿孔性皮膚症（acquired perforating dermatosis）と総称する。

▶後天性穿孔性皮膚症の60〜80％以上の症例に糖尿病や慢性腎臓病などの全身性疾患がみられる[1, 2]。

症例

41歳，男性。主訴：体幹，四肢に多発する瘙痒を伴う紅褐色丘疹（図1）

【既往歴】 2型糖尿病，糖尿病性腎症，末期腎不全（血液維持透析療法中），HBVキャリア。

【現病歴】 初診の5カ月前に，右前腕のシャント造設部周囲に瘙痒を伴う皮疹が出現し，その後下肢，腹部にも拡大し，増数してきた。

【初診時所見・検査等】 腹部の丘疹の皮膚生検にて，組織学的に膠原線維の経表皮性排出像が認められた（図2）。

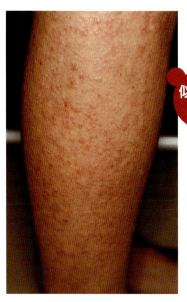

図3　結節性痒疹
アトピー性皮膚炎あり。下腿に紅色丘疹が多発する。

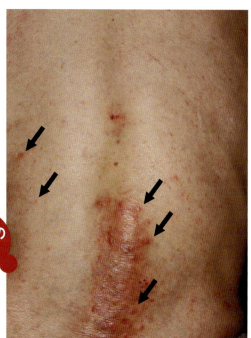

図4　疥癬
背部の中央部に紅斑があり，背部全体に紅色丘疹が散在する（矢印）。

間違えやすい似たもの画像──結節性痒疹／疥癬

▶**結節性痒疹**：成人の四肢に多い。皮疹は孤立性紅褐色結節で5〜20mmほどである（図3）。アトピー性皮膚炎の一皮膚病変のこともあり，瘙痒が強い。病理組織学的に経表皮排出像はみられない。

▶**疥癬**：皮膚角質層に寄生するヒゼンダニ（*Sarcoptes scabieivar. hominis*）による感染症で，ヒゼンダニの虫体，糞，脱皮殻などに対するアレルギー反応による皮膚病変と瘙痒を主症状とする。密な接触によりヒトからヒトへと感染する。体幹，腋窩，大腿や上腕内側に紅褐色丘疹が多発し（図4），瘙痒が強い。男性では外陰部に皮疹がみられることが多い。手掌や指間に形成される疥癬トンネルは虫体，虫卵の検出率が高い。

解説

後天性穿孔性皮膚症は，四肢，ついで体幹に丘疹が多発し，組織学的に変性した皮膚成分が表皮や毛包上皮を貫く，経表皮性排出像がみられる。60〜80％以上の症例に全身性疾患の合併がみられ，その多くは糖尿病や慢性腎臓病である[1,2]。

鑑別診断のポイント

糖尿病や慢性腎臓病患者の四肢や体幹に多発する丘疹がみられた場合は本症を疑う。結節性痒疹は本症と比較してやや大きい結節が四肢や上背部に多発し，アトピー性皮膚炎の一症状であることが多い。疥癬は，手掌や指間，外陰部にも丘疹や結節が分布し，検鏡で虫卵や虫体が検出される。後天性穿孔性皮膚症にみられる膠原線維の経表皮性排出像は，HE染色では検出が難しく，連続切片を作成し，Masson trichrome（MC）染色やElastica van Gieson染色を要することが多い。

後天性穿孔性皮膚症の発症機序についてはほとんど検証されていない。終末糖化産物により修飾された真皮の膠原線維が経表皮性排出像の形成に関与しているという報告がある[3]。

治療・予後

ステロイド外用は無効な症例が多い。紫外線療法は有効なことがある[4]。末期腎不全患者の本症に維持血液透析療法を導入し皮疹の改善をみた経験はあるが，大半の症例は治療抵抗性で慢性の経過をとる。

文献
1) Kim SW, et al：Ann Dermatol. 2014；26(2)：162-71.
2) García-Malinis AJ, et al：J Eur Acad Dermatol Venereol. 2017；31(10)：1757-63.
3) Fujimoto E, et al：J Invest Dermatol. 2010；130(2)：405-14.
4) Mii S, et al：Acta Derm Venereol. 2009；89(5)：530-1.

（三苫千景）

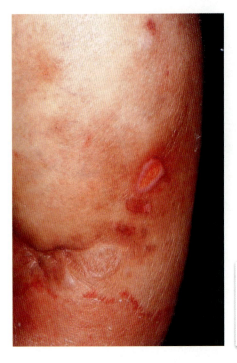

図1 糖尿病性水疱の臨床像
下腿遠位に水疱，近位にびらんを認める。

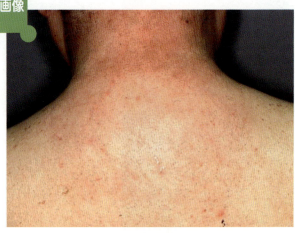

参考画像

図2 糖尿病性浮腫性硬化症
項部から上背部にかけて軽度隆起した，指圧痕を残さない褐色調のびまん性硬化局面がみられる（図1とは別症例）。
（写真提供：国際医療福祉大学皮膚科教授　菅谷　誠先生）

第5章　内分泌・代謝疾患と皮膚症状

8. 糖尿病⑥—糖尿病性水疱

Point
- コントロール不良の糖尿病を患っている男性に生じる，緊満性の水疱。その頻度は糖尿病の0.5％であると言われている[1]。
- 黄色透明な内容物を有する水疱であり，痛みを伴わないこと，周囲に炎症や浸潤（触診にて厚ぼったい感じ）を伴わないことが特徴である。
- 数週間の経過で瘢痕を残すことなく治癒する。

症例　63歳，男性。　主訴：下腿の水疱，びらん（図1）

【家族歴】　特記事項なし。
【既往歴】　2型糖尿病。
【現病歴】　長年来の2型糖尿病の既往がある。数日前から特に誘因なく下腿に水疱が出現しはじめ増数を認めた。水疱の出現と，その一部は衣服の擦れなどでびらんとなってしまったため受診。
【薬剤歴】　αグルコシダーゼ阻害薬，ビグアナイド薬。
【初診時所見・検査等】　水疱やびらんは下肢に存在するが，口腔内を含む顔面，上肢や体幹には同様の皮疹はみられない。水疱部のかゆみや痛みは特に訴えていなかった。水疱症の特異抗体も陰性であった。

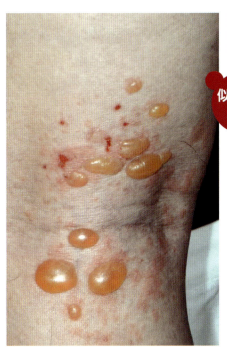

図3 水疱性類天疱瘡
紅斑や浸潤を伴う緊満性の水疱を認める。

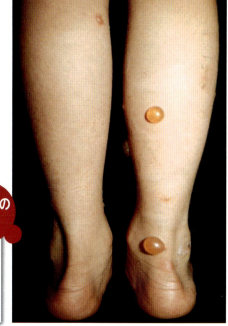

図4 ネコノミ刺症
黄色透明な内容液を満たした緊満性水疱が多発し，臨床だけでは糖尿病性水疱との鑑別が難しい場合がある。詳細な問診や病理が診断の助けとなる。

間違えやすい似たもの画像──水疱性類天疱瘡／ネコノミ刺症

- **水疱性類天疱瘡**：高齢者にみられる自己免疫をベースとした水疱症である。臨床的には緊満性水疱の周囲に紅斑，浸潤が存在することや，水疱以外にも浸潤を触れる紅斑が複数出現することで鑑別できる。免疫学的にも特異抗体である抗BP180抗体が出現する点で糖尿病性水疱と鑑別できる（図3）。
- **ネコノミ刺症**：糖尿病性水疱との臨床での区別は難しい。ペット飼育歴を含む詳しい問診や，時には侵襲的に皮膚生検を行い，病理学的な検討が必要になる（図4）。

解説

主に下肢に生じる痛みやかゆみのない緊満性水疱で，数時間から一晩という早い経過で水疱ができる。初期は緊満性水疱だが，時間が経つにつれ弛緩性水疱となる。特に拇趾や前脛骨面での発症が多い。水疱は時に数cm〜10cm近くの大きさになることがあり，周囲に紅斑や浸潤を伴わない。水疱内容液は無菌性の液体で満たされている。原因はいまだ不明であるが，微小血管障害や外傷に対する脆弱性が関与しているのではないかと推測されている。

長期コントロール不良の糖尿病患者では水疱のほかに，糖尿病性浮腫性硬化症（diabetic scleredema）がみられることがある。上背部，頸部もしくは顔面に生じる慢性的な硬化性局面であり（図2），過剰な糖分の刺激より線維芽細胞がコラーゲン産生を亢進することや，コラーゲンの分解が遅延されることで生じると考えられている。病理組織の特徴はムチンによって隔てられる粗大な膠原線維束がみられ，結果的に真皮が厚くなった状態になる。治療は血糖コントロールが重要と言われているが，まだエビデンスはない。

鑑別診断のポイント

糖尿病の既往があり，周囲に紅斑や浸潤のない緊満性水疱が急速に生じた場合は本症を疑う。水疱症の特異抗体は認められず，水疱内容液やびらん部からの培養では細菌などは検出されない。病変部の病理では有棘層の上層および表皮下に棘融解の伴わない裂隙を示すことが多い。

治療・予後

水疱は自然に内容液が吸収され縮小するか，外的刺激で破れびらんとなるが，数週後には瘢痕を残さず治癒する。水疱の内容液は無菌的で周りの炎症がないため，抗菌薬やステロイド外用は不要である。また，感染が重篤になると糖尿病性壊疽に移行することがあるため，その観察には注意を要する[2]。

文献
1) Anand KP, et al：Postgrad Med J. 2004；80(944)：354.
2) Pecoraro RE, et al：Diabetes Care. 1990；13(5)：513-21.

（赤股　要）

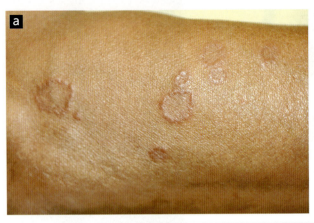 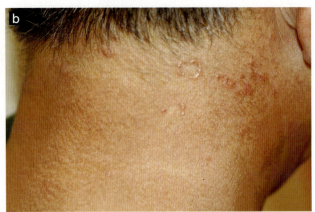

図1　汎発性環状肉芽腫の臨床像
a：右前腕伸側における鱗屑を伴わない丘疹が環状に配列する定型疹。
b：項部における丘疹が環状に配列する定型疹と環状配列を伴わない紅色丘疹。

第5章　内分泌・代謝疾患と皮膚症状

9. 糖尿病⑦─汎発性環状肉芽腫

Point
- 汎発性環状肉芽腫の約40％に糖尿病の合併がみられ，汎発性環状肉芽腫は糖尿病と関連があると考えられている。
- 汎発性環状肉芽腫の診断後は，問診で糖尿病の既往がなくても，糖尿病あるいは耐糖能異常の合併の有無について，積極的に検査を進める必要があると言われている。
- 汎発性環状肉芽腫は，症状が遷延し治療に難渋することが多いとされるが，合併症である糖尿病の治療を行うことで，皮膚症状の改善が期待できると考えられている。

症例　67歳，男性。主訴：右前腕の紅色皮疹

【家族歴】　特記事項なし。
【既往歴】　心筋梗塞。
【現病歴】　初診の3カ月ほど前より，右前腕の紅色皮疹を自覚した。瘙痒，疼痛など自覚症状はない。当科初診時，頸部にも右前腕と同様の皮疹が認められた（図1）。

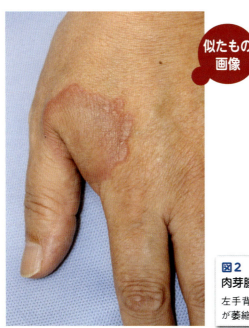

図2 環状弾性線維融解性巨細胞性肉芽腫
左手背における辺縁が紅色に隆起し中央が萎縮した紅斑局面。

間違えやすい似たもの画像──環状弾性線維融解性巨細胞性肉芽腫

▶**環状弾性線維融解性巨細胞性肉芽腫**：日光性肉芽腫とも言われるように，主として顔面，頸部など露光部に好発し，辺縁が紅色に隆起し中央が萎縮した大型の紅斑局面となる肉芽腫性疾患である（図2）。病理組織学的には，真皮に組織球，多核巨細胞が浸潤し，浸潤した多核巨細胞に弾性線維の貪食像と病変部における弾性線維の消失がみられる。
環状肉芽腫の近縁疾患として両者の異動が論じられることがあるが，本疾患では病理組織学的に柵状肉芽腫，膠原線維の類壊死やムチン沈着がみられないことで両者は鑑別できる。

解説

環状肉芽腫は，真皮が変性し類壊死に陥った膠原線維に対する慢性炎症性疾患で，鱗屑を伴わない紅色丘疹が環状に配列する定型疹や環状配列を伴わない紅色丘疹のみ，あるいは，紅色丘疹と紅斑が混在した非定型疹の臨床像を呈する。病理組織学的所見として，変性した膠原線維間にムチンが沈着し，その周囲をリンパ球や組織球が放射状に取り囲み柵状肉芽腫が形成される。

臨床病型として，手足などに限局する限局性環状肉芽腫と1つの解剖学的部位を超えて広範囲に多発する汎発性環状肉芽腫がある。このほか，穿孔型，皮下型など特殊な病型がある。

これらの病型のうち汎発性環状肉芽腫は糖尿病と関連がある。最近の国内報告例の集積では，汎発性環状肉芽腫の約40％に糖尿病の合併がみられた[1]。さらに，汎発性環状肉芽腫の診断後に糖尿病の検査が施行された場合，約90％に糖尿病や耐糖能異常が見つかったとの報告がある[2]。汎発性環状肉芽腫では，問診で糖尿病の既往がなくても糖尿病合併の有無について積極的に検査を勧める必要がある。

鑑別診断のポイント

瘙痒など自覚症状がなく，鱗屑を伴わない紅色丘疹の臨床像から，環状弾性線維融解性巨細胞性肉芽腫やサルコイドーシスなどの肉芽腫性疾患との鑑別を要する。いずれも病理組織学的所見から鑑別できる。

治療・予後

汎発性環状肉芽腫は，症状が遷延し治療に難渋することが多いが，糖尿病治療により汎発性環状肉芽腫の80％で症状が改善したとの報告があるように，合併症の糖尿病の治療を行うことで症状の改善が期待できる[1]。

文献
1) 豊田美都, 他：日皮会誌. 2006；116(14)：2265-72.
2) 吉田美加, 他：皮病診療. 2001；23(5)：489-92.

（蒲原　毅）

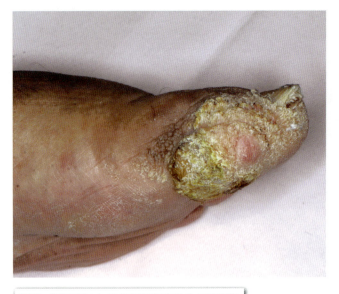

図1 糖尿病による皮膚腫瘍(足趾)の臨床像
左第1趾の足底側から側方にかけての隆起性腫瘍。中央部は紅色で、周囲には疣状増殖を認める。

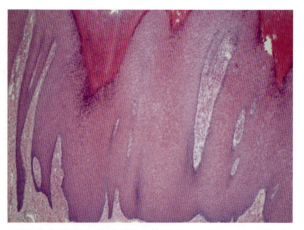

図2 切除した腫瘍の病理組織像(HE染色, ×100)
著明な過角化がみられ、表皮は肥厚している。表皮突起は炎症し、真皮乳頭の延長を認めた。表皮細胞には異型性や分裂像はなかった。

第5章　内分泌・代謝疾患と皮膚症状

10. 糖尿病⑧─足の疣贅状・胼胝状病変 (VSLDN)

Point

- verrucous skin lesions on the feet in diabetic neuropathy (VSLDN) は糖尿病患者の足に神経障害を基盤に出現する良性疣贅状病変である。適当な日本語訳はない。
- 感覚鈍麻による慢性刺激のほか、循環障害、免疫能の低下、創傷治癒遅延なども病態形成に関わると言われる。
- 表皮の偽癌性増殖が病変の本態だが、臨床的・病理組織学的に疣状癌との鑑別が困難である。

症例

70歳、男性。主訴:左第1趾にある皮膚腫瘍(図1)

【家族歴】　特記事項なし。
【既往歴】　糖尿病(インスリン使用中)、慢性腎不全、高血圧、脂質異常症。
【現病歴】　1年半前より左第1趾に隆起性病変を自覚。靴擦れと考え放置していたが、徐々に増大した。
【経　過】　皮膚生検(図2)では良悪性の鑑別がつかず、全切除術を施行した。

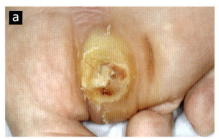
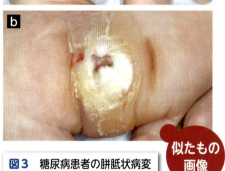
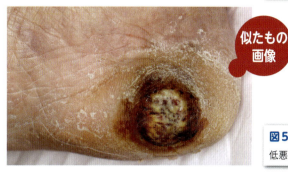

図3　糖尿病患者の胼胝状病変
角化性局面 (a) を削るとその下には潰瘍形成を認める (b)。

図4　尋常性疣贅
HPV感染による疣贅局面。

図5　疣状癌
低悪性度の有棘細胞癌。

間違えやすい似たもの画像 ── 胼胝／尋常性疣贅／疣状癌

▶ **胼胝**：慢性的な物理的刺激が反復している部位に好発する。足底に生じやすく，神経障害が起きている糖尿病患者では潰瘍形成を伴うことが少なくない（図3）。

▶ **尋常性疣贅**：ヒトパピローマウイルス（human papilloma virus；HPV）感染により疣贅が形成され手足に好発する。臨床的にVSLDNに比べて小型で，潰瘍形成や浸軟は稀である（図4）。病理組織学的には顆粒層の肥厚，空胞化とケラトヒアリン顆粒の粗大化がみられる。

▶ **疣状癌**：異型性に乏しく，低悪性度の高分化型有棘細胞癌。徐々にカリフラワー状の外観となることが特徴である（図5）。病理組織学的には下内方への圧排性増殖，軽度の細胞異型を認めることが多い。

解説

糖尿病患者の足には神経障害，末梢循環障害，易感染性，創傷治癒遅延などを基盤に多くの病変がみられ，diabetic footと呼ばれる[1]。VSLDNは神経障害を持つ糖尿病患者の足に生じる良性疣贅状病変であり，好発部位は足底第1趾根部，趾腹部，踵部といった荷重部，慢性刺激部である。

鑑別診断のポイント

胼胝は表面平滑な角化性局面で点状出血がないことが特徴であるが，糖尿病患者では角層を除去すると潰瘍が潜在していることがある。尋常性疣贅の診断はHE染色による病理組織像でのウイルス封入体の存在であるが，空胞化はVSLDN，疣状癌でもみられることがあり，決定的な鑑別点にはならない[2]。臨床上，問題となるのは疣状癌との鑑別である。病理組織学的に浸潤像があれば疣状癌と診断可能だが，浸潤を認めない場合は部分生検HE染色像での鑑別は困難である。抗p53抗体[3]やMIB-1染色[4]が鑑別に有効とされるが，最も重要な点は，疣状癌は決して縮小しないという点であろう。

治療・予後

VSLDNは手術療法の適応は低いとされるが，実臨床では疣状癌との鑑別が非常に困難なことが多いため，悪性を疑う場合は全切除し，再発の有無を長期間にわたって観察せざるをえないと思われる。

文献
1) 一宮　誠, 他：西日皮膚. 1998；60(3)：318-20.
2) 石川貴裕, 他：皮病診療. 2014；36(9)：837-40.
3) 前山　直, 他：皮膚臨床. 2006；48(1)：93-5.
4) 皆川智子, 他：臨皮. 2006；60(4)：321-6.

（永島和貴）

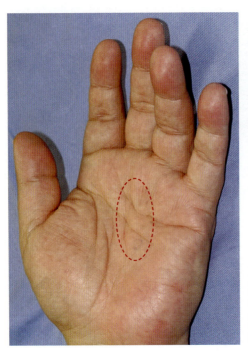

図1 Dupuytren拘縮の臨床像
左手掌の皮下結節(赤破線)と屈曲および伸展障害がみられる。

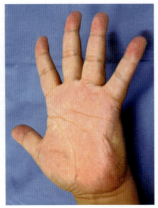

図2 術後6カ月の所見
皮下結節の再発はなく、伸展が可能である。

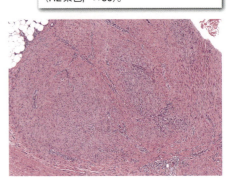

図3 病理組織像
線維芽細胞の結節状の増殖が認められる(HE染色、×50)。

第5章 内分泌・代謝疾患と皮膚症状

11. 糖尿病⑨―Dupuytren拘縮

Point

- Dupuytren拘縮とは手掌腱膜の肥厚・収縮により指の屈曲拘縮をきたす疾患であり、手掌線維腫症(palmar fibromatosis)とも称される。
- 臨床的に手掌皮線部を中心とする数個の硬い皮下結節として認められ、しだいに結節は増数・拡大し、連珠状を呈するようになる。
- アルコール性肝障害、てんかんなどが発症に関与するとされているが、Dupuytren拘縮を有する患者の62％が糖尿病を併発しているとの報告もあり、糖尿病のデルマドロームとして重要な疾患である。

症例

48歳、男性。主訴：左手掌の索状に触れる数珠状の皮下結節(図1)

【家族歴】 特記事項なし。
【既往歴】 高血圧症、高尿酸血症、境界型糖尿病、睡眠時無呼吸症候群。
【現病歴】 初診の3カ月前、左手掌の皮下結節に気づく。
【経　過】 Dupuytren拘縮を疑い外来で経過観察を行ったところ、皮下結節は増大傾向にあり、環指および小指の屈曲拘縮が出現したため、外科的に肥厚した手掌腱膜を摘出した。術後1日目から屈曲伸展運動を開始し、経過は良好であった。6カ月後の診察時、左手の屈曲拘縮は消失、完全伸展も可能であった(図2)。病理組織学的検索にて、腱に境界明瞭な核異型の乏しい線維芽細胞の結節状の増殖が確認され、Dupuytren拘縮と確定診断した(図3)。

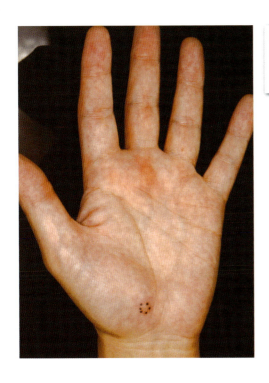

図4 皮膚線維腫
手掌に出現した皮内から皮下の結節。

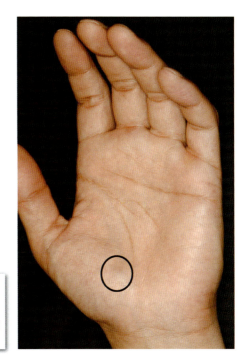

図5 静脈血栓症
手掌に認められた皮下の結節。やや青色調を呈する。

間違えやすい似たもの画像──間葉系腫瘍（皮膚線維腫）/静脈血栓症

▶ **間葉系腫瘍（皮膚線維腫）**：手掌に出現する神経鞘腫，平滑筋腫などの間葉系腫瘍はDupuytren拘縮との鑑別が難しいが，後者は小結節が数珠状を呈することや皮下結節であることが鑑別点となる。図4の病変は皮内から皮下の結節であり，組織学的に皮膚線維腫と診断された。

▶ **静脈血栓症**：皮静脈の血栓は皮下結節を形成し，Dupuytren拘縮との鑑別が必要となる。よく観察すると結節は青色調を示す。発症は急激であり，経過観察のみで皮疹は消失する。臨床経過からDupuytren拘縮との鑑別が可能である。エコーなどの画像検査も診断に有用である。図5に示す症例も経過観察のみで結節は消失した。

解説

緩徐に拡大する手掌の線維性の皮下結節を特徴とする疾患である。拘縮により日常生活に支障をきたすので，糖尿病のデルマドロームとして重要な疾患である。同様な病変は足底に生ずることがあり，足底線維腫症と呼ばれる。画像所見として特徴的なものはないが，線維化病変であることから，MRIでT1強調像およびT2強調像にて低信号を示す。

鑑別診断のポイント

手掌に出現する結節性病変が鑑別となる。初期では病変がはっきりしないため，Dupuytren拘縮の確定診断は困難である。病変の存在部位が他の疾患と鑑別する上で参考となる。Dupuytren拘縮は腱膜の肥厚であるため，病変は皮下に形成される。好発部位は手掌皮線部であり，病期が進行すると数珠状の結節を呈する。また，拘縮は環指，小指に出現しやすいことも特徴である。本疾患は不可逆性の病変と考えられているため，皮下結節は消失せず，徐々に拡大する。したがって，経過観察は他の疾患との鑑別に有用である。

治療・予後

機能障害をきたした症例では腱膜切除術が適応となる。数年前から*Clostridium histolyticum*由来のcollagenaseがDupuytren拘縮の治療に用いられるようになった。collagenase注入後に拘縮が解除される症例も報告されており，現在，手の外科専門医によって有効性が検討されている。

（原田和俊，松村　一）

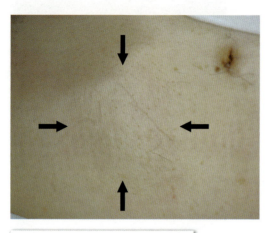

図1 インスリンボールの臨床像
右下腹部の皮下結節は胡桃大で円盤状，境界明瞭で硬く触知する。

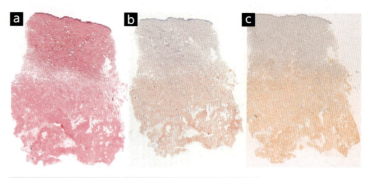

図2 皮下の無構造物質の病理組織像（ルーペ像）
a：HE染色。
b：congo red染色。
c：抗ヒトインスリン抗体染色。

〔図1，2は樋口哲也，他：皮病診療．2017；39(6)：623-32より許諾を得て転載〕

第5章　内分泌・代謝疾患と皮膚症状

12. 糖尿病⑩―インスリンボール

- 糖尿病患者に対してインスリン皮下注射を継続することで，インスリンが前駆蛋白となってアミロイドを形成する。
- 患者はつまみやすく痛くないため皮下結節への自己注射を継続するが，注射したインスリンの効果は十分でないことから，インスリン治療抵抗性の糖尿病のデルマドローム関連疾患である。
- 鑑別疾患としてlipohypertrophyが挙げられる。lipohypertrophyもインスリン反復注射により生じるが，皮下脂肪肥大による軟らかい結節で病理組織検査，CTなどの画像検査が鑑別に有用である。

症例 74歳，男性。主訴：左右下腹部の皮下結節（図1）

【家族歴】 特記事項なし。

【既往歴】 脂質異常症。

【現病歴】 35歳より2型の糖尿病を発症し，42歳からインスリン注射を開始した。62歳頃から左右下腹部の皮下結節に気づいていたが，自己注射の際につまみやすく痛くないことから結節への注射を継続し，結節は緩徐に増大した。HbA1c 9％台とインスリン量を増加するも血糖コントロールが不良な状態が続いたため，当院内科へ入院した。

【初診時所見・検査等】 左右下腹部に，胡桃大の境界明瞭で硬く触知する円盤状の皮下結節を認めた。皮膚生検でインスリンボールの診断（図2）となった。

【経過】 インスリン注射部を変更したところ，低血糖をきたした。インスリン量を調整・減量し，同一の部位を避ける自己注射指導により，良好な血糖コントロールを保つことができた。4年後にCTで確認した際には左右の皮下結節は約2/3程度に縮小していた。

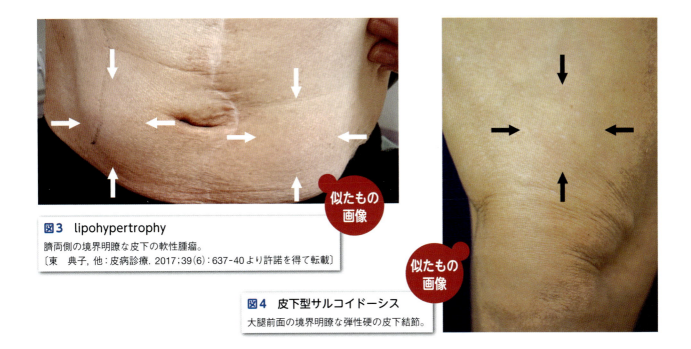

図3 lipohypertrophy
臍両側の境界明瞭な皮下の軟性腫瘤。
〔東 典子,他：皮病診療. 2017；39(6)：637-40より許諾を得て転載〕

図4 皮下型サルコイドーシス
大腿前面の境界明瞭な弾性硬の皮下結節。

間違えやすい似たもの画像──lipohypertrophy／皮下型サルコイドーシス

▶**lipohypertrophy**：インスリンの反復注射により，皮下脂肪組織が肥大し弾性軟の皮下腫瘤として触知される（図3）。CTでは脂肪組織と同等の低吸収域となり，病理組織像で皮下脂肪細胞の肥大を認める。インスリンボールと同様に同部位への注射により血糖コントロールは不安定になるが，注射中止により縮小傾向を示すことが多い。

▶**皮下型サルコイドーシス**：主に四肢に好発し，インスリン注射部位でもある上腕伸側や大腿前面などに，弾性硬の皮下結節として触知される（図4）。病理組織像では皮下脂肪組織内に類上皮細胞肉芽腫を認める。

解説

インスリンが医原性アミロイドの前駆蛋白となって生じる皮下結節は，insulin-induced amyloidosis, localized insulin amyloidosis等とともにインスリンボールという病名がよく用いられる。1型だけでなく2型糖尿病患者にも認められ，インスリン投与期間は10年以上に及ぶことも多い。インスリン注射部である腹部，上腕，大腿に生じ，結節に注射してもインスリンの吸収が十分でなく効果が減弱するため，血糖コントロールが不良な糖尿病患者が多いという特徴がある。CTでは高吸収域として描出される。

鑑別疾患のポイント

糖尿病患者のインスリン注射部に生じる皮下結節として，lipohypertrophyとの鑑別が重要となり，結節の性状やCT所見が参考になるが，確定診断として皮膚生検でアミロイド沈着を確認する。インスリン投与中の糖尿病患者に認められるデルマドローム関連疾患として注意が必要な皮膚症状で，両者ともインスリン注射の効果が減弱しているが，インスリンボールのほうが治療に与える影響が大きいとされる。四肢の皮下に弾性硬の結節を生じる疾患として皮下型サルコイドーシスが挙げられるが，糖尿病およびインスリン注射の有無や皮膚生検で鑑別できる。

治療・予後

インスリンボールの診断後は注射部位の変更を行うが，必要以上のインスリン量が継続されている可能性があり，低血糖に対する注意が必要である。インスリン注射の適切な指導により，糖尿病のコントロールは良好となる。インスリンボールはlipohypertrophyと異なり縮小傾向を示さないとされているが，本症例のように長期間の血糖コントロールにより縮小する可能性もあり，継続した経過観察が望ましい。

（樋口哲也）

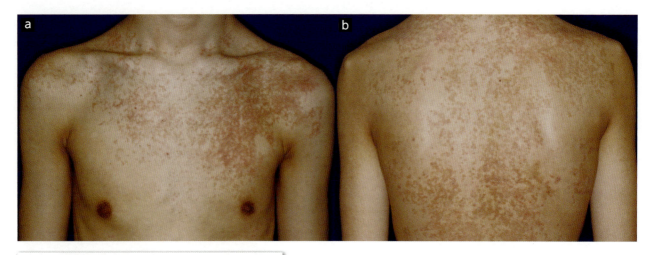

図1 色素性痒疹の臨床像
胸部(a), 背部(b)の瘙痒を伴う網目状の紅斑および色素斑。

第5章　内分泌・代謝疾患と皮膚症状

13. 糖尿病⑪ ─ 色素性痒疹

- 色素性痒疹は胸部，項部，肩，上背部を中心に発作性・再発性に強い瘙痒を伴う紅色丘疹および紅斑が出現し，あとに粗大網目状の色素沈着を残す疾患である。
- 本症は糖尿病の発症，あるいは過度のダイエットや飢餓など，ケトーシスをきたす状態を誘因とし，発症する症例が多い。
- 治療の第一選択はミノサイクリンであり，またジアフェニルスルホン(DDS)も有効である。

症例　18歳，男性。主訴：前胸部および背部の瘙痒の強い皮疹(図1)

【家族歴・既往歴】　特記事項なし。

【現病歴】　1カ月半前より，口渇感が出現してきた。その1～2週後より，前胸部や肩～背部などに強い瘙痒を伴う網目状を呈する皮疹が出現してきた。近医皮膚科でステロイド外用薬や抗ヒスタミン薬内服を処方されたが，改善傾向に乏しかった。また，この1カ月ほどで体重が55kgから47kgへと急激に減少したため，近医内科も受診したところ，高血糖と尿中ケトン陽性を指摘され，当院内科を受診し1型糖尿病と診断された。皮疹につき当科にコンサルトされた。

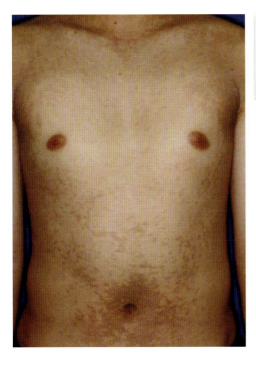

図2 融合性細網状乳頭腫症
胸部〜腹部の網状の色素斑。

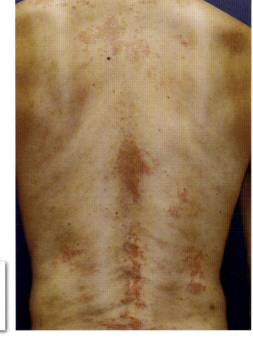

図3 多形慢性痒疹
背部に瘙痒を伴う紅色丘疹が多発・集簇。

間違えやすい似たもの画像──融合性細網状乳頭腫症／多形慢性痒疹

▶**融合性細網状乳頭腫症**：好発部位は胸腹部正中，肩，肩甲骨間，および間擦部であり，網目状に融合する色素斑を呈し，また思春期に好発するなど，しばしば色素性痒疹と鑑別が必要となる。しかし，本症では発作性に出現する紅色丘疹や紅斑はみられず，かゆみもない。病理組織学的には軽度の過角化と乳頭腫症を認める (図2)。

▶**多形慢性痒疹**：体幹や四肢，とりわけ腹部〜腰部などを中心に瘙痒の強い浮腫性の紅色丘疹が多発，融合し多様な像を呈する。中年〜高齢者に好発し，慢性に経過する疾患である (図3)。ステロイド外用が有効である。

解説

色素性痒疹は発作性・再発性に体幹を中心に強い瘙痒を伴う紅色丘疹・紅斑が出現し，あとに粗大網目状の色素沈着を残す疾患である。本症のわが国における男女比は約1：2で，10〜20歳代の若者に多い。皮疹は浮腫性の紅色丘疹あるいは紅斑で始まり，急速に拡大し，時に小水疱や小膿疱を伴う。個々の皮疹は数日ほどで改善傾向を示し，網目状の色素沈着を残す。好発部位は項部，上背部，肩〜肩甲骨部，胸部などで，対称性に皮疹が出現する。皮疹は下着などの衣類の摩擦刺激を受けやすい部位にみられることがある。本症は，糖尿病発症を契機として出現する症例や，過度なダイエット・断食などの最中に出現する症例が多く，ケトーシスとの関連が指摘されている[1]。

鑑別診断のポイント

好発部位である胸部，項部，肩〜肩甲骨部，背部などに，強い瘙痒を伴う網目状を呈する紅色丘疹・紅斑や色素沈着がみられれば，本症を疑う。糖尿病の発症や過度なダイエット・断食などを契機に発症する症例が多く，本症を疑えば，これらの有無をよく聴取する。血糖値や血中・尿中のケトン体を調べる。

病理組織学的には，真皮浅層の血管周囲および表皮内への好中球の浸潤で始まり，やがて表皮・真皮へのリンパ球浸潤が主体となり，色素斑部ではメラニンを貪食したマクロファージがみられる。

治療・予後

本症では，ステロイド外用の効果は乏しい。ミノサイクリンやジアフェニルスルホン (DDS) が奏効する。糖尿病や過度なダイエットに関連した症例では，それぞれ治療による血糖改善やダイエットの中止により，皮疹は改善傾向を示す。

文献 1) 寺木祐一：医事新報. 2013; 4564: 35-8.

(寺木祐一)

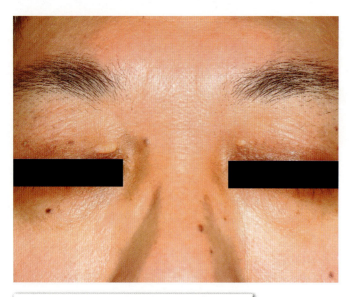

図1 脂質異常症による黄色腫の臨床像
両上眼瞼内眼角部に淡黄色の軟らかい扁平に隆起する小結節を認める。

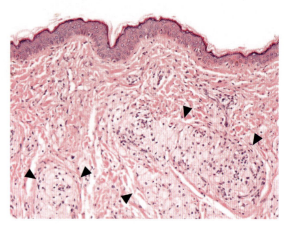

図2 切除した結節の病理組織像（HE染色）
真皮内に大型で胞体の明るい泡沫細胞（矢尻）が小胞巣を形成している。

第5章　内分泌・代謝疾患と皮膚症状

14. 脂質異常症―黄色腫

Point
- 黄色腫は脂質を多量に蓄積したマクロファージによる泡沫細胞が浸潤することで発症する。
- 淡黄色～黄色の扁平な結節を呈する。
- 高コレステロール血症，脂質異常症患者に出現することが知られているが，眼瞼黄色腫では半数以上で血清脂質値は正常である。

症例　55歳，男性。主訴：両上眼瞼の皮疹（図1）

【家族歴・既往歴】　特記事項なし。
【現病歴】　約半年前に右上眼瞼に淡黄色の皮疹が出現した。少しずつ大きくなって隆起してきた。3カ月前から左上眼瞼にも同様の皮疹が出現し，整容的に気になるため皮膚科を受診した。
【初診時所見・検査等】　血液検査で高コレステロール血症を認めた。
【経　過】　近医内科で食事療法，薬物治療が開始された。同病変は患者の希望により局所麻酔下に切除した（図2）。

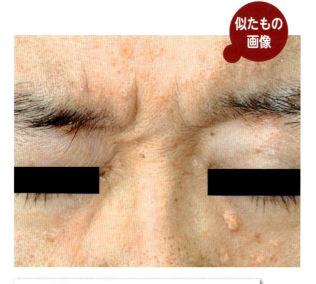

図3　脂腺増殖症
前額部，頬部に白色から黄白色の扁平な結節を複数個認める。中心臍窩（皮疹中央に小さい陥凹）を有する。

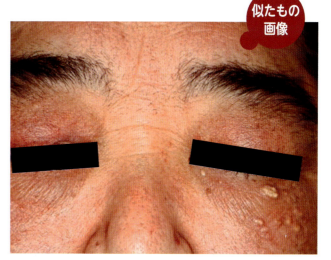

図4　稗粒腫
水疱症患者の左下眼瞼を中心に，白色に透見される内容物を認める硬い小結節が多発している。

間違えやすい似たもの画像──脂腺増殖症／稗粒腫

▶ **脂腺増殖症**（図3）：老人性脂腺増殖症とも言われ，高齢者の顔面，特に前額部，頬部に好発する。直径10mm未満の黄白色の丘疹，扁平な結節を散在性に認める。本態は顔面の脂腺の増殖である。

▶ **稗粒腫**（図4）：直径1～2mmの白色から淡黄色の硬い丘疹で発症する。原発性のものは眼瞼部に好発する。続発性のものは水疱症や熱傷，放射線皮膚炎などに続いて現れる。角化性の囊腫が本態である。治療は針で頂点を切開し，内容物である白色の角質塊を摘出する。黄色腫ではこのように簡単に摘出はできない。

解説

黄色腫は眼瞼に発症する眼瞼黄色腫，手掌に発症する手掌黄色腫，腱，特にアキレス腱に発症する腱黄色腫など発症部位によるタイプがある。また，皮疹の大きさでは小さいほうから発疹性黄色腫，結節性黄色腫，結節性発疹性黄色腫などがある。皮膚からほとんど隆起せず，黄色斑として出現する扁平黄色腫もある。原発性胆汁性胆管炎（primary biliary cholangitis；PBC，旧称：原発性胆汁性肝硬変）に伴う脂質異常症から皮膚黄色腫を発症することもある。

鑑別診断のポイント

上眼瞼の内側に，白色から黄色の軟らかい，扁平に隆起する皮疹をみたら本症を疑い，脂質の血液検査を施行する。時に脂質異常症以外の生活習慣病を併発していることもあるため，HbA1cなども一緒に検査してみるとよい。家族性高コレステロール血症に合併することもあるため，家族に同症の者がいないかどうか問診する。

治療・予後

脂質異常症がベースにある場合は，食事療法，薬物療法を行う。ただし，脂質異常症が改善しても黄色腫が消退しないこともあるため，発症部位が顔面などで整容的に気になる場合は，局所麻酔下に切除する。

（花見由華，山本俊幸）

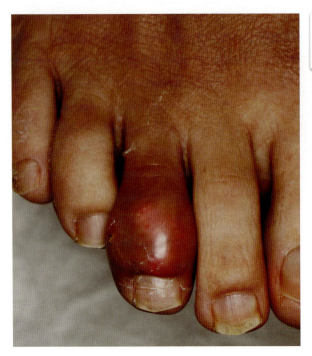

図1 痛風結節の臨床像
右第3趾遠位趾節関節に内部が白色に透見される皮内結節があり，周囲に紫赤色調の発赤や腫脹がみられる。

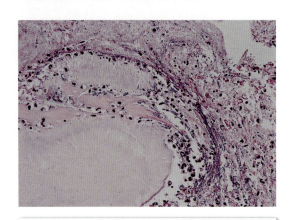

図2 白色結晶状物質の病理組織像（HE染色，×400）
アルコール固定すると好塩基性の羽毛状，線維状構造が認められ，周囲を多核細胞が取り囲んでいる。

第5章　内分泌・代謝疾患と皮膚症状

15. 高尿酸血症―痛風結節

Point
- 高尿酸血症から痛風結節の発症を前向きに検討した文献は調べた限り見当たらないが，一般に高尿酸血症の罹患期間が長く，また高度であるほど痛風結節はできやすい。
- 結節内容物をアルコール固定し，顕微鏡下で尿酸塩結晶を確認すると確定診断できる。通常の10%ホルマリン固定だと尿酸塩の結晶が溶け出して流れてしまうことがあるため，内容物はアルコールで固定することが好ましい。
- 高尿酸血症患者の軟部腫瘤は痛風結節を疑って積極的に鏡検することが重要である。

症例　50歳，男性。　主訴：右第3趾の疼痛を伴う結節（図1）

【家族歴】　特記事項なし。
【既往歴】　高尿酸血症，痛風（当院腎臓・内分泌内科がかかりつけ）。
【現病歴】　10年来の高尿酸血症を患っており，尿酸値のコントロールは不良で痛風発作を起こした経緯が数回ある。また，2年前頃より右第3趾に結節を認めていた。今回，右第3趾の発赤，腫脹，疼痛および右下腿内側から大腿内側，右鼠径部にかけての痛みを伴う線状紅斑を主訴に当科外来受診。
【薬剤歴】　クエン酸カリウム・クエン酸ナトリウム配合錠，アロプリノール。
【初診時所見・検査等】　右第3趾結節の外側は潰瘍化しており，洗浄したところ白色チョーク様物質が流出した。この物質をエタノール固定したのち顕微鏡にて観察したところ，好塩基性の羽毛状，線維状構造の結晶がみられた（図2）。受診時の尿酸値は6.8mg/dLであった（基準範囲7.0以下）。痛風結節と二次感染による蜂窩織炎およびリンパ管炎の診断で入院となった。

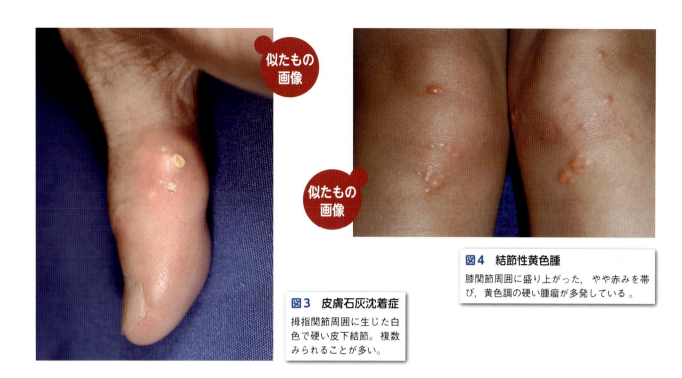

図3 皮膚石灰沈着症
拇指関節周囲に生じた白色で硬い皮下結節。複数みられることが多い。

図4 結節性黄色腫
膝関節周囲に盛り上がった，やや赤みを帯び，黄色調の硬い腫瘤が多発している。

間違えやすい似たもの画像──皮膚石灰沈着症／結節性黄色腫

▶**皮膚石灰沈着症**：手指，関節部，臀部などに生じる，真皮から皮下脂肪織にかけての硬い白色結節（図3）。多発することが多く，バックグラウンドとして膠原病を患っていることもある。

▶**結節性黄色腫**：高コレステロール血症の既往がある患者に生じることの多い，肘や膝の伸側に生じる黄色調の硬い腫瘤（図4）。

解説

高尿酸血症の状態が長く続き，皮内および皮下に尿酸が結晶として析出した状態である。結節の大きさは数mmから2，3cmまでが多く，好発部位として手指，足趾，足蹠部外側，肘などの関節周囲，および耳介が挙げられる。これらの部位は皮膚温が低く，血流が乏しい場所と考えられている。時に結節より白色チョーク様物質が排出される。その物質をアルコール固定ののち顕微鏡で観察し，尿酸結晶を確認すれば確定診断できる。

結節が存在すること自体で痛みを伴うことは少ないが，本症例のように感染を伴う場合や，あるいは関節炎を伴う場合は疼痛が生じることがある。

鑑別診断のポイント

長年来の高尿酸血症患者にできた関節周囲の結節をみたら本症を疑う。結節は黄白色に透見されることが多い。白色チョーク様物質の病理組織像では，真皮もしくは皮下脂肪織に羽毛状，線維状の好塩基性構造物がみられ，周囲を炎症細胞や巨細胞が取り囲んでいる。

治療・予後

痛風結節が存在するだけでは外科的治療の適応とならない，尿酸合成阻害薬，排泄促進薬を用いた内科的治療により尿酸値をコントロールすることで結節が縮小，消退することが多い。ただし，感染，神経症状や関節破壊を伴う場合は外科的治療も考慮する[1]。尿酸値は結節形成には関係ないこともあり，結節の出現予測は難しい。

本症例も保存的に結節部の洗浄，抗菌薬の点滴投与，そして規則正しい痛風治療薬の内服で加療され，症状の改善を認めたが，結節は退院時も残存していた。

文献 1) Kasper IR, et al：Semin Arthritis Rheum. 2016；45(6)：669-74.

（赤股 要）

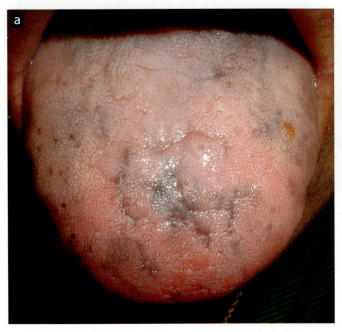
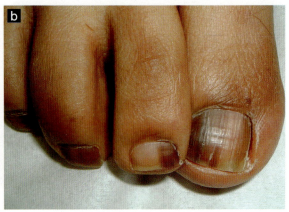

図1　Addison病の臨床像
a：舌のびまん性色素沈着。
b：手指の爪甲に認める多数の色素線条。

第5章　内分泌・代謝疾患と皮膚症状

16. Addison病─色素沈着

Point

- 本症は慢性の原発性副腎機能低下症であり，血中の副腎皮質刺激ホルモン（adrenocorticotropic hormone；ACTH）の上昇による皮膚，粘膜の色素沈着が特徴的である。
- 副腎皮質ホルモンの分泌不全により，脱力感，易疲労感，倦怠感，食欲不振，体重減少などの症状を呈する。
- 原因としては自己免疫異常が多く，ついで結核性，そのほか副腎梗塞，がんの皮膚転移，先天性副腎低形成などがある。

症例

58歳，女性。主訴：全身の皮膚，粘膜へのびまん性色素沈着

【家族歴】　特記事項なし。
【既往歴】　虫垂炎，胆石。
【現病歴】　20年ほど前から，数年に1度の割合で脱力感および強い倦怠感により，救急搬送されるエピソードがあったが，原因は特定されていなかった。8カ月前に久しぶりに会った姉に肌の色が濃くなっていることを指摘された。舌や爪にも茶色い線が目立つようになってきた（図1）。

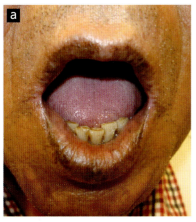

図2 ミノサイクリンによる色素沈着
a：口唇および口周囲の皮膚にびまん性色素沈着がみられる。
b：爪周囲の皮膚の炎症部位の色素沈着。

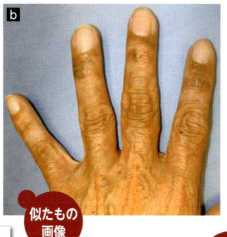

図3 慢性色素性紫斑
下腿に認める点状の内出血斑と色素沈着。

間違えやすい似たもの画像──ミノサイクリンによる色素沈着／慢性色素性紫斑

▶**ミノサイクリンによる色素沈着**：1978年に初めて報告され，色素沈着をきたす部位や機序によってⅠ～Ⅳ型に分類されている。Ⅰ，Ⅱ型はミノサイクリンと鉄のキレート物質をマクロファージが貪食するため色素沈着をきたし，Ⅰ型は主にざ瘡瘢痕や皮膚の炎症部位，Ⅱ型は下腿や露光部に色素斑が生じる。Ⅲ型はミノサイクリンが直接メラノサイトのメラニン産生を亢進させてびまん性に色素斑が生じる。Ⅳ型はミノサイクリンとカルシウムのキレート物質が沈着したもので，背部のざ瘡瘢痕に生じる[1]。投薬歴から診断は可能であるが，長期に内服している場合は色素沈着の出現に注意が必要である（図2）。

▶**慢性色素性紫斑**：点状紫斑の出没を繰り返し，しだいに色素沈着を伴い慢性に経過する出血性炎症性疾患である。中年以降の下腿に好発する（図3）。臨床的には点状の出血斑と色素沈着が混在しているため，比較的診断は容易である。

解説

慢性の原発性副腎機能低下症で，両側副腎皮質の90％以上の破壊により発症する。原因としては，自己免疫異常が最も多く，ついで結核性が多く，そのほか，副腎出血または梗塞，リンパ腫や固形癌の転移，先天性副腎低形成などが報告されている。高ACTH血症による皮膚粘膜の色素沈着は特徴的で，本症の20～40％で初発する[2]。

鑑別診断のポイント

採血検査で血中コルチゾールの低下と血中ACTHの上昇を認めるため，疑われれば診断は容易につくが，普段は電解質異常も認めないことが多く，皮膚，粘膜等の色素沈着を認めた場合は，鑑別疾患として念頭に置く必要がある。同じく，高ACTH血症をきたすCushing症候群等でも，色素沈着をきたす場合がある。また，ミノサイクリンや抗腫瘍薬等の薬剤により起こる場合もあるが，炎症部位に出現することが多く，薬剤使用歴にて鑑別は可能である。

治療・予後

グルココルチコイドの補充療法を生涯にわたって続けることにより，症状もなく良好な一生を過ごすことができる。ただ，外傷や手術，ストレス等で相対的に副腎皮質ステロイドが不足した場合は，副腎クリーゼを発症し，生命の危険となることがある。適切な治療が継続的に行われれば，予後は比較的良好である。

文献
1) 仲 優，他：皮病診療．2013；35(3)：295-8．
2) 池田美智子，他：皮病診療．2007；29(1)：15-8．

（白井洋彦）

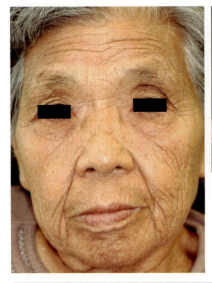
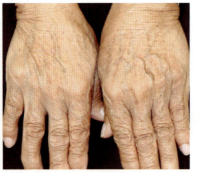
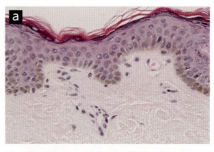
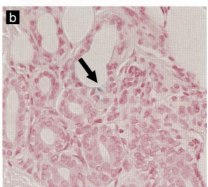

図1　ヘモクロマトーシスの臨床像（当科初診時）
前額部，両こめかみ部，両頬部，両手背部に褐色調の色素沈着がみられた。

図2　皮膚病理組織像
a：表皮基底層に多数のメラニン顆粒がみられた（HE染色，×400）。
b：ベルリンブルー染色（×400）で汗管周囲への鉄の沈着を確認した。

第5章　内分泌・代謝疾患と皮膚症状

17. ヘモクロマトーシス—色素沈着

Point
- ヘモクロマトーシスは鉄過剰症に伴い全身の色素沈着，肝硬変，糖尿病，心筋症など全身性の多臓器障害を生じる疾患である。原発性は稀であり，続発性が多い。
- 鑑別疾患として後天性真皮メラノーシス，薬剤による色素沈着，Addison病，甲状腺機能亢進症，ペラグラ，銀皮症などが挙げられ，それぞれに特徴的な症状の有無，色素沈着の部位や血液検査（鉄，総鉄結合能，フェリチン，ACTH，コルチゾール，FT3，FT4，TSH，ニコチン酸）などにより鑑別を行う。

症例　78歳，女性。主訴：顔面，両手の色調変化

【家族歴】　特記事項なし。
【既往歴】　骨髄異形成症候群（myelodysplastic syndromes；MDS）。
【現病歴】　7年前にMDSと診断された。4〜7年前に多量の輸血を行っており，同時期から顔面や両手が褐色調になってきた。フェリチン4294ng/mLと異常高値であり，心不全も合併したため，ヘモクロマトーシスが疑われ当科紹介された。
【薬剤歴】　硝酸イソソルビド，スクラルファート水和物，フロセミド，ベニジピン，オメプラゾール，プラバスタチンナトリウム，レバミピド，スピロノラクトン，エトドラク，リセドロン酸ナトリウム，カルシトリオール，チザニジン
【初診時所見・検査等】　前額部，両こめかみ部，両頬部，両手背部に褐色調の色素沈着がみられ（図1），舌や口腔内には色素沈着はみられなかった。右こめかみ部から皮膚生検を施行し，表皮基底層に多数のメラニン顆粒がみられ，ベルリンブルー染色で汗管周囲への鉄の沈着を確認した（図2）。

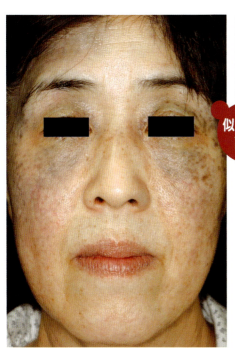

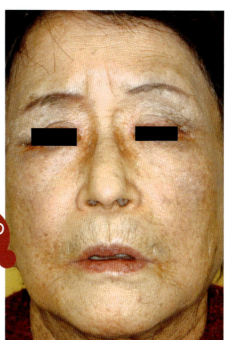

図3 後天性真皮メラノーシス
両頬部を中心に顔面に灰褐色調の色素沈着がみられた。

図4 ミノサイクリンによる色素沈着
両頬部，眼周囲，口唇に灰褐色調の色素沈着がみられた。

間違えやすい似たもの画像──後天性真皮メラノーシス／薬剤性色素沈着

▶**後天性真皮メラノーシス**（図3）：中年以降の女性の顔面に左右対称性に灰褐色調の色素斑が多発する疾患である[1]。

▶**薬剤性色素沈着**（図4）：ミノサイクリン，クロルプロマジンや抗腫瘍薬などにより全身に色素沈着をきたしうる[2]。
なお，Addison病，甲状腺機能亢進症，ペラグラ，銀皮症，膠原病（全身性強皮症，皮膚筋炎）なども鑑別が必要であり，それぞれに特徴的な症状や所見の有無，血液検査などにより鑑別する[3]。

解説

ヘモクロマトーシスは鉄過剰症に伴い全身性の多臓器障害を生じる疾患である。原発性はわが国では稀であり，輸血や鉄過剰摂取（鉄剤や赤ワインの大量摂取），無効造血をきたす疾患（サラセミア，鉄芽球性貧血等），慢性肝疾患（C型肝炎，アルコール性肝障害）などに伴う続発性が多い[4,5]。

鑑別診断のポイント

無効造血をきたす血液疾患のある患者，慢性貧血により長期に輸血や鉄剤を投与された患者，慢性肝疾患のある患者に皮膚の色素沈着がみられた際に，ヘモクロマトーシスの精査を検討する。血液検査で血清鉄，総鉄結合能（TIBC），フェリチン，肝機能を測定し鉄過剰状態と肝機能障害の有無を確認する。

鑑別疾患であるAddison病，甲状腺機能亢進症やペラグラは特徴的な症状の有無や血液検査（ACTH，コルチゾール，FT3，FT4，TSH，ニコチン酸等）で確認し除外する。薬剤性の可能性を考え薬歴も聴取する。皮膚生検により汗腺や血管周囲への鉄の沈着を確認することも重要だが，鉄の沈着を確認できないこともある。色素沈着をきたす部位も重要であり，ペラグラや銀皮症，ヘモクロマトーシスでは露光部位（顔面，手背，前胸部等）が主体であり，Addison病やヘモクロマトーシスでは口腔粘膜や舌にも色素沈着がみられることがある[3,6]。

治療・予後

瀉血療法が基本の治療だが，貧血を伴う症例や心不全症状が強い場合には鉄キレート剤を投与する[5]。

文献
1）村上富美子，他：最新皮膚科学大系．第11巻．母斑・母斑症．悪性黒色腫 第1版．玉置邦彦，編．中山書店，2002，p71-3．
2）清水忠道，他：皮膚科臨床アセット2．薬疹診療のフロントライン．古江増隆，他編．中山書店，2011，p292-5．
3）山本奈緒，他：皮病診療．2004；26(3)：349-52．
4）生田克哉，他：綜合臨．2008；57(4)：612-8．
5）原田 大，他：診断と治療．2014；102(11)：1721-5．
6）西山茂夫：皮病診療．2013；35(Suppl)：93-7．

（森 龍彦，山本俊幸）

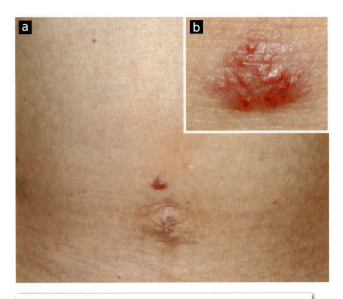

図1 POEMS症候群の臨床像
体幹に淡い紅色丘疹が散在しており，臍上部には8mm大で弾性硬の紅色結節を認める。bはaの臍上部紅色結節の拡大像。

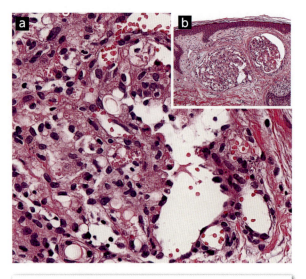

図2 腹部の紅色結節の病理組織像（HE染色）
表皮に著変なく，真皮中層で腫瘍塊が散在，腫瘍塊は血管内皮細胞が管腔内に突出して増殖しており，腎糸球体に類似した構造を呈していた（a：×200，b：×40）。

第5章　内分泌・代謝疾患と皮膚症状

18. POEMS症候群

Point
- POEMS (polyneuropathy, organomegaly, endocrinopathy, M-protein, and skin changes) 症候群では末梢神経障害が必発し，さらに形質細胞の単クローン性増殖が基礎にあることから浮腫，胸腹水，皮膚症状，骨硬化性病変，M蛋白血症など多彩な症状を呈する。血管内皮増殖因子の関与が推測されている。
- 95％の症例に皮膚症状が出現し，剛毛・多毛・色素沈着・血管腫などの皮膚病変を呈する。
- 拡張した血管内腔に腎糸球体を想起させるglomeruloid hemangiomaと呼ばれる特徴的な病理組織所見はPOEMS症候群に特異的とされる。

症例　33歳，女性。主訴：体幹部に増加する硬い暗赤色丘疹

【現病歴】　2012年7月より両下肢の脱力，感覚障害が出現し，慢性炎症性脱髄性多発神経炎の診断を受ける。翌年4月頃より下肢の浮腫，体重増加，胸腹水・心嚢液も貯留するようになった。約1年前より自覚する体幹部の暗赤色丘疹について当科紹介となった。

【初診時所見・検査等】　顔面，体幹に淡い紅色丘疹が散在し，臍上部には8mm大で弾性硬の紅色結節を認めた（図1）。背部ではびまん性に色素沈着を認めた。
　腹部の紅色結節のHE染色では，表皮に著変なく，真皮中層で腫瘍塊が散在し，腫瘍塊は血管内皮細胞が管腔内に突出して増殖しており，腎糸球体に類似した構造を呈していた（図2）。これらの細胞は血管内皮細胞マーカーであるCD31陽性であった。以上より，紅色丘疹をglomeruloid hemangiomaと診断した。

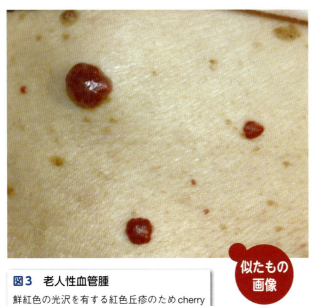

図3　老人性血管腫
鮮紅色の光沢を有する紅色丘疹のためcherry hemangiomaとしても知られている。

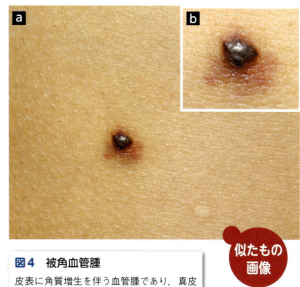

図4　被角血管腫
皮表に角質増生を伴う血管腫であり，真皮乳頭部の増殖する毛細血管の拡張が特徴である（bはaの拡大像）。

間違えやすい似たもの画像──老人性血管腫／被角血管腫

- **老人性血管腫**（図3）：鮮紅色の光沢を有する紅色丘疹のためcherry hemangiomaとしても知られている。最も一般的な血管腫であり，年齢とともに増加し，30歳以上のほぼすべての成人に発生する。放置していても悪性化することはない。反応性の血管の限局性増生を真皮乳頭下層に認める。
- **被角血管腫**（図4）：皮表に角質増生を伴う血管腫であり，真皮乳頭部の増殖する毛細血管の拡張が特徴である。ダーモスコープでは球状に拡張した血管が観察できる。5病型に分類されるが，びまん性体幹被角血管腫は遺伝性ライソゾーム蓄積症であるFabry病や神崎病などの特徴的皮疹であるため，注意が必要である。疑わしいときは生検を行う。

解説

本症は同一疾患でありながら多くの名称を持ち，クロウ・深瀬（Crow-Fukase）症候群，POEMS症候群，高月病，PEP症候群などと呼ばれている。現在，わが国ではクロウ・深瀬症候群，欧米ではPOEMS症候群と呼ばれることが多い。

POEMS症候群の病態については，1996年に本症候群患者で血清中の血管内皮増殖因子（vascular endothelial growth factor；VEGF）が異常高値となっていることが報告された[1]ことから，VEGFが多彩な症状を引き起こしていると推定されている。VEGFは強力に血管新生，透過性亢進を促すため，浮腫，臓器腫大，血管腫などの症状を呈すると考えられている。

鑑別診断のポイント

本症候群では，95％の症例に多彩な皮膚症状が出現するとされ，なかでも血管腫は特異的とされ重要である。その特徴として，急速に多発し，硬くて指圧により圧排できない紅色調のドーム状結節を呈する。病理組織学的には，拡張した血管内腔に腎糸球体を想起させる，内腔に突出して増殖した糸玉状の毛細血管の塊を呈するものでglomeruloid hemangiomaと呼ばれる。

治療・予後

有効な治療法が行われない場合，生命予後は不良である。治療は化学療法および放射線療法を行い，続いて自家造血幹細胞移植を行う。5年生存率は約60％である。

文献 1) Watanabe O, et al: Lancet. 1996; 347(9002): 702.

（成澤　寛）

第6章　腎臓疾患と皮膚症状

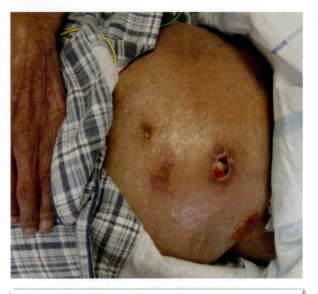

図1　カルシフィラキシスの臨床像
疼痛を伴う腹部の皮膚潰瘍。既に潰瘍化した黄色，黒色壊死組織と肉芽の混在した潰瘍がみられる。臍部右側は水疱形成を認める。

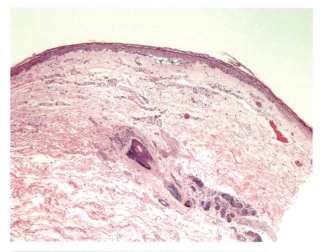

図2　腹部皮膚潰瘍の病理組織像（HE染色，×40）
真皮中層に石灰化した血管を認める。真皮上層の血管内血栓，表皮下水疱と直下の壊死を二次的に生じている。

第6章　腎臓疾患と皮膚症状

1. 慢性腎不全①─カルシフィラキシス

Point
- 原因不明の小動脈中膜石灰化および内膜の浮腫性増殖により生じる疾患で，皮膚に潰瘍や壊疽を生じる。
- 診断基準に明確なものはないが，皮膚病理組織検査が診断確定に用いられる。
- 好発年齢は50代で男女比は1：2，リスクファクターとして透析，高カルシウム血症，高リン血症，低アルブミン血症，高アルカリホスファターゼ血症，副甲状腺ホルモン高値，薬剤（ワルファリン，カルシウム製剤，活性型ビタミン D_3，ステロイド等），糖尿病，肥満，肝疾患，自己免疫疾患などが報告されている[1]。

症例　58歳，男性。主訴：疼痛を伴う腹部の皮膚潰瘍

【家族歴】　特記事項なし。
【既往歴】　てんかん。
【現病歴】　慢性腎不全で半年前から血液透析を受けている。糖尿病はない。腹部に疼痛を伴う皮膚潰瘍が出現したとのことで，当科に紹介となった。
【薬剤歴】　ランソプラゾール，フェブキソスタット，アムロジピン，フロセミド，リスペリドン，センノシド。
【初診時所見・検査等】　既に潰瘍化した黄色，黒色壊死組織と肉芽の混在した潰瘍がみられた（図1）。潰瘍周辺の暗赤色斑から生検を施行した（図2）。

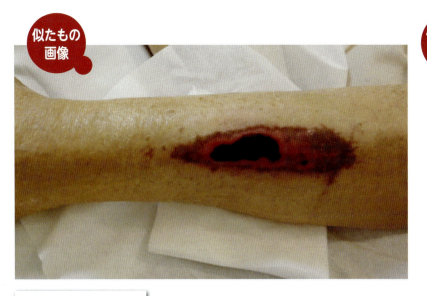

図3　褥瘡
限局性に境界明瞭な黒色壊死を左下腿外側に認めた。

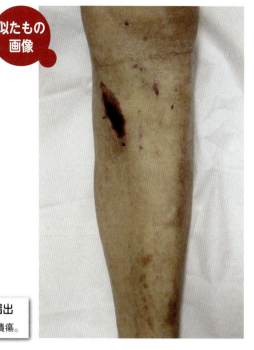

図4　薬剤（ガベキサートメシル酸塩）漏出
蛋白融解酵素阻害薬漏出による左下腿内側の潰瘍。

間違えやすい似たもの画像 ── 褥瘡／薬剤漏出

▶**褥瘡**：圧により生じるために，骨突出部に好発する（図3）。黒色壊死の周囲に暗赤色斑を伴う臨床像はカルシフィラキシスと類似するが，図3の症例では圧迫部位である下腿外側に潰瘍がみられるので鑑別可能である。
▶**薬剤漏出**：組織障害を生じる薬液が漏出すると刺入部位を中心に壊死を生じる（図4）。図4の症例では点滴ルート確保が困難であったため，下腿内側に静脈ラインを確保しているが，圧迫部位ではないことから褥瘡ではないと考えられる。

解説

原因不明の小動脈中膜石灰化および内膜の浮腫性増殖により生じる疾患で，皮膚に潰瘍や壊疽を生じる。皮膚病理組織検査が診断確定に用いられる。

確立された予防法や治療法はないため，きわめて予後が悪く，患者家族への説明不足でトラブルになる例もみられる。平成21年度の透析施設に対する全国調査では，60％の施設で疾患に関する知識がないという回答も得られており，本疾患の存在を広めていくことが急務となっている[2]。

鑑別診断のポイント

皮膚潰瘍をきたす原疾患は非常に多岐に及ぶ。しかし，発生部位や発生前の状況からある程度の推測はつく。たとえば，発生部位も強皮症に合併する指尖潰瘍のように四肢末端に限局するといったこともなく，本症例のごとく寒冷曝露されることのない腹部にも生じる。また，カルシフィラキシスの罹患血管は小動脈であるため，潰瘍化してもそれほど深くはならない。病理組織学的検査以外に，単純X線で潰瘍部に一致した小動脈の石灰化像が確認されれば参考所見となる[3]。

治療・予後

確立された有効な治療法はないが，チオ硫酸ナトリウム，ビスホスホネート，組織プラスミノゲン活性化因子，LDLアフェレーシス，ビタミンK，腎移植などの報告がある。

稀少疾患であるため質の高いエビデンスはないが，一般的に皮膚潰瘍出現後の生命予後はきわめて悪く，1年後の死亡率は45〜80％という報告がある[1]。

文献
1) Nigwekar S, et al：Am J Kid Dis. 2015；66(1)：133-46.
2) 林　松彦, 他：透析会誌. 2012；45(7)：551-7.
3) 中西健史, 他：臨皮. 2005；59(8)：773-6.

（中西健史）

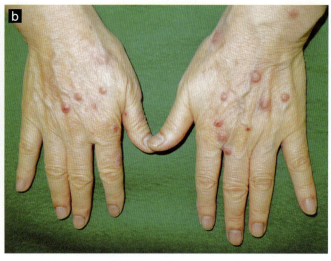

図1 腎性痒疹の臨床像
a：背部，四肢に多発する瘙痒性紅色丘疹・結節。
b：手背に散在する紅色結節。

第6章 腎臓疾患と皮膚症状

2. 慢性腎不全②―痒疹

Point
- 痒疹は，激しい瘙痒を伴う丘疹，結節を主徴とする反応性皮膚疾患で，背景に全身疾患を伴うこともあるが，腎不全や肝・胆道系疾患はその代表である。
- 鑑別疾患は，アトピー性皮膚炎，疥癬，菌状息肉症・リンパ腫，後天性反応性穿孔性膠原線維症，結節性類天疱瘡などが挙げられ，時に内臓の悪性腫瘍を合併していることもある。
- 治療は，基礎疾患の治療とともにスキンケア，生活指導に加え，ステロイド外用・局所注射，抗ヒスタミン薬内服，光線治療などを行うが，難治性のことも多い。

症例 68歳，女性。主訴：激しい瘙痒を伴う全身の掻破痕および紅色丘疹

【家族歴】 特記事項なし。
【既往歴】 慢性腎不全，慢性肝機能障害。
【現病歴】 50歳代から健診で尿蛋白陽性を指摘され，その後，血液透析導入となった。透析導入後より全身に瘙痒を生じ，掻破を繰り返し，四肢・体幹に丘疹，小結節が多発したため，当院を受診した。
【薬剤歴】 フロセミド，トルバプタン，芍薬甘草湯，コルヒチン。
【初診時所見・検査等】 体幹，四肢を中心に全身に瘙痒を伴う多数の掻破痕と丘疹，結節が散在していた（図1）。病理組織学的検査で，表皮の肥厚と血管周囲のリンパ球，好酸球浸潤を認めたが，膠原線維の経表皮性排泄や異型細胞の浸潤は認めなかった。また，抗BP180抗体は陰性であった。
【経過】 以上より透析に伴う慢性痒疹と診断し，ヘパリン類似物質含有製剤，クロベタゾールプロピオン酸エステル軟膏の外用，オロパタジン，ナルフラフィン，プレガバリン，黄連解毒湯の内服を開始し，皮疹，瘙痒感ともに改善した。

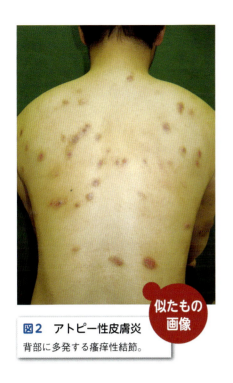
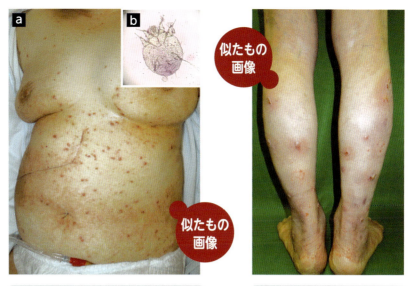

図2　アトピー性皮膚炎
背部に多発する瘙痒性結節。

図3　疥癬
a：体幹に散在する瘙痒性の紅色丘疹。
b：疥癬の虫体。

図4　皮膚T細胞性リンパ腫
下肢に瘙痒を伴う結節が多発している。

間違えやすい似たもの画像 ── アトピー性皮膚炎／疥癬／菌状息肉症・皮膚リンパ腫

▶**アトピー性皮膚炎（図2）**：幼少期から発生する慢性湿疹であり，しばしばアトピー素因を有する。
▶**疥癬**：胸腹部，腋窩などに激しい瘙痒を伴う紅斑性丘疹を呈する（図3a）。瘙痒は夜間に特に強い。手掌，指間などの疥癬トンネルは疥癬に特徴的で，皮疹部から虫卵，虫体（図3b）を検出することなどから鑑別する。
▶**菌状息肉症・皮膚T細胞性リンパ腫（図4）**：病理組織学的検査で表皮向性のある異型Tリンパ球の増殖を認めることなどにより鑑別可能である。

解説

痒疹は瘙痒性の孤立性丘疹性発疹を主徴とする反応性疾患である。詳細な発生機序は不明であるが，Th2細胞とTh17細胞の病態への関与が考えられている。経過から急性，亜急性，慢性に分類されることが多く，さらに慢性痒疹は多形慢性痒疹と結節性痒疹に分けられる。全身疾患に関連する痒疹はデルマドロームと位置づけられ，様々な基礎疾患が知られている。特に腎・肝機能障害に合併しやすく，それぞれ腎性（尿毒症性）痒疹，肝性痒疹とも呼ばれている。腎不全では瘙痒を伴いやすく痒疹の合併が多い。また，HCV感染と痒疹の関連性も報告されている。いずれも慢性の経過をとり難治性で，亜急性から慢性型の痒疹を呈する。

鑑別のポイント

アトピー性皮膚炎は，幼少期から続く湿疹病変やアトピー素因の有無，血液検査でIgE値やTARC値上昇の有無などで鑑別する。疥癬は，疥癬トンネルの有無，家族に同症のあること，ダーモスコピーや直接検鏡検査で疥癬の虫体・虫卵を検出することにより鑑別可能である。また，菌状息肉症やリンパ腫，後天性反応性穿孔性膠原線維症は，病理組織学的検査で鑑別する。

治療・予後

基礎疾患である腎・肝機能障害の治療と同時に，痒疹の治療も並行して行う。スキンケア・生活指導とともに，ステロイド外用・局所注射，抗ヒスタミン薬内服，保湿剤などを使用する。治療抵抗性の場合，保険適用外ではあるが，免疫抑制薬およびビタミンD₃外用，紫外線療法，液体窒素などを検討する。さらに難治性痒疹はステロイドおよび免疫抑制薬内服を行うこともある。近年，透析および慢性肝疾患の瘙痒にκオピオイド作動薬であるナルフラフィンが保険適用になり，腎性・肝性痒疹にもその効果が期待されている。慢性に経過し，しばしば治療抵抗性で難治である。

（石氏陽三）

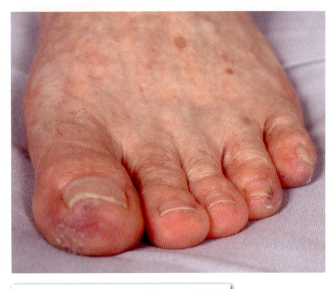

図1 コレステロール結晶塞栓症の臨床像
足趾に有痛性の紅斑がある。

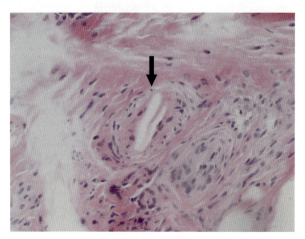

図2 コレステロール結晶塞栓症の病理組織像
血管内に凸レンズ状の空隙がある（矢印）。

第6章　腎臓疾患と皮膚症状

3. 急性腎障害
—コレステロール結晶塞栓症

Point

- 血管内カテーテル操作などにより大血管壁の粥状硬化巣が崩壊，流出することで末梢の小動脈が閉塞する，コレステロールの全身性の塞栓症である。
- 足趾に有痛性の紅斑，壊疽性変化，網状皮斑などが生じる。腎動脈に塞栓を起こした場合，腎不全に陥ることがある。
- 鑑別疾患として閉塞性動脈硬化症や凍瘡が挙げられる。皮膚の病理組織像で，小動脈内腔に凸レンズ状の裂隙を確認することが最も確実である。

症例　65歳，男性。主訴：足趾の有痛性紅斑（図1）

【家族歴】　特記事項なし。

【既往歴】　心筋梗塞，高血圧症，脳梗塞，閉塞性動脈硬化症。

【現病歴】　2000年11月14日に最後のカテーテル検査を施行した。2001年1月中旬から足趾の痛みを自覚し，皮疹も出現してきたため，コレステロール結晶塞栓症を疑われて紹介された。

【初診時所見・検査等】　尿素窒素30.5mg/dL（基準値より高値），血清クレアチニン1.9mg/dL（基準値より高値），尿蛋白2＋と腎機能異常あり。病変部の皮膚病理組織では，小動脈内腔に凸レンズ状の裂隙があり，コレステロール結晶が確認される（図2）。

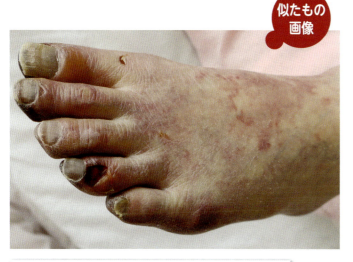

図3　閉塞性動脈硬化症
足背から足趾にかけて蒼白化，紫色調変化，一部に壊疽がある。

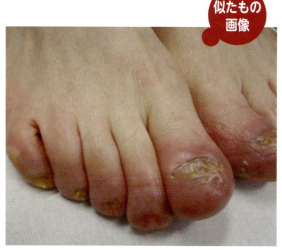

図4　凍瘡
足趾の浸潤性紅斑，爪甲の脱落，冷感がある。

間違えやすい似たもの画像――閉塞性動脈硬化症／凍瘡

▶**閉塞性動脈硬化症**：下肢血管の動脈硬化により血管が狭窄・閉塞し，虚血性変化により末梢の冷感，蒼白化，潰瘍，壊死，壊疽が生じる（図3）。

▶**凍瘡**：いわゆる「しもやけ」。寒冷刺激による末梢循環障害による皮膚障害で，手足，頰，鼻，耳介などに，紅斑，腫脹，水疱などが生じる（図4）。

解説

大血管壁の粥状硬化巣の崩壊，流出により生じたコレステロール結晶により末梢の小動脈が閉塞する全身性の塞栓症である。動脈硬化が高度な患者で，血管内カテーテル操作（経皮的経管的冠動脈形成術等），抗凝固療法（ヘパリンやワルファリン等），血管造影，心血管手術などが誘因となることが多い。腎動脈は腹部大動脈から直接分岐するため，腎機能障害を起こしやすい。足趾の動脈が塞栓した場合は皮膚の色調からblue toe症候群とも呼ばれる。皮膚症状として，主に足趾に有痛性の紅斑，壊疽性変化，網状皮斑，チアノーゼ，紫斑がみられる。

鑑別診断のポイント

動脈硬化症や高血圧症などの基礎疾患，カテーテル操作や抗凝固療法などの治療歴，足趾の有痛性紅斑，暗紫色変化，網状皮斑などの皮膚症状から本症を疑う。臓器不全に起因する症状（腎不全等）を呈する。末梢動脈は触知可能なことが多い。病変部皮膚の病理組織像で，小動脈内腔を閉塞する，凸レンズ状紡錘形の裂隙としてみえるコレステロール結晶の確認が最も確実である。

治療・予後

確立された治療法はないが，ステロイド療法，プロスタグランジン製剤，血漿交換，LDLアフェレーシスなどの有効例が報告されている。

腎機能の予後は悪いとされ，腎動脈に塞栓を起こした場合，腎不全に陥ることがある。急速な腎機能障害に注意が必要である。

（野口奈津子）

第7章　消化器疾患と皮膚症状

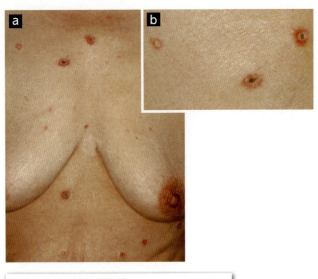

図1 Degos病の臨床像
a：中央部が萎縮性で，痂皮を付着し，周辺部が紅色の皮疹が躯幹に散在している。
b：皮疹の拡大像。

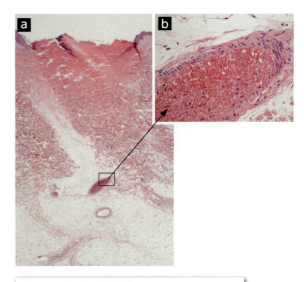

図2 皮疹の病理組織像（HE染色）
a：表皮および真皮が楔形に変性しており，底部に閉塞した血管を認めた（×20）。
b：拡大像（×200）。

第7章 消化器疾患と皮膚症状

1. Degos病

Point
- Degos病（malignant atrophic papulosis）は，特徴的な皮膚症状を示し，消化管穿孔を起こす可能性が高い疾患である。
- 皮疹には気づかず，消化管穿孔で発症する症例もある。
- 鑑別診断としては，サルコイドーシスや血管炎に伴うatrophie blancheなどが挙がるが，皮疹およびその病理像はこの疾患に非常に特徴的である。

症例 64歳，女性*。主訴：急激に発症した腹痛

【家族歴・既往歴】 特記事項なし。
【現病歴】 2年ほど前より，瘙痒，自発痛や圧痛のない皮疹が躯幹，四肢に散在し，時に急な腹痛があった。
【初診時所見・検査等】 躯幹および四肢に，紅色で中央部が萎縮性，痂皮を付着する皮疹が散在していた（図1）。病理組織像では，表皮および真皮が楔形に変性しており，底部に閉塞した血管を認めた（図2）。血管周囲に小リンパ球様細胞の浸潤を認めた。ダブルバルーン小腸内視鏡および大腸内視鏡検査にて，小腸および直腸に浮腫状の紅色面膜上に多数のびらん，潰瘍，瘢痕が観察された。粘膜所見は，虚血性腸炎の所見であった。
【経過】 ワルファリンとジピリダモールの投与が開始されたが，4カ月後，腸穿孔と重症の腹膜炎にて死亡した。

＊本症例は文献1で報告した症例（Case 1）と同一である。

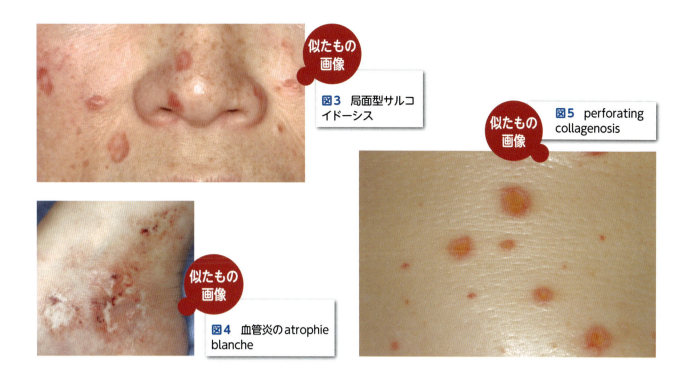

図3 局面型サルコイドーシス

図4 血管炎のatrophie blanche

図5 perforating collagenosis

間違えやすい似たもの画像──局面型サルコイドーシス／血管炎のatrophie blanche／perforating collagenosis

▶ **局面型サルコイドーシス**：サルコイドーシスは様々な皮膚所見を呈するが，中でも局面型のサルコイドーシスは，辺縁がやや隆起した，中央部萎縮性の紅色局面で，痂皮の付着はない（図3）。

▶ **血管炎のatrophie blanche**：エリテマトーデスなどの膠原病に伴う血管炎に時にみられる皮疹で，中央部が萎縮し白色調を呈し，周辺部に毛細血管の拡張を伴う。血管炎のほかの皮疹，たとえば網状皮斑や皮膚潰瘍などが併存することが多い（図4）。

▶ **perforating collagenosis**：糖尿病などの基礎疾患を背景に発症する。組織学的に，真皮のコラーゲン線維が表皮を突き抜けて外方へ排出される像を認めることが特徴的である。臨床的には中央に痂皮を付着する小さな類円形皮疹である（図5）。瘙痒が強い。

解説

Degos病は，malignant atrophic papulosisとも呼ばれ，1941年に，Köhlmeierが初めて報告した。良性型と悪性型があり，良性型は皮膚症状のみを呈するタイプ，悪性型は皮膚症状に全身症状を伴うタイプで，消化管病変が代表的であるが中枢神経病変やその他の臓器病変を伴うこともある[2]。有効な治療法は確立されていない。本症例は，後者のタイプであり，ワルファリンおよびジピリダモール投与が行われていたが，腸穿孔に腹膜炎を合併し死亡した。

鑑別診断のポイント

中央部が陶器様の白色調で萎縮性，辺縁部に毛細血管拡張を伴う孤立性の紅斑を呈する皮疹はこの疾患に特徴的であり，原因不明の腸穿孔の患者をみたら，この皮疹を探すことが診断につながる。

治療・予後

良性型は皮膚症状のみであり特に治療の必要性はないが，悪性型は腸穿孔が死因となることが多く，予後がよくない。通常，全身症状の出現後2〜3年以内に腸穿孔を起こすことが多い。

文献
1) Meephansan J, et al：J Am Acad Dermatol. 2013；68(1)：138-43.
2) Demitsu T, et al：J Dermatol. 1997；24(7)：488-90.

（小宮根真弓）

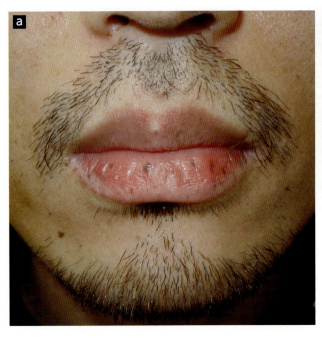
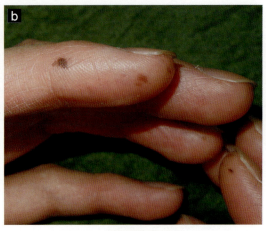

図1 Peutz-Jeghers症候群の臨床像
a：口唇に多発する小型の色素斑。下口唇に優位に多発し、放射状に配列している。
b：指趾に多発する小型の色素斑。末端部に優位にみられ、皮膚紋理に沿って配列している。

第7章　消化器疾患と皮膚症状

2. 消化管ポリポーシス
― Peutz-Jeghers症候群

Point

- Peutz-Jeghers症候群（PSJ）は，消化管過誤腫性ポリポーシスと口唇・指趾に多発する小型の褐色〜黒色斑を特徴とする症候群である。
- serine/threonine kinaseをコードする*STK11*（*LKB1*）遺伝子が原因遺伝子として同定されており，常染色体顕性遺伝の形式をとる。
- 特徴的な色素斑が口唇・指趾にみられた場合には，確定診断および他疾患との鑑別のために，内視鏡検査などを行い，消化管ポリポーシスの有無を確認する必要がある。

症例

32歳，男性。主訴：口唇および手指の黒褐色斑（図1）

【家族歴】　父にPJSがある。
【既往歴】　胃・大腸に多発するポリープを指摘されており，高校生時には小腸ポリープの切除術を受けている。
【現病歴】　幼少時よりみられた口唇および手指の黒褐色斑を主訴に来院。近年色調が強くなってきた。

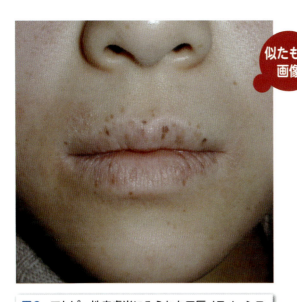

図2　アトピー性皮膚炎にみられた口唇メラノーシス
26歳，女性。色素斑だけでなく，口角に細かな皺が目立ち，口唇周囲にも落屑性紅斑がみられる。

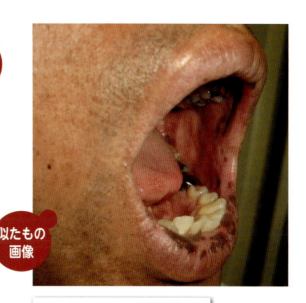

図3　LHBでの口唇の色素斑
55歳，男性。PJSの色素斑と比較して，比較的大型の色素斑がみられる。

間違えやすい似たもの画像──口唇メラノーシス／Laugier-Hunziker-Baran症候群

▶ **口唇メラノーシス（labial melanosis／labial melanotic macules）**：口唇にみられる大小不同・不整形の褐色～黒色斑であり，単発もしくは多発し，ときにびまん性に広がる（図2）。アトピー性皮膚炎や接触皮膚炎などによる口唇炎の合併が多く，繰り返す炎症に伴って生じる色素沈着と考えられている。

▶ **Laugier-Hunziker-Baran症候群（LHB）**：口唇や口腔粘膜，指趾に多発性の色素斑を認めるものの，消化管ポリポーシスを欠くものを指す（図3）。爪甲色素線条の合併が半数でみられ，比較的高齢者に多く，加齢性変化のひとつとも言われているが，その病因は明らかではない。同症候群は症候が1つに限られ，厳密な意味での症候群とは言い難い。

解説

PJSの原因遺伝子である*STK11*（*LKB1*）遺伝子は，がん抑制遺伝子としての役割も担っていると考えられている。PJSでの発がん率は健常群と比較してきわめて高く，女性でより高い傾向にあり，累積発がんリスクは20歳で40％，70歳では76％に及ぶと報告されている[1]。発がんは消化器だけにとどまらず，膵，肺，生殖器（乳房，子宮，卵巣，精巣）でのリスクが高い[2,3]とされており，他臓器も含めた定期的な経過観察が必要である。

鑑別診断のポイント

消化管ポリポーシスと家族歴の存在が確認されれば，PJSの診断自体は容易である。PJSの色素斑は，主に乳幼児期（時に生下時）から生じ，思春期にかけて増加することが多い。口唇では下口唇に優位に生じ，皺に沿って放射状に配列する。また指趾では末端部に多くみられ，皮膚紋理に沿って配列し，皮丘部で色調が濃いといった特徴を有する。口唇色素斑の鑑別疾患としては，びまん性の場合にはAddison病，単発する場合には色素性母斑，悪性黒色腫などが挙げられる。

治療・予後

色素斑に対する治療は整容的な観点から行われ，Q-switch ruby laserなどを用いたレーザー治療や，液体窒素による凍結療法などが有効である。生命予後は，時にイレウスや腸重積，消化管出血をきたしうる消化管ポリポーシスの状態と，悪性腫瘍の発生の有無に大きく左右される。

文献
1) van Lier MG, et al：Gut. 2011；60(2)：141-7.
2) van Lier MG, et al：Am J Gastroenterol. 2010；105(6)：1258-64.
3) Giardiello FM, et al：Gastroenterology. 2000；119(6)：1447-53.

（伊藤宗成）

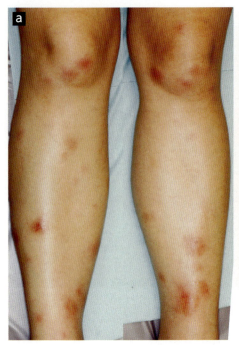
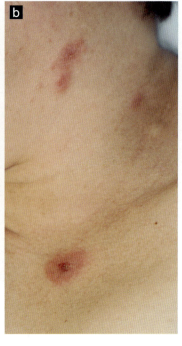

図1 結節性紅斑の臨床像
a：両側下腿伸側に散在する圧痛を伴う紅斑。
b：頸部にも紅斑が散在している。

第7章　消化器疾患と皮膚症状

3. 炎症性腸疾患—結節性紅斑

- 結節性紅斑（erythema nodosum；EN）は様々な病因に基づく急性炎症性の症候群で，病因によってその経過は異なる。
- 下腿伸側に圧痛を伴う紅斑として出現することが多いが，上肢や体幹にも拡大することがある。
- 数多くの病因が挙げられるが，溶連菌感染アレルギーによるものが最も多いとされる。
- 原疾患が明らかな場合は，原疾患の治療を行う。感染症が誘因と考えられる場合は，抗菌薬を使用することがある。局所治療として，安静や冷却などの保存的治療のほかに，症状に応じてNSAIDs，ステロイド，ヨウ化カリウム内服を行う。

症例　45歳，女性。主訴：下腿の痛みを伴う紅斑

【家族歴】　特記事項なし。
【既往歴】　高血圧症，胆嚢摘出術後。
【現病歴】　初診1カ月前より37℃台の微熱が継続し，全身倦怠感が出現するとともに，下肢に赤い皮疹が出現するようになった。前医でアセトアミノフェンを1週間処方されたが，改善がみられなかった。下腿の皮疹は圧痛があり，関節にも痛みを感じるようになってきたため，当科へ紹介された。
【薬剤歴】　アムロジピン。
【初診時所見・検査等】　下腿を中心に大腿，上肢，頸部にも有痛性の浸潤を触れる紅斑が散在し（図1），倦怠感を伴っていた。また問診により，これまでに陰部のアフタを数回経験していることがわかった。

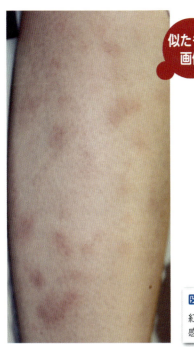

図2 右下肢の蜂窩織炎
紅斑の境界は不明瞭で，熱感，腫脹，疼痛を伴っている。

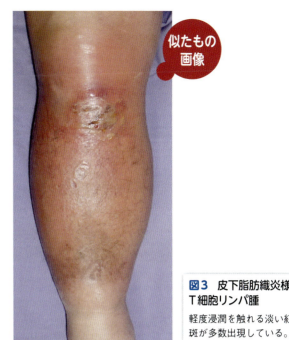

図3 皮下脂肪織炎様T細胞リンパ腫
軽度浸潤を触れる淡い紅斑が多数出現している。

間違えやすい似たもの画像──蜂窩織炎／皮下脂肪組織炎様T細胞リンパ腫

▶**蜂窩織炎（図2）**：発熱や圧痛を伴うという点は共通するが，皮疹の境界が不明瞭であり，局所に強い熱感を伴うことや外傷のエピソードがあることなどから鑑別できる。

▶**皮下脂肪織炎様T細胞リンパ腫（図3）**：下肢に皮疹が限局する場合，臨床的所見のみで鑑別することが難しくなる。組織学的に小葉性脂肪織炎（lobular panniculitis）を呈し，1つひとつの脂肪細胞をリンパ球が取りかこむ（riming）がみられることで，鑑別は可能である。

解説

結節性紅斑の原因として，溶連菌感染アレルギー，薬疹，結核，サルコイドーシス，Behçet病，潰瘍性大腸炎，Crohn病，悪性腫瘍（白血病やリンパ腫等）など数多くのものが挙げられるが，溶連菌感染アレルギーによるものが最も多いとされる。

本症の鑑別診断で重要な疾患としては，蜂窩織炎，遊走性血栓性静脈炎，皮膚結節性多発動脈炎，Bazin硬結性紅斑，結節型皮膚サルコイドーシス，皮下脂肪織炎様T細胞リンパ腫等が挙げられる。

鑑別診断のポイント

問診により感染症の有無，基礎疾患の有無を確認する。発熱や先行する感冒症状，関節痛があり，下肢に圧痛を伴う特徴的な紅斑がみられる場合，積極的に本症を疑う。最終的には，生検により組織学的に隔壁性皮下脂肪織炎（septal panniculitis）を呈していることを確認する。同時に，問診から炎症性腸疾患や悪性腫瘍が疑われる場合は，原疾患の検索を行う必要がある。

治療・予後

原疾患が明らかな場合は原疾患の治療を行う。原疾患を伴わない場合，安静や下肢挙上といった保存的治療のみで自然軽快することもある。炎症症状が強い場合はNSAIDs，ステロイド内服，また，近年では使用されることが少なくなったが，ヨウ化カリウム内服を行うこともある。

（緒方　大）

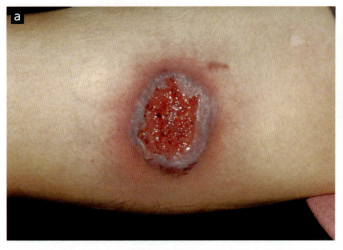
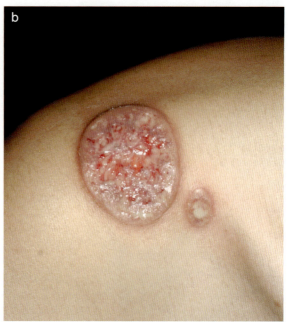

図1 壊疽性膿皮症の臨床像
a：右大腿内側の潰瘍。周囲に発赤と硬結を伴って隆起し，中央部には壊死組織が付着し，膿の排出を認める。
b：右肩峰部には，表面に膿を伴う局面状に隆起する潰瘍と膿疱を認める。

第7章 消化器疾患と皮膚症状

4. 潰瘍性大腸炎―壊疽性膿皮症

Point

- ▶壊疽性膿皮症は，疼痛を伴う膿疱や丘疹・結節として出現し，遠心性に拡大して辺縁に浸潤を伴う隆起した潰瘍病変を形成する。
- ▶病因は不明であるが，50〜70％の症例で，炎症性腸疾患，高安動脈炎，関節リウマチ，血液疾患，Behçet病などの基礎疾患が存在している。
- ▶壊疽性膿皮症は，結節性紅斑とともに炎症性腸疾患と合併して生じることが多い疾患であり，特に潰瘍性大腸炎との合併率が最も高い。

症例

23歳，男性。主訴：血性下痢，辺縁が堤防状に隆起する壊死性の潰瘍

【家族歴・既往歴】 特記事項なし。

【現病歴】 6年前より下痢が出現し，上・下部消化管内視鏡検査で潰瘍性大腸炎と診断された。メサラジン内服にて落ちついていたが，職場の環境変化をきっかけに1日3〜4回の下痢，血性下痢が出現した。同時期よりざ瘡様皮疹が出現し，急速に増大してきた。初診時には，右大腿内側に径5cm大の辺縁が隆起した潰瘍（図1a）を認め，右肩峰部（図1b），背部，顔面にも小型の潰瘍を形成していた。

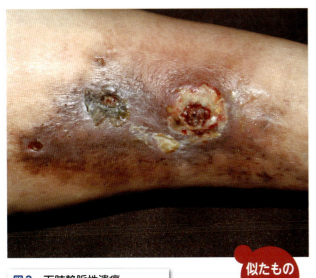

図2　下肢静脈性潰瘍
下腿内側に色素沈着と硬化を認め，壊死と結痂を伴う潰瘍を認める。

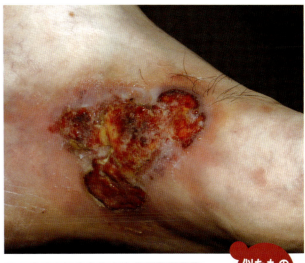

図3　結節性多発動脈炎
左足内側縁に紫斑を伴う不整形の潰瘍を認める。

間違えやすい似たもの画像──下肢静脈性潰瘍/結節性多発動脈炎

▶**下肢静脈性潰瘍（図2）**：静脈瘤などの慢性静脈不全を基礎として生じる。下腿内側を中心にうっ滞性皮膚炎や炎症による線維化を伴う脂肪織炎（硬化性脂肪織炎）を合併し，難治性の潰瘍を形成する。

▶**結節性多発動脈炎（図3）**：下肢を中心として，紫斑や網状皮斑・皮下硬結などとともに，疼痛を伴い浸潤を触れる潰瘍を生じる。病理組織学的所見では，真皮深層から皮下脂肪織の中小動脈の壊死性血管炎を認める。

解説

壊疽性膿皮症の病因はいまだ不明であるが，自己免疫疾患との合併が多いことから免疫異常の存在が考えられており，特に好中球の機能異常の関与が示唆されている。下肢や体幹に好発するが，他部位にも生じうる。100万人当たりの年間発生率は3～10人と推定されており，20～50歳に多く，わずかに女性に多い[1]。基礎疾患として最も合併頻度が高いのが炎症性腸疾患で20～30％を占め，逆に炎症性腸疾患患者の2～12％に本症を合併する[2]。注射部位や軽微な外傷をきっかけに膿疱を生じ，急速に拡大する潰瘍を形成する。

鑑別疾患のポイント

下肢の場合は，静脈不全に伴う静脈性潰瘍や血管炎に伴う潰瘍と鑑別する必要がある。スポロトリコーシスなどの深在性真菌症，非結核性抗酸菌症，ノカルジア症などの感染症や，有棘細胞癌などの悪性腫瘍も念頭に置く。炎症性腸疾患，関節リウマチ，血液疾患などの患者に，膿疱や丘疹から急速に疼痛の強い周囲に浸潤を伴う潰瘍病変が生じた場合には，本症を積極的に疑う必要がある。診断のために皮膚生検を行うが，病理組織所見に特異的なものはなく，他の疾患を除外するためである。

治療・予後

基礎疾患の治療により壊疽性膿皮症が軽快することが多い。しかしながら，基礎疾患の病勢と本症との病勢が相関しないこともある。

薬物治療として，副腎皮質ステロイドの全身投与が主に行われる。病初期にはプレドニゾロン1mg/kg/日の大量投与が行われることが多く，メチルプレドニゾロン1g/日のパルス療法も考慮される[1]。ステロイド抵抗性，副作用のために使用しにくい場合は，シクロスポリンの使用を考慮する[1]。

文献
1) Ruocco E, et al：J Eur Acad Dermatol Venereol. 2009；23(9)：1008-17.
2) Inoue S, et al：J Dermatol. 2017；44(11)：1281-4.

（井上卓也）

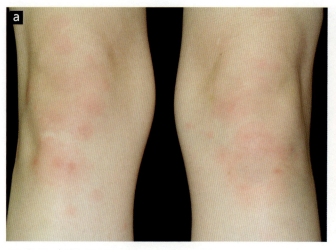
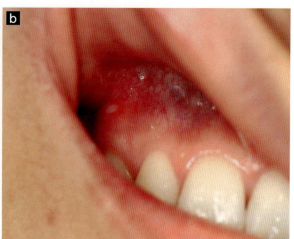

図1　Behçet病の臨床像
a：両膝から下腿にかけて浸潤を触れる紅斑が散在，融合している。圧痛を伴う（病理組織像ではseptal panniculitis）。
b：上顎右歯肉にアフタ性潰瘍を1個認める。

第7章　消化器疾患と皮膚症状

5. 消化器症状を伴うBehçet病
――アフタ・結節性紅斑

Point

- Behçet病は口腔粘膜の再発性アフタ性潰瘍，皮膚症状，外陰部潰瘍，眼症状の4つを主症状とし，慢性的に経過する全身性炎症疾患である。最近では主症状の一部のみを認める不全型が増加している。
- 発症直後の急性期に発熱や大関節を中心とした関節炎症状を伴う。本症の1〜2割に腸管Behçetがみられるとされる。
- 病因としては，遺伝的な素因と免疫異常が考えられており，好中球機能亢進がみられる。

症例

35歳，女性。主訴：下腿と前腕の圧痛を伴う紅斑と腹痛

【家族歴】　母に脂質異常症。
【既往歴】　特記事項なし。
【現病歴】　初診の16日前から発熱，鼻汁，咽頭痛などの感冒様症状と腹痛が出現した。5日前には解熱したが，両膝に紅斑が出現し（図1a），下腿，前腕に増数した。感冒様症状は軽快したが，紅斑と腹痛が続くため当科を受診した。
【初診時所見・検査等】　両膝，下腿，両前腕に浸潤を触れる紅斑が散在，融合し，上顎右歯肉にはアフタ性潰瘍を1個認めた（図1b）。外陰部潰瘍はなく，視力低下などの眼症状もなかった。

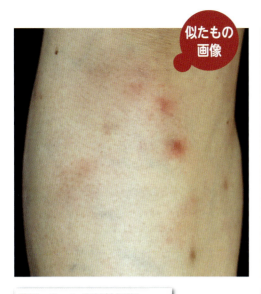

図2　Bazin硬結性紅斑
下腿に硬結を伴う暗赤色の紅斑が散在している。

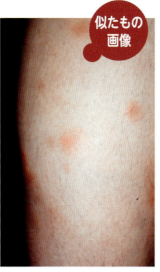

図3　皮膚動脈炎
下腿に圧痛を伴い浸潤を触れる紅斑が散在している。

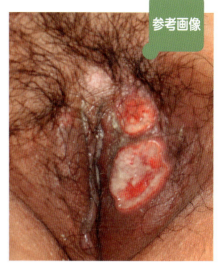

Behçet病の外陰部潰瘍
両大陰唇に大小の深い潰瘍が散在している。
（写真提供：聖母病院皮膚科部長　小林里実先生）

間違えやすい似たもの画像──Bazin硬結性紅斑／皮膚動脈炎（皮膚型結節性多発動脈炎）

▶ **Bazin硬結性紅斑**：下腿に硬結を伴う暗赤色の紅斑を認め（図2），時に潰瘍形成を伴う。病理組織所見では，脂肪小葉を中心とした肉芽腫性脂肪織炎があり，血管炎の像も伴う。結核菌によるアレルギー反応とされ，皮膚病変部からは結核菌は証明されない。インターフェロンγ遊離試験陽性例の報告が多くみられ，時に肺結核などが見つかるケースもあるため精査を要する。

▶ **皮膚動脈炎（皮膚型結節性多発動脈炎）**：皮膚動脈炎で最も多く認める皮膚症状は径1cm前後の紅色結節（皮下結節，硬結）や浸潤を触れる紅斑（図3）と環を閉じないリベド（網状皮斑）で，圧痛を伴うことがある。好発部位は下腿である。病理組織所見では真皮・皮下境界部の小動脈炎を呈する。

解説

Behçet病は，口腔内アフタに始まり，皮膚症状（結節性紅斑，皮下の血栓性静脈炎，毛包炎様皮疹・ざ瘡様皮疹），外陰部潰瘍，眼症状の4つを主症状とし，再発を繰り返し慢性に経過する疾患である。最近では，主症状の一部のみを認める不全型が増数している。特殊病型として，腸管Behçet病，血管Behçet病，神経Behçet病がある。口腔内アフタはほぼ必発で，口腔粘膜，舌に大きく深い潰瘍が多発する。外陰部潰瘍は陰嚢，陰唇に生じる激痛を伴う類円形の深い潰瘍で，本症に特徴的である（参考画像）。腸管Behçet病では，腹痛，下血，便通異常などを生じる。病変は回盲部に好発するため，下部消化管内視鏡検査が有用である。本症例でも，回腸末端部の1/3周に潰瘍病変を認めた。

鑑別診断のポイント

下腿に圧痛を伴い，多発性の浸潤や硬結を触れる紅斑をみた場合には脂肪織炎や血管炎を考え，皮膚生検にて確定診断を行う。Behçet病でみられる結節性紅斑でも，基礎疾患のない結節性紅斑と同様に脂肪隔壁を炎症の主座とする脂肪織炎（septal panniculitis）の像を呈するが，Behçet病では好中球浸潤がみられることが多い。潰瘍性大腸炎，Crohn病に伴う結節性紅斑でも，類似の病理組織像を呈することがあり，消化器症状を伴う場合には鑑別が必要である。

治療・予後

好中球機能を抑制するコルヒチンはすべての症状にある程度有効である。眼症状がなく，炎症反応が強い場合には副腎皮質ステロイドの全身投与を行う。副腎皮質ステロイドは奏効するが，減量時に眼症状を誘発することがあり，注意が必要である。腸管Behçet病ではTNF-α阻害薬も用いられる。特殊病型は再発率が高く，生命予後にも影響を及ぼす。

（福屋泰子，石黒直子）

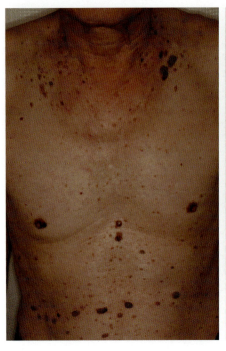
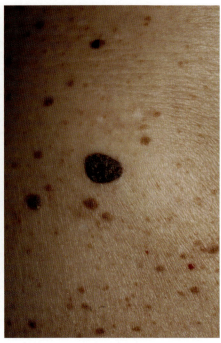

図1 胃腺癌によるLeser-Trélat徴候

瘙痒を伴う褐色腫瘤が全身に散在。腫瘍自体の境界や辺縁は明瞭であり、腫瘍表面に壊死傾向はなく、また周囲への色素の染み出しがない。

第7章 消化器疾患と皮膚症状

6. 消化器癌―Leser-Trélat徴候

- ▶ Leser-Trélat徴候（LT）はデルマドロームのひとつである。デルマドロームとは、皮膚以外の臓器疾患に由来する皮膚病変のことで、内臓悪性腫瘍などが存在するときに現れる皮膚の症状である。
- ▶ 半年以内に全身に脂漏性角化症が多発し、かゆみを伴う。多発していても短期間に増えていなければLTではない。
- ▶ 一応、脂漏性角化症であることを生検で確認する。
- ▶ 内臓悪性腫瘍合併の可能性があり、全身検索CT（スクリーニング）や上部・下部消化管内視鏡検査を施行する。

症例 75歳，男性。主訴：瘙痒を伴う褐色腫瘤の多発（図1）

【既往歴】 緑内障（65歳）。

【現病歴】 2007年から軀幹に脂漏性角化症と思われる腫瘤があった。2016年6月に近医で大きめの2箇所を切除して病理組織像より診断した。2017年2月上旬から瘙痒を伴う褐色腫瘤が全身に増加したため、再度近医受診し、当科を紹介受診した。

【初診時所見・検査等】瘙痒を伴う褐色腫瘤が全身に散在している。上部内視鏡検査にて胃前庭部前壁小弯に10mm大の0～Ⅱc病変が認められ、生検にて腺癌と診断された。スクリーニングCTで胸腺腫も見つかった。

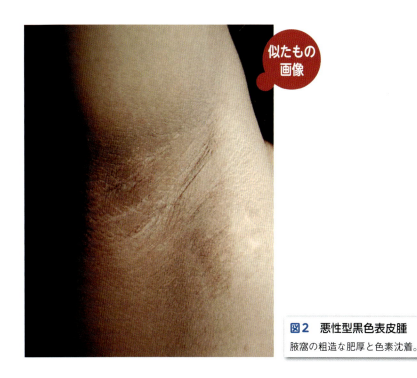

図2　悪性型黒色表皮腫
腋窩の粗造な肥厚と色素沈着。

間違えやすい似たもの画像——悪性型黒色表皮腫

▶**悪性型黒色表皮腫**（図2）：中年以降に多く認められる。腋窩，鼠径部，手足などの皮膚が黒褐色（色素沈着）を呈し，粗造に肥厚する（ザラザラと触れる）。しばしばかゆみを伴う。良性型は内分泌障害・先天異常，悪性型は内臓悪性腫瘍，仮性型は肥満に伴って生じる。高齢者では悪性型が多くみられる。約70％で内臓悪性腫瘍より皮疹の先行または同時発症がある。胃癌が80〜90％を占める。

解説

LTは悪性腫瘍随伴症候群のひとつである。悪性腫瘍だけでなく，妊娠やHIV，先端肥大症患者でもみられることがある。LTがみられる患者のうち，32.1％が悪性腫瘍を伴っていたとの報告がある[1]。内臓悪性腫瘍は消化管（胃，結腸）で多くみられ，そのほか膵臓，子宮，卵巣などでもみられる。

LTを伴ったがん患者の予後の平均は1〜2年で，LT出現時には57％が転移を伴っていたとの報告もある[2]。そのため全身検索CT（スクリーニング）や上部・下部消化管内視鏡検査を施行する。LTと悪性腫瘍の因果関係ははっきりとわかっていない。腫瘍細胞が分泌する上皮成長因子（EGF）や腫瘍細胞増殖因子（TGF）-αなどの表皮細胞増殖因子が表皮の上皮増殖因子受容体（EGFR）を刺激することにより，角化が亢進し，脂漏性角化症を形成するという説がある。悪性腫瘍の切除により脂漏性角化症が消退したり，悪性腫瘍の再発で脂漏性角化症が増加したりする。

鑑別診断のポイント

脂漏性角化症は，「老人性疣贅」とも言う。中年以降の顔面，頭部，体幹などにみられる疣贅状の良性腫瘍である。表皮や毛包漏斗部の角化細胞由来である。直径1〜2cmまでの境界明瞭な灰褐色〜黒褐色の隆起性結節を呈する。

病理組織学的に異型性のない基底細胞もしくは表皮細胞様腫瘍細胞の増殖する表皮肥厚また偽角質囊腫を呈した場合，脂漏性角化症と診断する。病理組織からはLTとは区別できず，瘙痒を伴う脂漏性角化症が半年以内に多発するとLTと呼ばれる。

治療・予後

治療は凍結療法あるいは切除を行う。内臓悪性腫瘍が見つかった場合，その治療を優先する。内臓悪性腫瘍に対する治療により脂漏性角化症および瘙痒が軽減する場合がある。

文献
1) 苫居尚子, 他：皮膚. 1993;35(Suppl.15):124-8.
2) Holdiness MR:J Am Acad Dermatol. 1988;19(4):754-7.

（川瀬正昭）

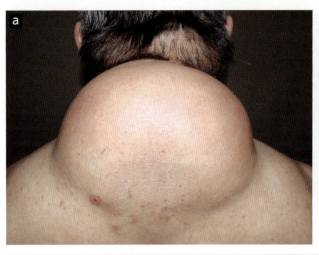
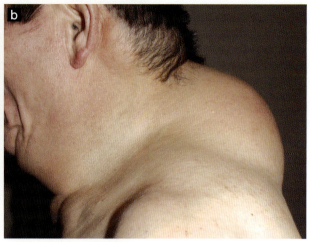

図1　アルコール性肝障害（良性対称性脂肪腫症）の臨床像
a：腫瘤の正面像。項部に5×2.5cm大のドーム状に隆起した大きな腫瘤がある。後頭部，上背部にも広がっている。
b：腫瘤の側面像。耳後部，前頸部にも結節がある。頸部全体に結節が襟巻きのように取り囲んでいる。触診上は軟らかく触れる。
〔aは藤原朝子，他：皮膚臨床. 2013；55(13)：1943-7より許諾を得て転載〕

第7章　消化器疾患と皮膚症状

7. アルコール性肝障害
―良性対称性脂肪腫症

- ▶良性対称性脂肪腫症（benign symmetric lipomatosis）は，頸部や肩など主として上半身に，左右対称に大量の脂肪組織が増殖する疾患である。
- ▶長期にわたって飲酒歴のある中年男性に生じることが多く，ほとんどの症例でアルコール性肝障害を合併している。
- ▶そのほか，耐糖能異常，脂質異常症，高尿酸血症，甲状腺機能低下症，高血圧症，慢性閉塞性肺疾患など，種々の合併症を単独ないし複数有することが多い。

症例　60歳，男性。主訴：項部の腫瘤（図1）

【家族歴】　同症なし。ほかにも特記事項なし。
【既往歴】　心房細動を指摘されているが，自己判断で治療を中断した。その他の疾患の有無については，医療機関を受診していないため不明である。
【生活歴】　焼酎を毎日500～1,000mL飲む生活を長年続けている。
【現病歴】　約3年前，項部に腫瘤が出現した。他院でCTを行い，脂肪腫が疑われたが放置していた。腫瘤はしだいに増大・拡大し，前頸部や上背部にも及んできたため受診した。
【初診時所見・検査等】　Plt 8.0×10⁴/dL，AST 83U/L，LDH 279U/L，γ-GTP 1,440U/L，中性脂肪 735mg/dL，尿酸7.5mg/dL，空腹時血糖148mg/dL，HbA1c 6.3%，FT3 1.8pg/mL，FT4 0.7ng/mL，TSH 10.36μU/mL。

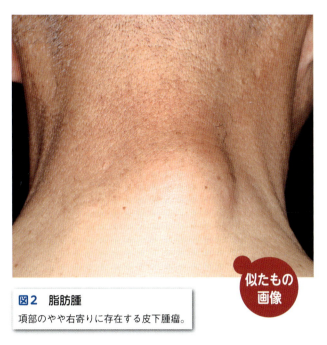

図2　脂肪腫
項部のやや右寄りに存在する皮下腫瘤。

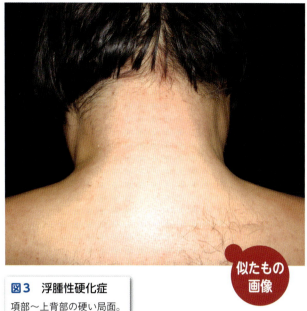

図3　浮腫性硬化症
項部〜上背部の硬い局面。

間違えやすい似たもの画像——脂肪腫／浮腫性硬化症

▶**脂肪腫（図2）**：通常の脂肪腫は左右対称ではなく，どちらかに偏って存在する。より小さく限局性であり，全身性の合併症を伴わない。MRIなどの画像検査で内部が均一な場合は，良性対称性脂肪腫症と同様，成熟脂肪組織のみから構成される。内部が不均一な場合は，紡錘細胞脂肪腫や高分化脂肪肉腫を鑑別に挙げる。

▶**浮腫性硬化症（図3）**：項部を中心とした分布は似ているが，脂肪腫のような軟らかさはなく，非圧痕性の硬い浮腫を呈し，「オレンジの皮（peau d'orange）」状と形容される。組織学的には膠原線維間にムチン（ヒアルロン酸）が沈着し，真皮と皮下組織が厚くなっている。

解説

本症は，主に頸部や肩など上半身に，左右対称に大量の成熟脂肪組織が増殖する疾患である。わが国の報告例はほとんど（95％）が男性で，平均60歳の中高年に発生している[1]。部位は頸部を侵すものが最も多く（77％）[1]，上背部や上肢など上半身に及びやすい。長期にわたる過剰な飲酒歴を有することが多く，大多数の例（87％）でアルコール性肝障害を合併している[1]。その他の合併症として，耐糖能異常（26％），高尿酸血症（21％），脂質異常症（18％），甲状腺機能低下症（8％）がある[1]。また，半数以上の症例において合併症は複数存在している[1]。本症例は，アルコール性肝硬変のほか，糖尿病，脂質異常症，高尿酸血症，甲状腺機能低下症，アルコール性慢性膵炎，高血圧症，心房細動といった多彩な合併症を有していた。

鑑別診断のポイント

中高年男性の頸部や上背部など主に上半身に，広範囲かつ左右対称に弾性軟の腫脹がある場合に本症を疑う。画像検査や病理組織学的検査で成熟脂肪組織の増殖であることを確認する。傍証として飲酒歴を問診し，肝機能や耐糖能，内分泌機能を検査する。

治療・予後

腫瘤は徐々に増大するが，悪性化（脂肪肉腫への変化）はきわめて稀である。薬物療法，断酒，食事制限は無効ないし一定の効果が得られず，外科療法が行われることが多い。呼吸困難，嚥下困難など気道や食道の圧迫症状を伴っている場合のほか，整容目的で希望がある場合に適応となる。増殖している脂肪組織は被膜を有さないため，完全摘出は困難で部分的に切除されることが多い。

文献　1）藤原朝子, 他：皮膚臨床. 2013；55(13)：1943-7.

（梅林芳弘）

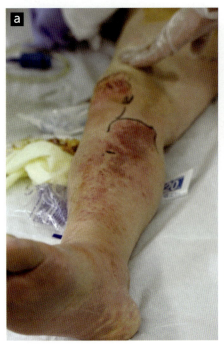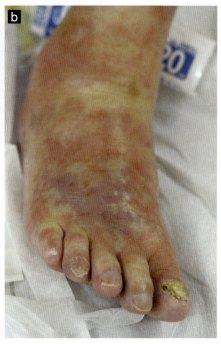

図1 *Vibrio vulnificus*による壊死性筋膜炎の臨床像
a：右下肢にみられた発赤，腫脹，紫斑。
b：右足の発赤，腫脹，紫斑。

第7章　消化器疾患と皮膚症状

8. 肝硬変
—*Vibrio vulnificus*による壊死性筋膜炎

Point
- 細菌*Vibrio vulnificus*による菌血症から生じる重症軟部組織感染症である。
- 発熱などの全身症状が先行し，下腿にしばしば両側性に発症する。腫脹，暗赤色斑，紫斑に加え，触診上冷感がみられる急性の病変である。
- 患者の大部分は，肝硬変・慢性肝炎を，一部は糖尿病を基礎疾患に持つ。これらの合併症に加え，夏季に近海物の魚介類など生での摂食歴があればより強く本症を疑う。
- 血液検査において白血球，CK，LDH，CRPは，ほとんどの症例で極端な増加を示すが，早期には正常域のこともある。

症例　70歳，女性。主訴：両下肢の疼痛

【家族歴】　特記事項なし。

【既往歴】　自己免疫性肝炎，原発性胆汁性肝硬変にて当院内科で治療中（ステロイドの少量全身投与）。

【現病歴】　初診の4日前に寿司を，さらに初診2日前に鰹のたたきを食した。受診当日に気分不良，発熱，右下肢の疼痛を自覚し当科受診。

【初診時所見・検査等】　右下腿の蜂窩織炎を疑い，入院のうえ，セファゾリン（CEZ）の点滴を開始するも翌日には両下肢に発赤，腫脹ならびに紫斑がみられた（図1）。また40℃を超える発熱があり，造影CTでは明らかなガス像はなかったが，血液培養検査にてグラム陰性桿菌が検出された。

【経過】　その後，血圧低下がみられ，壊死性筋膜炎による敗血症と診断し両下肢の切断を行った。以後，起炎菌が確定されるまでタゾバクタム/ピペラシリン（TAZ/PIPC）に抗菌薬を変更し，徐々に改善していった。

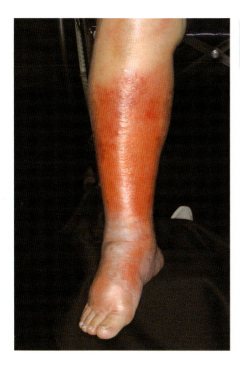
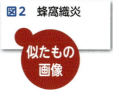
図2　蜂窩織炎

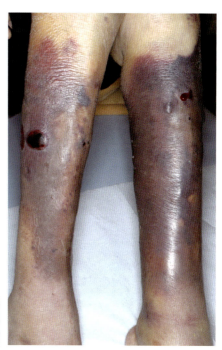
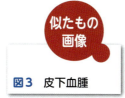
図3　皮下血腫

間違えやすい似たもの画像——蜂窩織炎／皮下血腫

▶**蜂窩織炎**（図2）：主に黄色ブドウ球菌による細菌性の真皮，脂肪織炎。壊死性筋膜炎と同様に発熱，全身倦怠感などの全身症状を伴う場合もある。局所は壊死性筋膜炎同様に腫脹を伴うが，熱感が顕著である点が異なる。血液検査で白血球，CRPは上昇するが，白血球は20,000/μL，CRPは20mg/dLを超えることは少ない。

▶**皮下血腫**（図3）：抗凝固薬，抗血小板薬使用者や血液疾患や肝機能が著しく低下している患者に多く生じる。外傷に対して表在皮膚ならびに深部に血腫が形成され，一見，壊死性筋膜炎のような臨床像を呈することもある。

解説

壊死性筋膜炎は細菌性の重症軟部組織感染症で，溶血性連鎖球菌や *Vibrio vulnificus* などの嫌気性菌が筋膜を中心とする深部組織において急速に壊死，膿瘍を形成する。*Vibrio vulnificus* 感染症の場合，患者のほとんどは肝硬変，一部は糖尿病を有する。*Vibrio vulnificus* は海洋性の細菌で，水温が20℃を超える夏季に汽水域の魚介に付着して増殖する。健常人では問題ないが肝疾患患者が生食すると菌血症を生じる。その後，下腿にしばしば両側性に着床し，臨床像は高熱を伴う感染症であるのに発赤・腫脹はむしろ目立ちにくく，紫斑と冷感を伴う。これは病変の主座が深部組織にあり，それより表層の脂肪織，真皮に虚血性変化が生じるためで，早期は臨床像のみでは確定診断が困難な場合も少なくない。一見，正常にみえる部位も深部病変を反映して著明な圧痛または自発痛を示す例が多く，診断する上で有用である。白血球，LDH，CRPの顕著な増加，凝固系異常をきたすが，早期は異常がみられない症例もある。CKの上昇は，筋組織の損傷の程度により異なる。CT，MRI所見で膿瘍・壊死を推定し試験切開で，深部組織を確認し，膿の塗抹標本グラム染色による細菌の確認，および培養検査が重要である。

鑑別診断のポイント

本症を疑った場合は，LRINEC（laboratory risk indicator for necrotizing fasciitis）scoreを計測する（CRP，白血球数，ヘモグロビン，血清Na，クレアチニン，血糖）。6点以上あれば可能性は高い。深部静脈血栓症は，下肢は腫脹するが，通常片側性である。血液検査でDダイマー上昇が指標となり，高値（カットオフ値には諸説あり，＞1.0μg/mLを用いることが多い）であれば下肢静脈エコー，造影CTを検討する。

治療・予後

早期に壊死範囲を切開し十分なデブリードマンを行うことと抗菌薬の点滴投与が必須である。重度の糖尿病や肝硬変が基礎疾患にある場合も多く，その支持療法も必要である。疾患自体の予後は厳しく死亡例も多い。

（古賀文二，今福信一）

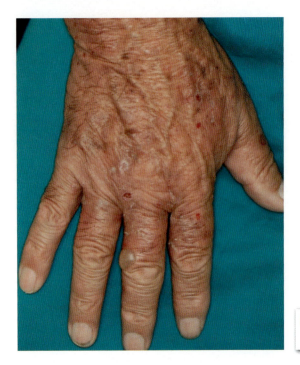

図1 晩発性皮膚ポルフィリン症の臨床像
手背・手指の水疱，痂皮と色素沈着がみられる。

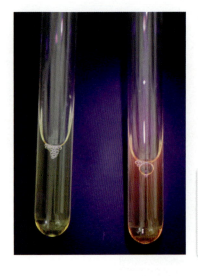

図2 晩発性皮膚ポルフィリン症患者の尿検査結果（左は健常人）
尿のWood灯照射で赤色蛍光が確認された。

第7章 消化器疾患と皮膚症状

9. 肝硬変—晩発性皮膚ポルフィリン症

Point

- ウロポルフィリノーゲンデカルボキシラーゼの活性低下によるポルフィリン代謝障害による疾患であり，60％以上の患者でHCV抗体が陽性である。
- 日光曝露後に紅斑，水疱，びらん，痂皮が生じ，慢性期には色素沈着と瘢痕が目立つようになる。
- 鑑別疾患として水疱性類天疱瘡をはじめとする自己免疫性水疱症が挙げられる。露光部・非露光部における水疱の有無や疾患特異抗体，病理組織学的検査（蛍光抗体法を含む）に基づいて鑑別する。また，光線過敏性皮膚症を起こす他の原因（薬剤性など）がないか確認することも重要である。

症例

68歳，男性。主訴：手背の水疱，痂皮（図1）

【家族歴】 特記事項なし。

【既往歴】 C型慢性肝炎。

【現病歴】 10年前よりC型慢性肝炎の治療を行っている。2カ月前より両手背に水疱，痂皮が生じたため当科を受診した。

【初診時所見・検査等】 AST 61U/L，ALT 79U/L，Fe 185μg/dL，フェリチン1246.0ng/mL，HCV抗体 15.2COI，ウロポルフィリン（尿）4125μg/g・Cre。

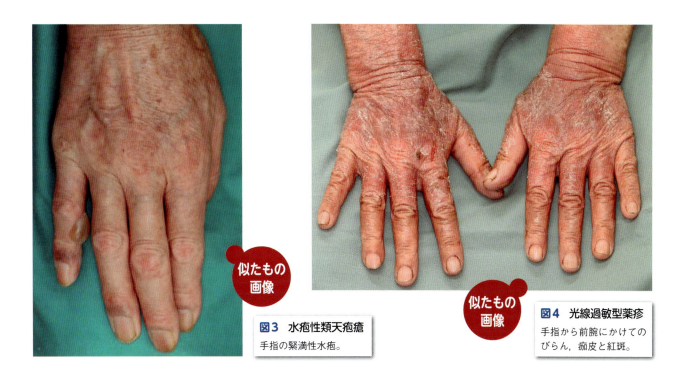

図3 水疱性類天疱瘡
手指の緊満性水疱。

図4 光線過敏型薬疹
手指から前腕にかけてのびらん，痂皮と紅斑。

間違えやすい似たもの画像──水疱性類天疱瘡／光線過敏型薬疹

▶**水疱性類天疱瘡**：表皮・真皮接合部の構成蛋白質に対する自己抗体によって水疱を形成する疾患である。露光部以外の皮膚あるいは粘膜に水疱が出現する点で，晩発性皮膚ポルフィリン症と鑑別できる（図3）。

▶**光線過敏型薬疹**：露光部に紅斑，水疱，苔癬様皮疹が生じる（図4）。臨床像のみでは晩発性皮膚ポルフィリン症と鑑別は困難である。被疑薬の光貼付試験や内服照射試験を行い診断する。

解説

ウロポルフィリノーゲンデカルボキシラーゼの活性低下によりポルフィリン体が組織に蓄積し，光線過敏症を引き起こす。遺伝的背景のないⅠ型と家族内に発症するⅡ型，Ⅲ型に分類されるが，Ⅰ型が80％を占める。またⅠ型の多くはC型肝炎や長期大量飲酒が誘因となる。顔面，手背などの露光部に紅斑，水疱，びらん，痂皮が生じ，慢性期には色素沈着と瘢痕がみられる。

鑑別診断のポイント

自己免疫性水疱症やその他の光線過敏性皮膚症を鑑別するために，肝機能やC型肝炎ウイルスに関する血液検査，病理組織学的検査を行う。

晩発性皮膚ポルフィリン症の組織所見は表皮下水疱と血管周囲のPAS陽性物質沈着が特徴である。また，患者尿にWood灯照射を行い赤色蛍光が確認されると，ポルフィリン症の可能性が高い（図2）。

薬剤使用歴を問診し，光線過敏型薬疹を疑わせる被疑薬があれば光貼付試験や内服照射試験を行う。

治療・予後

治療としては遮光を行う。C型肝炎が関連しているのであれば肝炎治療，大量飲酒が誘因であれば禁酒を行う。予後は肝病変に左右される。

（御子柴育朋，奥山隆平）

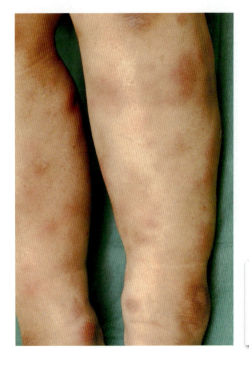

図1 皮下結節性脂肪壊死症の臨床像
両下腿に拇指頭大までの紅色から褐紅色の有痛性皮下結節を多数認めた。

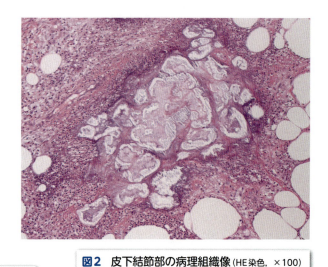

図2 皮下結節部の病理組織像(HE染色, ×100)
脂肪細胞の変性・壊死を認める(ghost-like cell)。

〔図1は酒井大輔, 他：皮膚臨床. 2009; 51(13): 1879-82 より許諾を得て転載〕

第7章 消化器疾患と皮膚症状

10. 膵疾患—皮下結節性脂肪壊死症

Point

- 膵炎や膵腫瘍などの膵疾患に伴って生じる, 下肢(特に脛骨前部)に好発する有痛性皮下結節を主徴とする疾患である。
- 膵臓由来の逸脱酵素(トリプシン, リパーゼ, ホスホリパーゼA2等)が, 皮下脂肪織に作用し脂肪壊死が生じると考えられており, 壊死に伴うサイトカインの関与も指摘されている。
- 鑑別疾患として, 結節性紅斑や皮膚動脈炎, Bazin硬結性紅斑, α_1-アンチトリプシン欠乏性脂肪織炎などが挙げられる。病理組織にて, ghost-like cellと表現される皮下脂肪の変性・壊死所見が特徴的であり, 診断に有用である。

症例

61歳, 女性。主訴：両下腿の有痛性皮下結節

【家族歴】 特記事項なし。

【既往歴】 Gardner症候群で大腸全摘術(36歳時), 慢性膵炎(41歳時)。

【現病歴】 初診の約3カ月前より両側下腿に多発する有痛性の皮下結節および38℃台の発熱が出現した。近医を受診し, 外用加療と安静にて経過観察するも改善に乏しく, 他院皮膚科を受診した。皮膚生検にて結節性紅斑と診断され, 約1カ月半の入院加療を受け, 軽快退院となった。退院後2週間頃より, 再度下腿に有痛性皮下結節が出現し増大してきたため(図1), 当科へ紹介受診となった。

【初診時所見・検査等】 下腿の皮下結節から再度皮膚生検を行った(図2)。

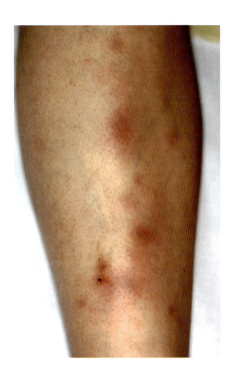
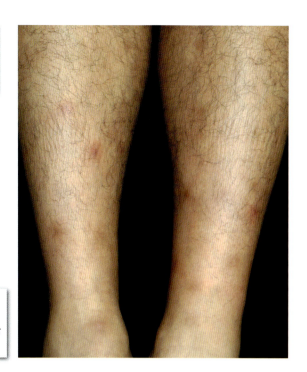

図3 結節性紅斑
下腿伸側の有痛性紅色皮下結節。

図4 皮膚動脈炎
下腿伸側の紅色皮下結節。

間違えやすい似たもの画像――結節性紅斑／皮膚動脈炎

▶**結節性紅斑**（図3）：皮下脂肪組織隔壁を中心とした脂肪織炎で，下腿伸側に好発する有痛性の紅色皮下結節を主徴とする。潰瘍化はきたさない。ときに発熱，関節痛を伴う。種々の誘因・原因によって発症する。

▶**皮膚動脈炎**（図4）：真皮深層から皮下脂肪織における中型血管炎によって，下肢に好発する皮下結節や紅斑，網状皮斑，潰瘍などの皮膚症状をきたす。皮膚外症状として，発熱，関節痛，末梢神経障害，筋痛などを生じる。

解説

皮下結節性脂肪壊死症は，膵炎および膵腫瘍中0.11％に合併するとされる稀な疾患である[1]。通常は皮膚症状よりも膵症状が先行するが，皮膚症状が先行し，無症候性の膵炎や膵癌が発見される場合もある[2]。

鑑別診断のポイント

結節性紅斑は最も頻度の高い皮下脂肪織炎であり，重要な鑑別疾患のひとつである。皮膚動脈炎は結節性紅斑よりもやや小型の皮下結節であることが多いが，皮下結節のみでは鑑別はしばしば難しい。皮下結節のほかに網状皮斑を認めれば，皮膚動脈炎を強く疑う根拠となる。上記2疾患のほかに，Bazin硬結性紅斑，α_1-アンチトリプシン欠乏性脂肪織炎，皮下脂肪織炎様T細胞リンパ腫，Weber-Christian病なども本症の鑑別疾患となる。

本症の皮下結節は時に自壊し，黄褐色の粘稠な壊死物質の排出を認めることがある。自壊した症例では結節性紅斑は否定的となるが，しばしば潰瘍化するBazin硬結性紅斑の可能性は残しておく必要がある。

α_1-アンチトリプシン欠乏性脂肪織炎はわが国では非常に稀であるが，本症ときわめて類似の所見を呈するため注意が必要である。本症の診断および鑑別診断のために皮膚生検を行うことが非常に重要である。ghost-like cellを伴う皮下脂肪の変性壊死所見が認められ，膵疾患の合併，膵酵素の上昇が確認できれば本症と診断できる。

治療・予後

増加している膵酵素に対して蛋白分解酵素阻害薬の投与が主に行われているが，無効例の報告もある。特に膵癌によるものは難治であり，蛋白分解酵素阻害薬のみでは効果が乏しいため，膵癌に対する治療が重要となってくる。腸間膜や骨髄などの多臓器に脂肪壊死が生じた場合は予後不良となる。

文献
1) Hughes SH, et al：Arch Dermatol. 1975；111(4)：506-10.
2) Bennett RG, et al：Arch Dermatol. 1975；111(7)：896-8.

（永井　宏，錦織千佳子）

第8章　栄養障害と皮膚症状

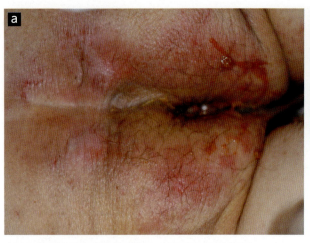
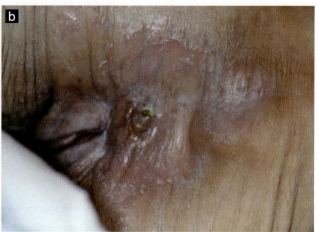

図1 亜鉛欠乏症の臨床像
a：肛門周囲の発赤，びらん。
b：肛門周囲から外陰部に及ぶ，やや角化した紅斑局面。

第8章　栄養障害と皮膚症状

1. 亜鉛欠乏症

Point

- ①肛門などの開口部周囲および四肢末端にみられる皮膚炎，②脱毛，③下痢を3主徴とする。
- 先天的なもの（腸性肢端皮膚炎）と加齢，栄養障害，低亜鉛母乳，吸収不良症候群などによる後天的なものに分かれる。
- 皮膚炎は境界明瞭な紅斑ないし膿痂疹様の外観を呈し，時に水疱，びらん，痂皮を伴う。外陰部や股部の紅斑は白癬や皮膚カンジダ症と酷似した所見を呈するが，真菌陰性であり，その本態は刺激性の"かぶれ"と考えられている。

症例1

78歳，男性。主訴：肛門周囲の発赤，びらん

【家族歴】　特記事項なし。
【既往歴】　脳塞栓症。
【現病歴】　寝たきりの入院患者で，紙おむつを使用。下痢のため肛門周囲に発赤，びらん（図1a）が出現したため，皮膚科に紹介受診。
【初診時所見・検査等】　真菌染色水酸化カリウム（KOH）法にてカンジダ陰性。血清亜鉛値60μg/dL。

症例2

85歳，女性。主訴：肛囲，外陰部の紅斑

【家族歴】　特記事項なし。
【既往歴】　低カリウム血症。
【現病歴】　寝たきりの入院患者で，紙おむつを使用。肛門周囲から外陰部にかけて紅斑（図1b）が出現したため皮膚科に紹介受診。KOH法による真菌検査にてカンジダ陰性。血清亜鉛値56μg/dL。

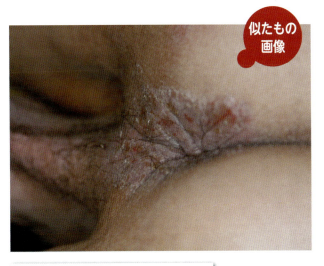

図2 肛囲〜陰部の湿疹
肛囲から陰嚢に及ぶ表面にびらんを伴う軽度苔癬化した紅斑局面。血清亜鉛正常範囲。

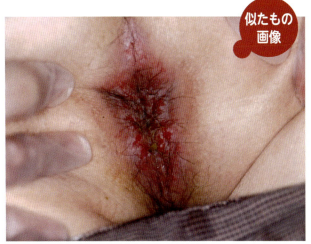

図3 肛囲溶連菌性皮膚炎
肛門周囲のびらんを伴う紅斑局面。真菌検査でカンジダ（−）。グラム染色で角層内に陽性球菌。細菌培養でG群β溶連菌（3＋）。

間違えやすい似たもの画像──肛囲・陰部湿疹，おむつ皮膚炎／肛囲溶連菌性皮膚炎

▶**肛囲・陰部湿疹，おむつ皮膚炎**：肛門周囲や陰部にみられる湿疹で，便やし尿，おむつカバーなどの刺激によって誘発される一次刺激性接触皮膚炎（非アレルギー性のかぶれ）と考えられている。図2のように血清亜鉛値が正常の症例もあるが，繰り返す高齢者の同疾患では亜鉛欠乏症を念頭に置く必要がある。

▶**肛囲溶連菌性皮膚炎**：肛門周囲の表在性の溶連菌感染症で，乳幼児に多いが，成人，高齢者でもみられる。通常A群β溶連菌が検出されるが，図3の症例ではG群β溶連菌が3＋であった。男児では亀頭包皮炎，女児では外陰腟炎を合併することがある。

解説

先天的亜鉛欠乏症は腸性肢端皮膚炎と称され，その責任遺伝子は*SLC30A4*である。後天的に亜鉛欠乏をきたす原因としては加齢，栄養障害，低亜鉛母乳，消化管疾患，慢性肝腎障害など多岐にわたる。

皮膚症状として，口や肛門などの開口部の周囲および四肢末端に皮膚炎をみる。その他，成長遅延，免疫能低下，感染症，味覚・臭覚障害，羞明，精神障害などの多彩な全身症状を伴う。

新たな亜鉛欠乏症の診療指針[1]では，血清亜鉛の代替指標として血清アルカリホスファターゼが検査所見に加えられている点や，潜在性亜鉛欠乏を血清亜鉛値80μg/dL未満とする点，さらに血清亜鉛値の測定時刻を早朝の空腹時が望ましいとしている点などに注意したい。

鑑別診断のポイント

本症による皮膚炎の本態は刺激性の"かぶれ"と推測されているため，開口部周囲や手足にみられる一般的な湿疹との鑑別が難しく，必ず血清亜鉛値を測定する。外陰部や股部では白癬や皮膚カンジダ症と鑑別するために真菌検査が必要である。

治療・予後

亜鉛補充療法として硫酸亜鉛（院内調剤）あるいは酢酸亜鉛（ノベルジン®），ポラプレジンクの経口投与が行われる。投与量は，亜鉛換算で乳児3mg/kg/日，幼児30〜50mg/日，学童以降は50〜150mg/日を投与する。皮膚症状や血清亜鉛値を参考に投与量を増減する。先天性の場合は生涯にわたる亜鉛製剤投与が必要である。また，皮膚症状に対しては原因と考えられる刺激物質の皮膚への曝露を避けることが望ましい。

文献 1）児玉浩子, 他：日臨栄会誌. 2016；38(2)：104-48.

（川村龍吉，角田孝彦）

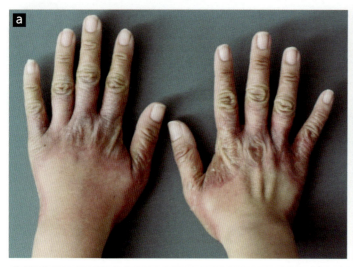
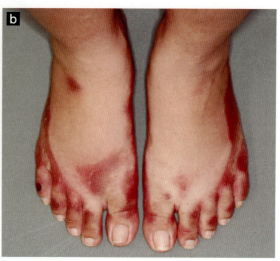

図1　ペラグラの臨床像
a：手背，手指の灼熱感・しびれを伴う紫紅色紅斑・腫脹・鱗屑。水疱も散見された。
b：足背，足縁の灼熱感・しびれを伴う紫紅色の紅斑・腫脹・鱗屑。皮疹は露光部とサンダルによる摩擦部に強く認められた。

第8章　栄養障害と皮膚症状

2. ペラグラ

Point

- ペラグラ（pellagra）は，①皮膚炎（dermatitis），②消化器症状（diarrhea），③神経症（dementia）を3主徴（3D）とする。
- ビタミンB_3（ニコチン酸，ナイアシン）欠乏が主な原因である。ビタミンB_3はトリプトファンからも生合成されるため，トリプトファン摂取不良・吸収障害，トリプトファン-ニコチン酸経路関連酵素欠損なども原因となる。さらにこの生合成経路にはビタミンB_1，B_2，B_6が関与するため，これらビタミン群の欠乏によっても発症する。
- 皮膚症状は手背・足背などの露出部に日焼けと似た赤褐色紅斑として生じる。

症例

33歳，女性。主訴：手背・足背の紅斑・腫脹（図1）

【家族歴】　特記事項なし。
【既往歴】　鼻炎。
【生活歴】　アルコールの多飲歴あり。泡盛を約15年にわたり連日飲酒している。喫煙歴はない。
【現病歴】　半年前より気分の落ち込みがあり，食事量が減っていた。同時期より飲酒量が増え，泡盛700mL/日を連日飲んでいた。約2カ月前より手指背側に紫紅色の紅斑・腫脹，さらに足背にしびれも自覚した。その後，足趾背側や口囲にも紫紅色の紅斑・腫脹が出現した。近医でステロイド外用薬を処方されていたが改善しなかった。1週間前，海水浴へ行ったあとから症状が増悪した。

似たもの画像

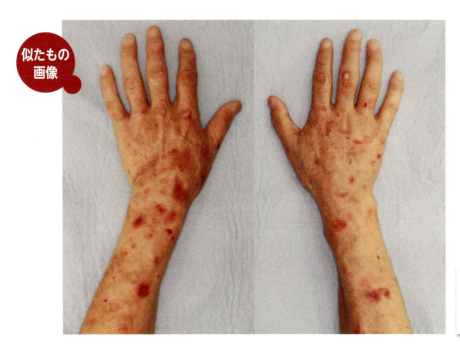

図2 晩発性皮膚ポルフィリン症
手背，前腕の強い瘙痒を伴う米粒大～小指頭大までのびらん・痂皮と色素沈着。一部水疱も混在。

間違えやすい似たもの画像──晩発性皮膚ポルフィリン症

▶**晩発性皮膚ポルフィリン症（図2）**：日光曝露ないし外傷によって小水疱・びらんを形成する。軽度の瘢痕・萎縮，色素沈着を残して治癒するが，これを繰り返す。原因は，肝におけるウロポルフィリノーゲンデカルボキシラーゼ（UROD）活性低下のためウロポルフィリノーゲンⅢからコプロポルフィリノーゲンⅢへの過程が阻害され，体内にウロポルフィリンなどが増量することによる。
遺伝的背景のないⅠ型，家族内に発症するⅡ型，Ⅲ型に分類され，Ⅰ型ではアルコールの長期摂取，肝炎（特にC型），血液透析，薬剤（エストロゲン，ヘキサクロロベンゼン，鉄剤等）が誘因となる。Ⅱ型，Ⅲ型ではそれぞれ*UROD*遺伝子，*HFE*遺伝子の変異が関与する。
検査所見ではウロポルフィリン，コプロポルフィリンの尿中および便中排泄増加がみられる。治療は禁酒，遮光，鉄キレート薬の投与，肝炎治療などを行う。

解説　ペラグラの皮膚症状は，手背・足背や顔面，Vネック部などの露光部に限局した灼熱感・瘙痒を伴った赤褐色紅斑として生じ，ときに水疱，びらん・潰瘍を伴う。頸部では首飾り状[Casal's necklace（Casal頸帯）]を呈する。症状が慢性化すると，色素沈着や色素脱失を混じた多形皮膚萎縮状態をきたし，脱毛や爪の変形・萎縮を伴うことがある。また，前駆症状として，全身倦怠感や前駆性紅斑（手背に灼熱感のある紅斑が数日続く）がみられることがある。
ビタミンB_3は血中でニコチンアミド-アデニン-ジヌクレオチド，ニコチンアミド-アデニン-ジヌクレオチド-ホスフェートのかたちで血球中に存在するため，これらすべてを加水分解してニコチン酸として測定した全血総ニコチン酸値で欠乏を判定する。また，ニコチン酸アミド代謝産物である尿中N'-メチルニコチンアミド値でも欠乏と判定される。

鑑別診断のポイント
日光曝露と皮膚症状発現の関連が推測されているため，一般の光線過敏症との鑑別も必要とされる。

治療・予後
治療として，食事改善，ビタミンB群，特にニコチン酸アミドの大量投与（50～600mg/日）などを行う。放置すると下痢が続いて死亡する。

参考文献 ▶ 森若文雄：日臨．2004；62（増1）：373-5．
▶ 川村龍吉：皮膚臨床．2017；59（6）：909-15．

（川村龍吉，山口さやか）

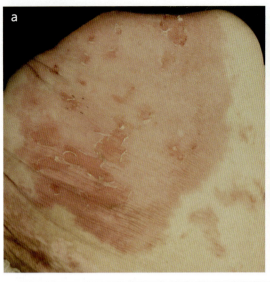
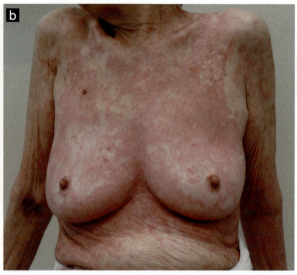

図1 グルカゴノーマ症候群の臨床像（壊死性遊走性紅斑）
a：初診数日後，下肢に境界が比較的明瞭な浸潤性紅斑，びらん，痂皮，膿疱がみられる。
b：全身に融合傾向のある紅斑，痂皮，びらんがみられる。

第8章　栄養障害と皮膚症状

3. グルカゴノーマ症候群
―壊死性遊走性紅斑

- グルカゴノーマ症候群は膵島α細胞グルカゴン分泌腫瘍，糖尿病，壊死性遊走性紅斑の3要素を特徴とし，様々な臨床症状を呈する症候群の総称である。
- 壊死性遊走性紅斑は臨床症状からの診断名である。グルカゴノーマ症候群の特徴的な皮膚症状であり，腫瘍の早期診断，治療につながる。
- 壊死性遊走性紅斑の臨床症状，病理所見ともに病期により多彩であり，紅斑を呈する様々な疾患との鑑別が必要である。

症例　76歳，女性。主訴：全身の瘙痒を伴う紅斑（図1）

【家族歴】　特記事項なし。
【既往歴】　胃潰瘍，軽度耐糖能異常。
【現病歴】　初診の3カ月ほど前より，両下腿中心に瘙痒を伴う紅斑が出現し，近医にて外用ステロイドとプレドニゾロン（以下PSL）10mg/日内服で加療されるも改善なく当科を受診。
【薬剤歴】　オメプラゾール，レバミピド，セレコキシブ。
【初診時所見・検査等】　薬疹や水疱症を疑い，生検後 PSL 30mg/日を開始するも皮疹の改善なし。病理組織でも確定診断に至らず，全身検索のため造影CTを施行，膵尾部に腫瘍を認めた。
【経過】　外科にて腫瘍摘出術が施行され，その直後から皮疹は軽快傾向を示し，術後約2週間でほぼ消退した。腫瘍は病理組織学的検査でグルカゴノーマであったことが判明した。術前のグルカゴン値は400pg/mL以上（基準値50～150）であったが，術後1カ月後には53pg/mLと正常化した。しかし，術後約2年で全身に紅斑が再燃し，全身検索にて多発性肝転移がみつかった。

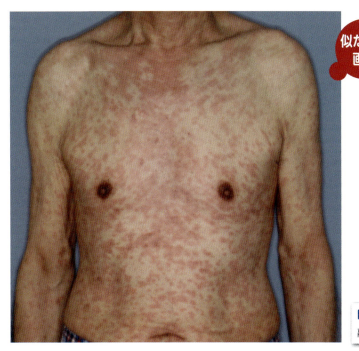

図2　多形滲出性紅斑
融合傾向のある紅斑がみられる。

間違えやすい似たもの画像──多形滲出性紅斑

▶**多形滲出性紅斑**：融合傾向のある紅斑であるが，壊死性遊走性紅斑ではターゲット状紅斑はみられない（図2）。痂皮は必ずしも紅斑中央にあるわけではない。多形滲出性紅斑は基本的にターゲット状紅斑の融合でつくられるが，壊死性遊走性紅斑は環状地図状に拡大するのが基本である。そうは言っても鑑別は難しい。

解説

壊死性遊走性紅斑は臨床症状からの診断名である。膵島α細胞グルカゴン分泌腫瘍による特徴的な皮膚症状として知られている。

鑑別診断のポイント

臨床症状は初期には境界明瞭な融合性の環状紅斑を呈し，水疱，びらん，痂皮などを伴い，中央は色素沈着を残しながら遠心性に拡大する。物理的刺激を受けやすい鼠径部などは乾癬様局面を認めることもある。そのため水疱症や膿疱性疾患，皮膚感染症等，様々な疾患との鑑別が必要である。

本症例のように時間が経つと，多形滲出性紅斑や播種状紅斑丘疹型薬疹との鑑別がきわめて困難となることに注意が必要である。稀少な疾患ではあるが，常に念頭に置き精査する必要がある。

治療・予後

腫瘍の外科的切除により治癒することが多い。グルカゴノーマ以外の高グルカゴン血症を伴う疾患，高グルカゴン血症を伴わない小腸疾患でもみられる。

栄養障害に伴って生じる例も報告されており，多くの症例でアミノ酸の低値がみられ，血清亜鉛やアルブミンの低下を伴うこともある。この場合，栄養素の補給により皮膚症状が改善する。

（山本紀美子，鶴田大輔）

第9章　肉芽腫性疾患と皮膚症状

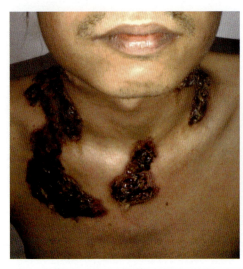

図1 尋常性狼瘡の臨床像
両頸部から前胸部にかけて厚い鱗痂皮を付着する潰瘍が瘢痕を形成しながら拡大した。

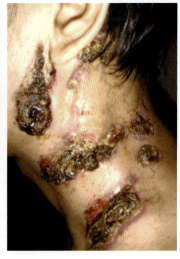

図2 皮膚疣状結核の臨床像
右大腿に角化を伴い浸潤を触れる紅斑が散在する。

第9章 肉芽腫性疾患と皮膚症状

1. 結核

Point
- ▶結核は結核菌による感染症であり，肺のみならず皮膚やリンパ節，骨など多臓器に症状が及ぶ。
- ▶高齢者や外国人患者の増加が指摘されている。
- ▶皮膚結核には，病変部から抗酸菌が証明できる真性皮膚結核（皮膚疣状結核，皮膚腺病，尋常性狼瘡）と，皮膚病変部から結核菌を証明できないことの多い結核疹（丘疹壊疽性結核疹，腺病性苔癬，陰茎結核疹，Bazin硬結性紅斑）がある。
- ▶皮膚結核の治療は，肺結核に準ずる。

症例1 28歳，男性*。主訴：両頸部から胸部の皮疹（図1）

【家族歴・既往歴】 特記事項なし。
【現病歴】 数カ月前より，両頸部から胸部にかけて厚い鱗屑を有する潰瘍が拡大したため受診した。

症例2 10歳，男児*。主訴：右大腿の皮疹（図2）

【家族歴・既往歴】 特記事項なし。
【現病歴】 1〜2カ月前より，右大腿に皮疹を生じ，数を増すために受診した。

＊症例1，2はいずれも，ハサヌディン大学医学部皮膚科Khairuddin Djawad先生の症例である。

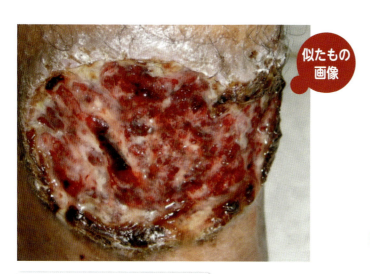

図3 リーシュマニア症による下腿潰瘍（*Leishmania braziliensis*）
ベクターであるサシチョウバエの刺入部に，辺縁が堤防状に隆起し不整な潰瘍底を有する潰瘍を形成する。

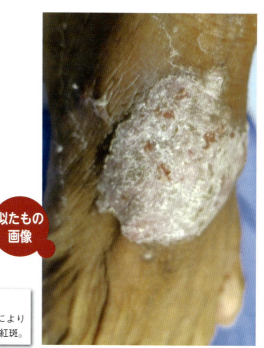

図4 慢性湿疹
履き物による繰り返し刺激により生じた左足背の苔癬化を伴う紅斑。

間違えやすい似たもの画像——リーシュマニア症/慢性湿疹

▶**リーシュマニア症**：*Leishmania braziliensis*によるリーシュマニア症を図3に示した。リーシュマニア症は，リーシュマニア原虫を媒介するサシチョウバエ（sandfly）に刺されることにより感染する寄生虫疾患であり，所属リンパ節腫脹，皮膚潰瘍を呈する。潰瘍辺縁は盛り上がり，不整な潰瘍底が認められる。

▶**慢性湿疹**：左足背に履物の繰り返し刺激で形成された紅斑（図4）。紅斑は苔癬化して隆起し瘙痒感を伴う。

解説

結核については，世界人口の約1/3がすでに結核に感染し，年間約180万人が結核で死亡していると報告され，公衆衛生上の脅威とされている。結核菌は主に肺を侵すが，リンパ節，皮膚などの臓器にも感染し，一度発症すると治癒後もlatent phaseとして体内に潜伏，老化や免疫低下により再燃するため，再燃を予防するワクチンの精製が期待されている[1]。皮膚結核には，真性結核（結核菌が直接接種されて病巣を形成する皮膚疣状結核，肺やリンパ節結核からの直接浸潤による皮膚腺病，血行性播種もしくは直接接種による尋常性狼瘡）と，病変部に結核菌を証明できないことが多い結核疹（丘疹壊疽性結核疹，腺病性苔癬，陰茎結核疹，Bazin硬結性紅斑）がある。

鑑別診断のポイント

皮膚結核の中でも，内臓病変から播種するものは，頸部や顔面に紅斑や潰瘍，排膿を伴う皮疹が多くみられる。また，結核の流行地域からの渡航者や滞在者，日本人では結核の既往のある高齢者や免疫の低下した人からの発症が多い。病理学的には，腺病性苔癬以外では結核結節が認められることから，他の肉芽腫性疾患との鑑別が可能となる。

以下の所見（①～④）を基に診断する。①活動性のある結核が全身のどこかに存在する，②病理組織学的に乾酪壊死を伴う肉芽腫を認め，皮膚病変部から培養やPCRにより抗酸菌が証明される，③ツベルクリン反応陽性，④IFN-γ遊離試験陽性。

治療・予後

標準的な治療は，イソニアジド，リファンピシン，ピラジナミド，エタンブトール，ストレプトマイシンなどを用いて行う。皮膚病変は，内服療法に反応して予後良好であるが，治癒後も数年間は経過観察が必要である。

文献 1) Miyata T, et al: Vaccine. 2012; 30(2): 459-65.

（宮田聡子）

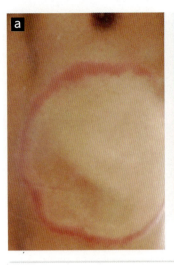
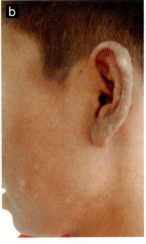

図1 Hansen病の臨床像
a：PB-TT。左胸部に大型の環状の紅斑を認める。紅斑周囲には白暈を伴っている。
b：MB-LL。頬部から耳介に散在する白色の斑があり，耳介には皮内に浸潤を触れる丘疹が多数している。

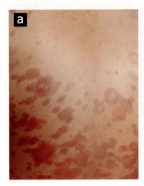
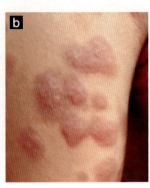

図2 MDT開始後に生じたらい反応
腰背部，両上肢に，浸潤を触れ，隆起した鮮紅色の紅斑が出現した。
a：腰背部。
b：左上腕。

第9章 肉芽腫性疾患と皮膚症状

2. Hansen病

Point
- Hansen病（leprosy）は，抗酸菌であるらい菌（*Mycobacterium leprae*）による慢性感染症で，主に皮膚や末梢神経を侵す。宿主の免疫応答の相違により多彩な皮膚症状を呈する。
- 日本人では70歳以上の高齢者，東南アジアや南米など熱帯の流行地域での生活歴を有する人に，感覚障害を伴う皮疹が存在するときにはHansen病を考える。
- らい菌は神経に侵入するため，皮疹から診断には至らなくても，知覚鈍麻や，末梢神経の肥厚，運動障害を認めるときには，Hansen病を考える。

症例1 25歳，男性。主訴：左胸部の紅斑（図1a）

【家族歴・既往歴】 特記事項なし。
【現病歴】 数カ月前より，左胸部に遠心性に拡大する環状の紅斑を主訴に来院した。紅斑には温痛覚鈍麻を伴っていた。

症例2 18歳，男性。主訴：顔面と両耳介の白っぽい斑（図1b）

【家族歴・既往歴】 特記事項なし。
【現病歴】 約半年前より，顔面，頸部，両耳介に白色調の斑を生じ来院した。

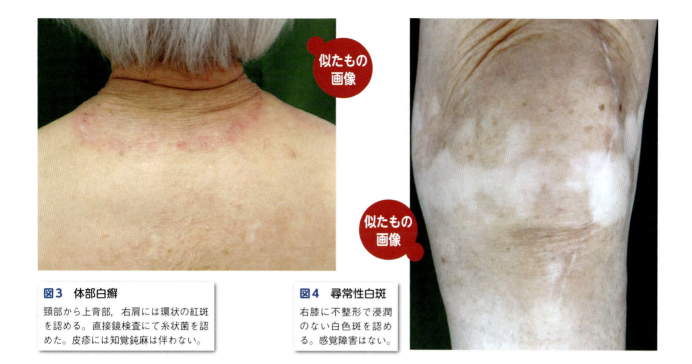

図3 体部白癬
頸部から上背部，右肩には環状の紅斑を認める。直接鏡検査にて糸状菌を認めた。皮疹には知覚鈍麻は伴わない。

図4 尋常性白斑
右膝に不整形で浸潤のない白色斑を認める。感覚障害はない。

間違えやすい似たもの画像──体部白癬／尋常性白斑

▶**体部白癬（図3）**：皮膚糸状菌による真菌感染症である。紅斑局所より真菌染色水酸化カリウム（KOH）法や培養にて白癬菌を証明する。

▶**尋常性白斑（図4）**：表皮基底層にあるメラノサイトが減少・消失する疾患で，白く抜けてみえる。

解説

Hansen病は，日本ではほぼ駆逐された感染症であるが，世界では熱帯の発展途上国を中心として年間約22万人の発症が報告され，その約74％は東南アジアでの発症である。病原菌であるらい菌は，患者からの直接飛沫により感染したり，環境由来のらい菌が鼻粘膜を介して感染するとされる。アルマジロやアカリスがリザーバーとなって[1]，長期にわたりらい菌の伝播が起こっていると考えられている。

らい菌が増殖し皮膚に症状が出現すると，宿主の免疫状態により，細胞性免疫が強く働くTT，抗体産生は起こるが細胞性免疫の弱いLL，その中間のBT，BB，BLに分類される。治療方針決定のためには，皮膚スメア検査を行い，抗酸菌が陰性の場合はpaucibacillary leprosy（PB），抗酸菌が陽性の場合にはmultibacillary leprosy（MB）と診断される。皮疹は多彩で，瘙痒感などの自覚症状を欠くことが多く，体温の低い四肢末梢，鼻，耳に皮疹が好発する。

鑑別診断のポイント

高齢者や熱帯での生活歴を有する患者に，感覚障害を伴う皮疹が存在するときにはHansen病を考え，知覚鈍麻や末梢神経の肥厚，運動障害の有無について診察する。皮疹部の皮膚生検にて抗酸菌が証明されれば診断できる。血清学的診断には抗PGL-1抗体が用いられている。

治療・予後

WHOより無償で供与されているリファンピシン，ダプソン，クロファジミンによる多剤併用療法（multidrug therapy；MDT）を行う。治療は，Hansen病に習熟した医師と連携して行うことが望ましい。治療中に起こるらい反応（図2）は，急性発症し全身症状を伴うことが多く，患者にとっては病状の悪化を危惧する要因となりうるので，長期にわたる治療に対する不安を極力軽減することが必要である。治療後に整容的な問題や，神経症状による生活の質の低下が起こることが多い。

文献 1）Avanzi C, et al：Science. 2016；354(6313)：744-7.

（宮田聡子）

第10章　感染症等と皮膚症状

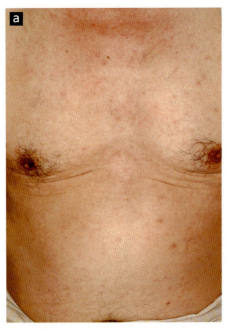
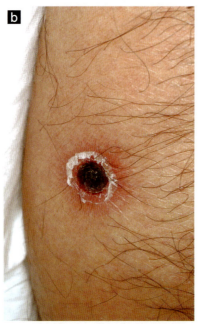

図1 ツツガムシ病の臨床像
a：胸腹部に爪甲大の紅斑が多発する。
b：刺し口。右下腿外側に1cm大の焼痂がみられ、周囲に紅斑を伴う。
（写真提供：日立総合病院皮膚科主任医長 伊藤周作先生）

第10章 感染症等と皮膚病変

1. ツツガムシ病

Point

▶ *Orientia tsutsugamushi* を病原体とするリケッチア感染症であり、ダニの一種であるツツガムシの幼虫によって媒介される。

▶ 発熱、発疹、刺し口が3主徴である。突然の高熱で発症し、続いて体幹部から四肢に爪甲大の紅斑が多発する。注意深く観察すると刺し口を発見できる場合が多く、臨床診断の重要な手がかりとなる。

▶ テトラサイクリン系抗菌薬が著効するが、治療開始が遅れると重症化し、播種性血管内凝固症候群や多臓器不全により死に至ることがある。

症例 70歳、男性。主訴：発熱、全身倦怠感、食欲不振、体幹部の紅斑（図1）

【既往歴】 脊柱管狭窄症。

【生活歴】 農業に従事し、山に立ち入る機会が多い。

【現病歴】 10日前より全身倦怠、食欲不振、下痢をきたし、その3日後に体幹部の発疹に気づいた。近医で感染性胃腸炎として加療されたが軽快しないため当科紹介受診。

【初診時所見・検査等】 4月中旬初診時、体温39.2℃、頭痛があり、強い倦怠感を訴える。体幹部を中心に境界不明瞭な爪甲大の紅斑が多発（図1a）、右下腿外側に1cm大の焼痂がみられ、周囲に紅斑を伴う（図1b）。右鼠径リンパ節腫脹あり。手掌、足蹠に皮疹はない。WBC 8,900/μL、AST 82U/L、ALT 64U/L、CRP 12.66mg/dL。血清ツツガムシ特異的抗体価は、Gilliam型IgM 320倍、Kato型IgM 640倍、Karp型IgM 640倍。

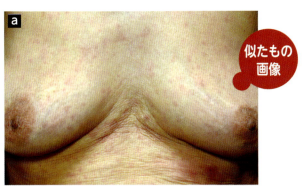
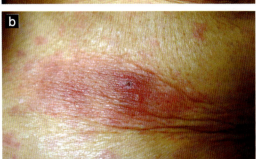

図2 日本紅斑熱
a：胸腹部に爪甲大の紅斑が多発する。
b：刺し口。上腹部にある紅斑、丘疹の中央に痂皮がみられる。
（写真提供：高松赤十字病院皮膚科部長　池田政身先生）

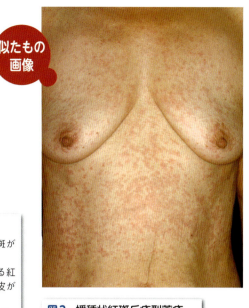

図3 播種状紅斑丘疹型薬疹
胸腹部に紅斑、丘疹が多発する。

間違えやすい似たもの画像──日本紅斑熱／播種状紅斑丘疹型薬疹

▶**日本紅斑熱**：マダニによって媒介されるリケッチア感染症で、病原体は*Rickettia japonica*である。主に関東以西の地域で4〜11月に発生する。潜伏期間は2〜8日、臨床的には高熱、発疹、刺し口が3主徴である。発疹はツツガムシ病と類似する（図2a）が、四肢末端に優位で、手掌にも紅斑がみられ、紫斑を伴いやすい。刺し口はやや小型である（図2b）。治療はテトラサイクリン系抗菌薬が第一選択であり、重症例ではニューキノロン系抗菌薬との併用療法が推奨される。

▶**播種状紅斑丘疹型薬疹**：薬剤またはその代謝産物により全身に播種状の紅斑、丘疹を生じる（図3）。重症例ではしばしば発熱を伴う。薬剤使用歴から被疑薬を推定し、中止しなければならない。

解説

ツツガムシ病は感染症法に基づく全数把握の対象となる四類感染症であるため、診断した医師は直ちに保健所に届け出なければならない。国内における主な媒介種は、フトゲツツガムシ、タテツツガムシ、アカツツガムシの3種である。媒介するツツガムシの種類と地理的分布、幼虫の活動時期によって発生時期に地域特性があり、東北・北陸などの寒冷地域では春と秋に、その他の地域では秋〜初冬に多い。

鑑別診断のポイント

潜伏期間は5〜14日であり、山林、原野などでの感染機会がないか詳しく問診する。突然の高熱で発症し、頭痛、倦怠感、食欲不振、関節痛などをきたす。続いて体幹部、四肢に境界不明瞭な紅斑が多発し、刺し口の所属リンパ節腫脹または全身の表在性リンパ節腫脹がみられる。刺し口は約1cm大で、中央に焼痂を形成し周囲に紅斑を伴う。本人は刺し口に気づいていないことがあるため、全身をくまなく探索する。刺し口の発見は臨床診断の重要な手がかりとなる。血清学的にツツガムシ特異的抗体価の上昇を確認、あるいは急性期の全血や刺し口の組織などからPCR法で病原体のDNAを検出すれば診断が確定する。

治療・予後

テトラサイクリン系抗菌薬が著効し数日以内に解熱する。ペニシリン系、セフェム系、ニューキノロン系などの抗菌薬は無効。適切な治療が行われないと重症化し、播種性血管内凝固症候群や多臓器不全により死に至ることがある。少しでも本症が疑われる場合には、確定診断を待たずに直ちに治療を開始する。

参考文献
▶ 髙垣謙二：日皮会誌. 2014；124(9)：1739-44.
▶ 山藤栄一郎：Derma. 2016；242：185-90.

（神﨑美玲）

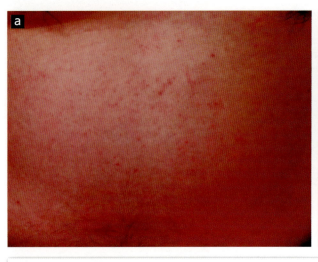
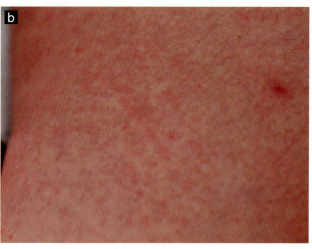

図1 デング熱の臨床像
a：軀幹には "white islands in a sea of red" と呼ばれる発疹（赤い中に白く抜ける発疹）に点状出血斑が混在。
b：大腿部には "white islands in a sea of red" と呼ばれる発疹と，虫刺痕がみられた。

第10章 感染症等と皮膚病変

2. デング熱・ジカウイルス感染症

Point
- いずれも発熱と全身の発疹を特徴とし，ネッタイシマカ，ヒトスジシマカが媒介するフラビウイルス感染症であるが，ジカウイルス感染症では輸血や精液からの感染もある。
- 熱帯・亜熱帯と関連する輸入感染症が多いが，日本国内のヒトスジシマカによるアウトブレイクも起こる。
- デング熱では発熱，頭痛，眼窩痛や全身倦怠感など感冒様症状から始まり，解熱期に発疹が出現するものが典型的であるが，ジカウイルス病では発熱は軽度，またはみられず，発疹を自覚して受診することが多い。また胎児感染による先天性ジカウイルス感染症が問題となる。

症例 35歳，男性。主訴：頭痛，発熱

【家族歴・既往歴】 特記事項なし。

【現病歴】 201X年11月下旬に5日間フィリピンのセブ島に出張し帰国した。5日後の朝9時に悪寒が出現し，11時には39.2℃の発熱がみられた。職場の診療所でインフルエンザを疑われたが，夜間になり近医で行ったインフルエンザ迅速検査は陰性であった。翌日も38〜39℃台の発熱が続き，頭痛もひどいため当院に紹介され入院した。頸部リンパ節は触知せず，血液検査所見ではWBC 3,600/μL, Plt 12.6×10⁴/μL, CRP 1.80mg/dL, 軽度肝機能障害がみられた。翌日，解熱傾向にあったが頭痛は続き，全身に紅斑が出現したため（図1），当科に紹介された。なお，入院時に行った非構造蛋白（non-structural protein 1：NS-1）抗原は陽性であった。

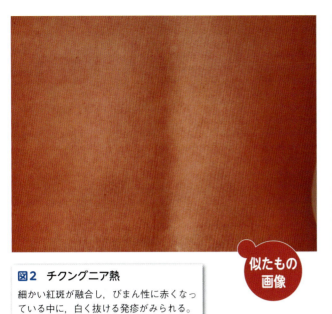

図2　チクングニア熱
細かい紅斑が融合し，びまん性に赤くなっている中に，白く抜ける発疹がみられる。

似たもの画像

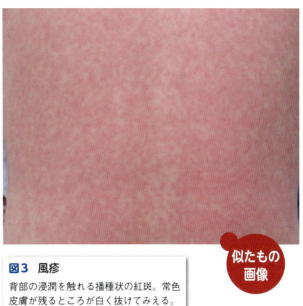

図3　風疹
背部の浸潤を触れる播種状の紅斑。常色皮膚が残るところが白く抜けてみえる。

似たもの画像

間違えやすい似たもの画像——チクングニア熱／風疹

▶ **チクングニア熱（図2）**：媒介蚊は同じで潜伏期も3〜7日（2〜14日）と変わらない。感冒様症状から始まることもデング熱同様であるが，末梢の関節痛，関節腫脹が目立つことが特徴とされる。最終的にはウイルス学的検査で鑑別する。

▶ **風疹（図3）**：発熱，関節痛やその他感冒様症状とともに紅斑丘疹が播種状にみられる。流行がわかっていれば診断しやすいが，孤発例では誤診することもある。

▶ 上記2疾患以外に，リケッチア感染症や，発熱，播種状の紅斑丘疹をきたす他のウイルス感染症も間違えやすい。

解説

デング熱，ジカウイルス感染症いずれも不顕性感染が80％を超えるとも言われ，ウイルス血症に気づかず感染源となってしまう場合があり，これがアウトブレイクにつながる。デング熱では発疹のみられる時期が重症化しやすい時期と一致するので注意を要する。

鑑別診断のポイント

いずれも潜伏期は3〜7日（2〜14日）である。病歴，症状の経過を細かく把握することが鑑別の際重要となる。デング熱では38.5℃以上の発熱，頭痛，倦怠感，筋肉痛，眼窩痛などの症状，白血球減少，血小板減少，肝機能障害もみられやすい。典型的な発疹は"white islands in a sea of red"と言われる。ジカウイルス感染症はジカウイルス病と先天性ジカウイルス感染症に分類される。ジカウイルス病では全身症状が軽く，発疹で気づかれる頻度が高い。発疹の多くは紅斑丘疹型である。発疹または発熱以外に関節痛，関節炎，非滲出性充血性結膜炎のいずれかがみられ，曝露歴がある場合に疑う。先天性ジカウイルス感染症は，胎児へ経胎盤感染し小頭症など先天異常をきたしたものである。

診断はウイルスRNA検出，ウイルスIgM抗体の有意な上昇（低値陽性の場合はペア血清での確認が必要），ウイルスIgG抗体のペア血清での有意な上昇のいずれか，またはデング熱に特異的なNS-1抗原検出による。

治療・予後

治療は対症療法となる。蚊に刺されないための予防策が大切である。デング熱では重症化サインを見落とさない。重症デング熱・デング出血熱では，発疹出現時期に膠質浸透圧の低下に伴う症状が起こり，生命予後に関わることもある。ジカウイルス病の多くは予後良好だが，胎児へのジカウイルス感染を防ぐための注意が必要となる。

参考文献 ▶ 国立感染症研究所：蚊媒介感染症の診療ガイドライン．第4版（2016年12月14日）．

（関根万里）

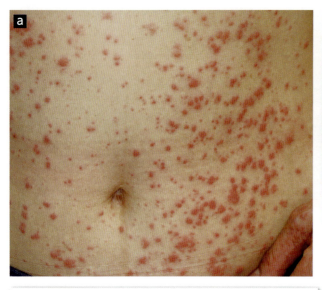
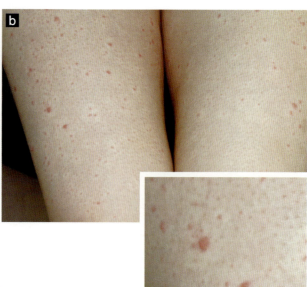

図1 伝染性紅斑の臨床像
a:腹部全体に直径2〜4mmの紅色丘疹が多発し，融合しない。
b:両大腿に直径1〜2mmの紅色丘疹が散在し，周囲にhaloを形成する。

第10章 感染症等と皮膚病変

3. 伝染性紅斑

Point

- 伝染性紅斑はヒトパルボウイルスB19（B19）の飛沫感染による感染症で，感冒様症状の約1週間後に皮疹が出現する。
- 小児では両頬の平手打ち様紅斑が有名であるが，成人では体幹，四肢に細かな紅斑，丘疹あるいは紫斑が多発し，発熱，手足の腫脹，多関節痛を伴ったり，gloves and socks症候群を呈するなど症状が多彩である。
- 通常，無治療で症状は消退するが，妊婦のB19感染による胎児水腫，溶血性貧血患者の感染に伴うaplastic crisisには注意が必要である。

症例

40歳，女性（保育士）。主訴：発熱を伴う体幹，四肢の皮疹（図1）

【家族歴】 同症状なし。

【既往歴】 特記事項なし。

【現病歴】 初診の7日前に感冒様症状があり，その翌日近医で抗菌薬を処方され内服した。2日前より上肢に皮疹が出現。1日前より38℃の発熱とともに体幹，四肢に皮疹が拡大し，両膝および手関節痛を伴うため受診した。何となく手足が腫れぼったく感じている。かゆみはない。なお，初診の2〜3週前に，発疹のため園児が3人休園したが，4〜5日後に登園していた。

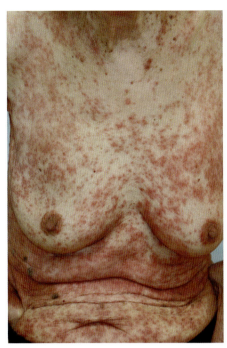

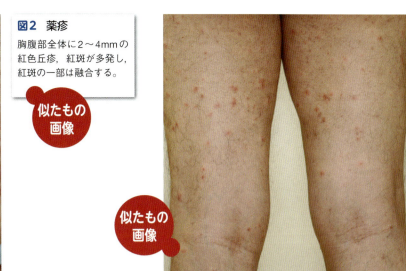

図2 薬疹
胸腹部全体に2〜4mmの紅色丘疹，紅斑が多発し，紅斑の一部は融合する。

図3 IgA血管炎
両大腿に直径1〜2mmの中央が隆起する紅色丘疹，紫斑が多発する。

間違えやすい似たもの画像──薬疹/IgA血管炎

▶**薬疹（紅斑丘疹型）**：薬剤摂取の数日後に，大小の紅斑，紅色丘疹が全身に多発する（図2）。薬疹では紅斑が融合傾向を示したり，発熱や粘膜疹を伴うこともある。末梢血好酸球増多や肝機能異常を伴う症例もある。

▶**IgA血管炎（アナフィラクトイド紫斑/Schönlein-Henoch紫斑病）**：隆起した紫斑が散在し，palpable purpuraを呈する。下腿に好発し，大腿にも出現する（図3）。初期には鮮紅色の丘疹，その後紫色調を帯びる。関節痛，腹痛を伴うこともある。溶連菌感染などに伴うことが多く，生検皮膚で真皮上層の血管にIgAの沈着を検出する。

解説

伝染性紅斑はB19の感染症である。小学生や保育園児に多く，母親や保育士にも発症する。感染の1週間後に感冒様症状があり，その約1週間後に皮疹が出現する。小児では全身症状は軽く，両頬の平手打ち様紅斑や前腕，上腕や大腿の伸側，臀部の網目状紅斑を生じる。成人では発熱，倦怠感，リンパ節腫脹，手足の腫脹，関節の腫脹，多関節痛などの症状を伴う。心外膜炎，胸膜炎，急性心不全を合併することもある[1]。皮疹は多彩で，体幹，四肢の細かな紅斑，丘疹，紫斑が多発することが多く，手袋，靴下の部位に一致して皮疹が多発するgloves and socks症候群を呈することもある[2]。

検査所見では病初期に補体価が低下し，白血球数が減少する。一過性の肝機能異常や，抗核抗体あるいはリウマトイド因子が陽性化することもある。確定診断は急性期のB19に対するIgM抗体測定あるいはPCRによる血中ウイルスDNAの検出による。現在のところIgM抗体測定は妊婦のみで保険適用がある。

鑑別診断のポイント

急性ウイルス発疹症である麻疹，風疹，伝染性単核（球）症，Gianotti-Crosti症候群との鑑別を要する。紫斑が主体の症例ではIgA血管炎，白血球破砕性血管炎との鑑別を要する。薬剤使用後に皮疹を生じた場合は薬疹を常に念頭に置く。

治療・予後

基本的には対症療法のみである。皮疹は1週間以内に消退する。関節痛，倦怠感が遷延することがある。妊婦の感染では，胎児に胎内造血不全による重篤な貧血や心不全を引き起こし，胎児死亡の原因となる。溶血性貧血患者の感染ではaplastic crisisを起こすため，輸血，免疫グロブリンの投与を行う。

文献
1) Seishima M, et al : Mod Rheumatol. 2010 ; 20(6) : 617-20.
2) Mage V, et al : J Am Acad Dermatol. 2014 ; 71(1) : 62-9.

（清島真理子）

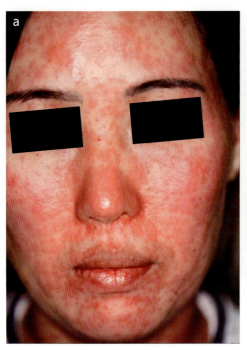
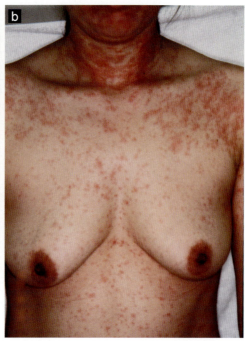

図1 麻疹の臨床像
a：顔に，融合傾向を示す小紅斑や丘疹が全体に多発している。
b：上胸部では小紅斑や丘疹が密に多発し，融合傾向であり，胸部から腹部にかけても同様の皮疹が多発，散在している。

第10章 感染症等と皮膚病変

4. 麻疹

- ▶潜伏期10〜12日を経て，38℃前後の発熱が2〜4日間続き，倦怠感と上気道炎症状，結膜炎症状が現れる（カタル期）。発熱が下降したあと，再び高熱が出るとともに（二峰性発熱），皮疹が出現する（発疹期）。皮疹出現後3〜4日で解熱し，発疹は色素沈着化する（回復期）[1]。
- ▶皮疹は耳後部，頸部，前額部より出現し，顔面，体幹部，四肢末端にまで広がる。発疹ははじめ小型の紅斑であるが，間もなく丘疹となり，融合傾向となる。頬粘膜の臼歯対面にやや隆起し紅暈に囲まれた径約1mmの白色斑（Koplik斑）がみられる[1]。
- ▶鑑別疾患として風疹がある。融合傾向があり，色素沈着を残すなどの点で風疹の皮疹とは異なる。

症例 35歳，女性。主訴：発熱と皮疹（図1）

【家族歴】 初診13日前に長女が麻疹と診断されている。
【既往歴】 麻疹の既往歴や予防接種歴なし。
【現病歴】 初診6日前から38℃台の発熱があり，3日前に皮疹が出現した。

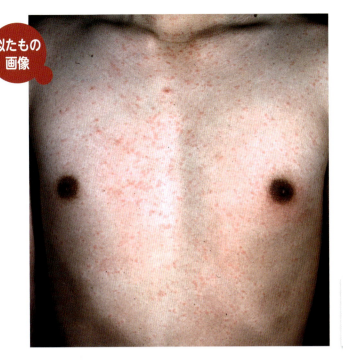

似たもの画像

図2 風疹
(出光俊郎：内科で出会う見ためで探す皮膚疾患アトラス. 出光俊郎, 編. 羊土社, 2012, p178より許諾を得て転載)

間違えやすい似たもの画像——風疹

▶**風疹（図2）**：潜伏期間の後，発熱，発疹，リンパ節腫脹（耳介後部，後頭部，頸部）が出現する。発疹は発熱と同時にみられ，小型のやや隆起する紅斑で顔面から全身へ広がり，融合せず，色素沈着や落屑を生じずに消退する[2]。ただし，成人の風疹の臨床像が小児の臨床像とはかなり異なることが指摘されている。皮疹に融合傾向があったり，色素沈着を残したりし，これらは麻疹の特徴でもあり，鑑別は難しいと報告されている[3]。

解説

麻疹は，空気感染，飛沫感染，接触感染と様々な感染経路を示し，感染力はきわめて強い[1,4]。第2種の学校感染症に定められており，解熱したあと3日を経過するまで出席停止とされている[1]。

2007年「麻しんに関する特定感染症予防指針」が施行された[1,4]。予防接種は2006年度から麻しん風しん混合（MR）ワクチンを用いた2回接種となり，定期の予防接種が徹底されている[1,4]。発生状況の把握は2008年より五類感染症の全数報告疾患へ変更された[1,5]。これにより麻疹の減少は続き[5]，2015年WHO西太平洋地域事務局は，日本が麻疹の排除状態にあると認定した[1,4]。しかし海外の多くの国で麻疹が流行しており，輸入例を発端とする麻疹の集団発生がみられている[1,4]。

鑑別診断のポイント

臨床像から疑い，麻疹IgM抗体価の上昇，急性期と回復期のペア血清でのIgG抗体の陽転あるいは有意な上昇，ウイルス遺伝子の検出，ウイルス分離をもって診断する[1]。

幼少時に1回のみしかワクチンを接種していないなど，麻疹に対する免疫が不十分な人が麻疹ウイルスに感染した場合，軽症で非典型的な症状を呈することがあり，修飾麻疹と言う。最近は修飾麻疹の割合が年々増加している[1,4]。また相対的に成人の割合が増加している[1,4]。

治療・予後

特別な治療法はなく，対症療法となる。合併症があればそれに応じた治療が行われる。

文献
1) 国立感染症研究所：麻疹とは. [https://www.niid.go.jp/niid/ja/kansennohanashi/518-measles.html]
2) 国立感染症研究所：風疹とは. [https://www.niid.go.jp/niid/ja/kansen/392-encyclopedia/430-rubella-intro.html]
3) 加藤博史, 他：感染症誌. 2013;87(5):603-7.
4) 国立感染症研究所：IASR. 2017;38(3):45-7.
5) 国立感染症研究所：発生動向調査年別報告数一覧（全数把握）. 五類感染症（全数）. [https://www.niid.go.jp/niid/ja/survei/2085-idwr/ydata/7312-report-ja2016-30.html]

（常深祐一郎）

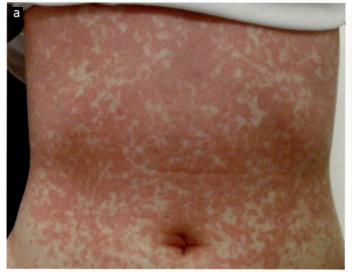
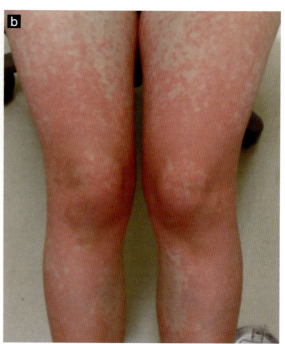

図1 伝染性単核症の臨床像
アモキシシリン内服開始6日後に軀幹（a）と四肢（b）に麻疹様紅斑が出現。

第10章　感染症等と皮膚病変

5. 伝染性単核症・EBV感染症

Point

- 伝染性単核（球）症はEpstein-Barr virus（EBV）の初感染により引き起こされる急性感染症であり，思春期〜若年成人に好発する。
- 発熱，咽頭炎，頸部リンパ節腫脹を3主徴とし，血液検査では異型リンパ球の出現を伴う白血球増多がみられることが多く，しばしば肝機能障害を伴う。
- 皮膚症状は10〜15％にみられ，麻疹様〜風疹様紅斑を示すことが多い。アンピシリンなどのペニシリン系薬剤の投与により，高率に皮疹が誘発される（アンピシリン疹）。

症例

22歳，女性。主訴：発熱と軀幹・四肢の紅斑

【家族歴・既往歴】　特記事項なし。

【現病歴】　当科初診の7日前に発熱，咽頭痛，扁桃炎が出現し，近医にてアモキシシリンの投与を開始された。6日後，軀幹・四肢に紅斑が出現し，急速に拡大してきた（図1）。

【初診時所見・検査等】　38℃台の発熱，頸部リンパ節腫脹，軽度肝機能障害，異型リンパ球の出現を認めた。EBV VCA (viral capsid antigen) -IgG 20倍，EBV VCA-IgM 20倍，EBNA (EBV nuclear antigen) 抗体＜10。

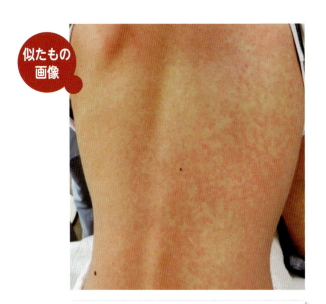

図2　風疹
皮疹のほかに発熱，結膜充血，耳後部・後頸部の圧痛を伴うリンパ節腫脹を伴っていた。

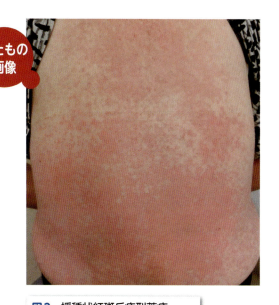

図3　播種状紅斑丘疹型薬疹
ピロリ除菌開始7日後に出現した皮疹。

間違えやすい似たもの画像 ── 麻疹・風疹など／播種状紅斑丘疹型薬疹

▶ **麻疹・風疹など**：通常，皮疹のみで伝染性単核症と麻疹・風疹（図2）など他のウイルス性発疹症と鑑別はできない。

▶ **播種状紅斑丘疹型薬疹（図3）**：伝染性単核症と本症との鑑別も困難なことが多く，既往歴，ワクチン接種歴，現病歴，薬剤使用歴，検査所見などの情報を手がかりに鑑別を進める。

▶ 発熱は感染症を疑う所見のひとつであるが，薬疹でも発熱を伴う場合があるため，感染症と決めつけるのは危険である。表在リンパ節腫脹，異型リンパ球の出現，血小板減少は，ウイルス感染症を示唆する所見であるが，重症薬疹のdrug-induced hypersensitivity syndrome（DIHS）でもみられることを念頭に置く必要がある。

解説

EBVはヘルペスウイルス科に属し，主にB細胞に感染して不死化させる腫瘍ウイルスとしての一面を持つ。唾液を介して初感染することが多く，幼少児期の感染では不顕性のことが多いが，思春期や若年成人に初感染すると，EBV感染B細胞に対して宿主の激しい免疫応答が起こり，伝染性単核症を発症する。EBVは初感染後も一部のB細胞に潜伏感染し続けるが，この無限増殖能を秘めたEBV感染B細胞は細胞傷害性T細胞を中心とした免疫機構により常に監視されている。しかし，AIDSや臓器移植後などの免疫抑制状態では，この監視機構がうまく機能せず，しばしばB細胞リンパ腫を発症する（日和見リンパ腫）。

鑑別診断のポイント

発熱，咽頭炎，頸部リンパ節腫脹を3主徴とする。また肝機能障害もしばしば伴う。皮膚症状は10～15％にみられ，麻疹様～風疹様紅斑を示すことが多い。また，アンピシリンなどのペニシリン系薬剤の投与により，高率に皮疹が誘発され，診断の手がかりとなることがある（アンピシリン疹）。血液検査で，異型リンパ球の増加を伴う白血球増多がみられる。EBVに対する抗体価は，VCA-IgGが陽性でEBNA抗体が陰性であれば初感染（伝染性単核症），VCA-IgGとEBNA抗体がともに陽性であれば既感染，VCA-IgGとEBNA抗体がともに陰性であれば未感染と判定できる。また，伝染性単核症の急性期には抗VCA-IgMと抗EA（anti-early antigen）-IgGが検出されることが多い。

治療・予後

特異的な治療法は現時点では存在しない。重篤な合併症がなければ特に治療の必要はない。細菌の混合感染に対して抗菌薬を使用する場合，本症で皮疹を誘発しやすいペニシリン系は用いないようにする。重篤な肝障害，気道閉塞，高熱が持続する場合に副腎皮質ステロイドを全身投与することがある。

（浅田秀夫）

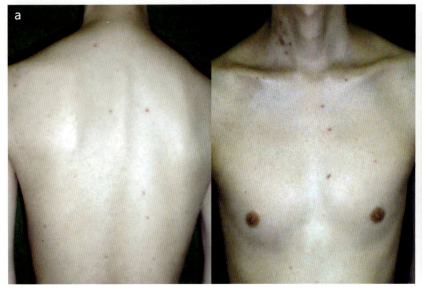
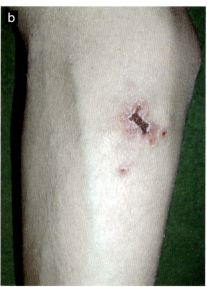

図1　汎発性帯状疱疹の臨床像
a：軀幹には一部痂皮を伴う紅色丘疹が散在性にみられる。
b：右肘部の紅色丘疹が集簇。中心には大きな痂皮の付着を認める。

第10章　感染症等と皮膚病変

6. 汎発性帯状疱疹

- デルマトームに限局した帯状疱疹の皮疹以外に，20個以上の水疱を認めるものを汎発性帯状疱疹と呼ぶ。これらの皮疹はウイルスが血行性に全身に散布されることにより生じる。
- 健常者にみられることは稀であり，悪性腫瘍や免疫機能低下などの基礎疾患を伴う患者に発症することが多い。
- 鑑別疾患として水痘初感染，高齢者では水痘再感染，再発性水痘などが挙げられる。汎発性帯状疱疹ではこれらの症例と同様に感染力が強いため，隔離が必要となる。

症例　36歳，男性。主訴：右肘部に集簇する痂皮を伴う紅色丘疹，軀幹の散在性紅色丘疹（図1）

【家族歴】　特記事項なし。最近の家族内での水痘，帯状疱疹の発症なし。
【既往歴】　2007年3月に急性リンパ球性白血病（L2）を発症。同年5月に完全寛解となり，その後，地固め療法を施行している。2008年1月11日から維持化学療法を開始。水痘罹患歴はある。
【現病歴】　維持化学療法後，2008年2月中頃より右肘部に疼痛を伴う紅色丘疹が出現。皮疹は一部痂皮化したものの，3月15日頃から軀幹にも同様の皮疹が散在性に出現した。同時期から37～38℃台の発熱も認め，皮疹も顔面に拡大したため，3月28日，血液内科より紹介された。

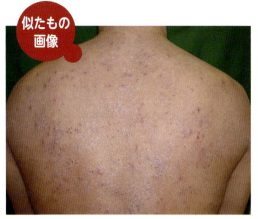

図2　Kaposi水痘様発疹症
アトピー性皮膚炎患者に合併している。湿疹に混じて散在性に痂皮の付着を認める。

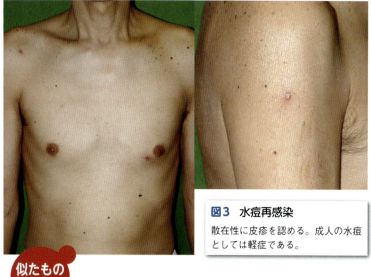

図3　水痘再感染
散在性に皮疹を認める。成人の水痘としては軽症である。

間違えやすい似たもの画像――Kaposi水痘様発疹症／水痘再感染

▶ **Kaposi水痘様発疹症**：単純ヘルペスウイルス (herpes simplex virus；HSV) 1型，もしくは2型による感染症である。通常，再活性化では病変は限局性に生じるが，アトピー性皮膚炎など皮膚のバリアが障害される疾患に生じると経皮的に拡大する（図2）。診断は皮疹部からのウイルス，もしくはウイルス抗原の検出，核酸の増幅による。近年ではイムノクロマト法を用いて診断することもできる。

▶ **水痘再感染**：皮疹は少数であり，全身症状も軽い（図3）。免疫低下を伴う高齢者に多く，抗ウイルス薬を投与することなく軽快することがある。

解説

汎発性帯状疱疹は，先行する帯状の皮疹に続発する散布疹によって診断される。明確な先行病変があれば診断は容易であるが，自験例のように皮疹が少数の場合には，水痘（初感染，再感染，再活性化）との鑑別が困難となる。

鑑別診断のポイント

水痘初感染であれば，感染7～10日で酵素免疫測定法 (enzyme immunoassay；EIA, enzyme-linked immunosorbent assay；ELISA) のIgMが上昇する。1～2週の間隔で採取したIgG値が2倍以上に上昇していれば確定される。水痘は10歳までに95％が，30歳以降ではほぼ100％で感染しているが，成人でも稀に発症し，重症となることが多い。ただし，高齢者での初感染はかなり稀であり，水痘再感染，再発性水痘を考える必要がある。水痘再感染では中和抗体を既に持っているため，散布疹は少数であり，全身症状も軽い。細胞性免疫の低下した高齢者に多いが，健常者でも稀にみられる。抗ウイルス薬を投与することなく軽快することもある。2週間前後に感染曝露の機会があったか否かも診断の根拠となる。再発性水痘はAIDS，悪性腫瘍合併者などの重度の免疫不全者に生じ，重度な全身症状を呈する。水痘再感染，再発性水痘とも初診時でのIgG値が高いという特徴があるが，以前感染したウイルス株が再発したものか，新たなウイルス株が感染して生じたのかを確実に判定する方法はない。

治療・予後

免疫低下のみられる症例では，抗ウイルス薬の投与は通常の7日間よりも長期に行う。入院により点滴を行う場合も同様である。また，汎発性帯状疱疹では血中のウイルス量は水痘と同様であり，空気感染の可能性もあるため，入院患者では隔離が必要となる。

（松尾光馬）

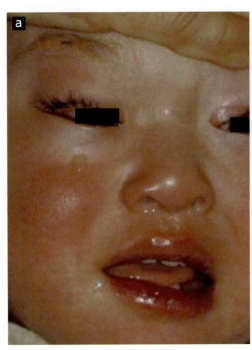
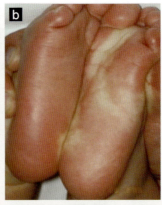
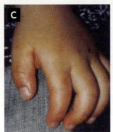
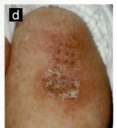

図1　川崎病の臨床像
a：球結膜充血と下口唇のびらん。
b：足底全体に及ぶ潮紅と硬性浮腫。
c：手指末端に潮紅がみられ，手指全体が腫脹。
d：BCG接種部周囲にまで拡大する紅斑と落屑痂皮。

第10章　感染症等と皮膚病変

7. 川崎病

- 主に4歳以下の乳幼児に発症し好発年齢は生後6〜11カ月と言われるが，患者数のピークは1歳時で，男女比は1.6：1で男子が多かったという報告がある[1]。
- 血管炎症候群として小児領域では圧倒的に多く，全身の細動脈から生じた炎症がきわめて迅速に太い動脈に進展すると，重篤な合併症として乳児でも心筋梗塞が発生する場合がある。
- いまだ病因は定かではないが，小児急性熱性発疹症の鑑別疾患の中でも，多彩な皮膚粘膜病変を伴う。
- 診断基準は，①5日以上続く発熱，②両眼の球結膜充血，③口唇・口腔内の発赤，潮紅，いちご舌，④不定形発疹，⑤四肢末端の変化，⑥非化膿性頸部リンパ節腫脹の6つの主要症状のうち，5つ以上の症状を伴うものを本症とするとしている[2]。

症例　8カ月，女児。主訴：発熱，両眼球結膜充血，口唇，口腔内発赤，足底・手指腫脹（図1）

【家族歴】　兄に同症あり。
【既往歴】　特記事項なし。
【現病歴】　感冒様症状と高熱，右側頸部リンパ節腫脹があり，川崎病を疑われて精査加療目的で当院小児科入院加療。アスピリン内服の加療を開始したが，球結膜の充血，口唇の潮紅が漸次増悪，四肢末端の浮腫もみられるようになり，薬剤誘発の関連について当科受診。

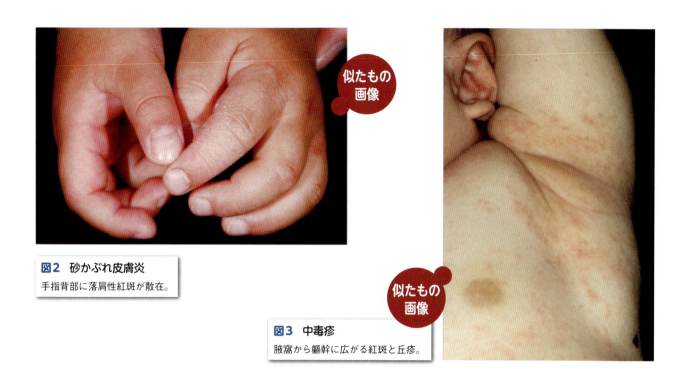

図2 砂かぶれ皮膚炎
手指背部に落屑性紅斑が散在。

図3 中毒疹
腋窩から軀幹に広がる紅斑と丘疹。

間違えやすい似たもの画像——砂かぶれ皮膚炎／中毒疹

▶ **砂かぶれ皮膚炎（図2）**：初期症状は手足口病・川崎病・溶連菌感染症に類似する。赤くなって腫れた状態は川崎病の皮疹と似ているが，発熱はなく，重症化しないので鑑別できる。

▶ **中毒疹（図3）**：発熱後広範囲に皮疹が生じ，感染性，薬剤性発疹の疑いで加療。図3症例では発熱は5日以上続かず，口唇および手指末端の所見なし，BCG瘢痕の変化なく，川崎病は否定された。

解説

1967年，川崎の原著が発表されて以来50年以上経過しているが，その病因についてはいまだ不明である。日本人に多く，夏と冬に集中して発症することから何らかの感染症的要因と遺伝的要因が関係しているようである。病理学的には全身の中小の系統的血管炎を生じ，血管炎は冠状動脈に顕著に現れるので，一部の症例に冠状動脈瘤が形成される。冠状動脈瘤が約3％の患児に後遺症として発症，その4％が虚血性心疾患を引き起こし，その半数は突然死しているという。欧米，諸外国でも存在が認められ，小児後天性心疾患の原因疾患として広く認識されるようになっているので，川崎病の皮膚症状を見逃さずに的確な診断をすることは重要である。

鑑別診断のポイント

発熱時あるいはその直前からBCG接種部位の発赤や腫脹がみられることは川崎病の早期診断に重要とされているが，本症例にもBCG接種部周囲にまで拡大する紅斑と落屑痂皮がみられ（図1d），すべての皮膚症状は川崎病に伴うものと診断した。Tseng Han-Chiら[2]は，ダーモスコピーによる川崎病患者のBCG接種部位の観察から，その病変は肝酵素上昇が合併症と相関するものであると報告している[3]。

治療・予後

免疫グロブリン（intravenous immunoglobulin；IVIG）大量療法の導入により早期解熱が図られ，冠動脈病変合併は減少している。解熱しない不応症例にはIVIG追加治療を行うが，難治例には血漿交換療法やインフリキシマブによる治療が推奨されている[4]。

文献
1) 本間 哲，他：東女医大誌．2017；87（臨増1）：E65-72．
2) 厚生労働省川崎病研究班：川崎病（MCLS，小児急性熱性皮膚粘膜リンパ節症候群）診断の手引き．改訂5版，2002．
　［http://www.jskd.jp/info/pdf/tebiki.pdf］
3) Tseng HC, et al：J Dermatol. 2016；43(9)：1044-50．
4) 森 雅亮：Derma. 2015；236：43-50．

（関東裕美）

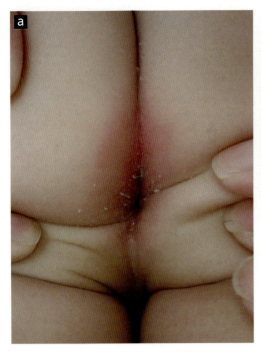
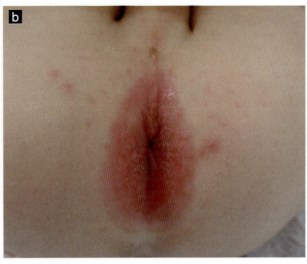

図1 肛囲溶連菌性皮膚炎の臨床像
a：肛門周囲に比較的境界明瞭な紅斑を認める。
b：肛門周囲にびらんを伴う紅斑を認める（4歳，男児，別症例）。

第10章 感染症等と皮膚病変

8. 肛囲溶連菌性皮膚炎と溶連菌感染症

- 肛囲溶連菌性皮膚炎は肛囲の紅斑を特徴とする疾患である。
- それほど稀な疾患ではないと考えられるが，疾患概念が知られていないため見過ごされている可能性がある。
- 小児に多くみられ，臨床症状は肛門周囲の境界明瞭な紅斑で，びらん，亀裂，痂皮を伴うこともある。
- 紅斑部の細菌培養で溶連菌が検出される。
- ペニシリン系の抗菌薬の内服が第一選択である。
- 肛囲溶連菌性皮膚炎のうち，64％において咽頭培養で溶連菌が陽性であり，溶連菌陽性の咽頭炎患者の6％で肛門部に溶連菌が検出されたと言われている。
- 稀に腎炎を引き起こすので注意が必要である。

症例　2歳，男児。主訴：肛門周囲の紅斑（図1a）

【家族歴・既往歴】　特記事項なし。
【現病歴】　数日前から肛囲に紅斑を認めたため当院を受診した。
【初診時所見・検査等】　肛門周囲に比較的境界明瞭な紅斑を認める。紅斑部の細菌培養でA群β溶連菌が検出された。
【経　過】　アモキシシリン内服，ゲンタマイシン軟膏外用10日後に紅斑は消失した。

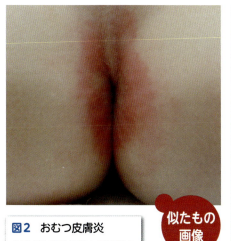

図2 おむつ皮膚炎
境界が比較的明瞭な不整形の紅斑を認める（8カ月，男児）。

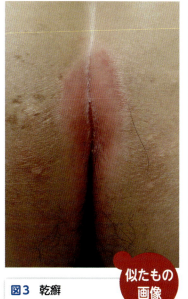

図3 乾癬
肛門周囲に境界明瞭な紅斑を認める（成人男性）。

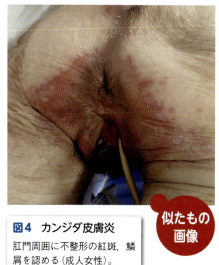

図4 カンジダ皮膚炎
肛門周囲に不整形の紅斑，鱗屑を認める（成人女性）。

間違えやすい似たもの画像──おむつ皮膚炎／乾癬／カンジダ皮膚炎

▶**おむつ皮膚炎**（図2）：尿，便による刺激，拭くときの刺激などで引き起こされる，おむつをしている部に生じる紅斑およびびらん。特に下痢をしたときに悪化することが多い。こまめなおむつ交換や，サトウザルベ®，グリメサゾン®軟膏の外用で治癒する。

▶**乾癬**（図3）：炎症性角化症のひとつで角化性の境界明瞭な紅斑を認める。おむつ部，肛門周囲など間擦部に生じると鱗屑が浸軟し，鑑別が難しいこともある。ステロイド外用薬，ビタミンD_3製剤が有効である。

▶**カンジダ皮膚炎**（図4）：カンジダ菌の繁殖によって生じる皮膚炎で，紅斑，膿疱，紅色丘疹がみられる。皮膚炎部のKOH鏡検で菌糸を認める。治療は患部を清潔に保ち，抗真菌薬（外用薬）を用いる。

解説

肛囲溶連菌性皮膚炎（perianal streptococcal dermatitis；PSD）はA群β溶連菌によって肛囲に紅斑を生じる疾患である。それほど稀な疾患ではないが，あまり知られておらず見過ごされている例も多い。年齢分布は6カ月から10歳，平均年齢3.7歳である。男児に多いとされているが，男女同程度との報告もある[1]。臨床症状は肛囲の境界明瞭な紅斑であり，時にびらん，痂皮，鱗屑を生じる（図1b）。肛囲溶連菌性皮膚炎のうち64％に咽頭に溶連菌が検出され[2]，咽頭炎で溶連菌感染者の6％に肛門部でも溶連菌が検出されている[3]。

鑑別診断のポイント

比較的境界明瞭な紅斑を認めた場合は，本疾患を疑う。膿疱，鱗屑を認めた場合は，KOH法で菌糸の有無を確認し，カンジダ皮膚炎と鑑別する。通常のおむつ皮膚炎の治療をしても軽快しない場合も，本疾患を疑い細菌培養を行う必要がある。咽頭用のA群β溶連菌抗原検出用試薬が有用とされている。

治療・予後

通常，ペニシリン系抗菌薬（内服薬）を10〜14日間用いる。外用薬はエリスロマイシンクリームやフシジ酸ナトリウム軟膏，ゲンタマイシン軟膏などが用いられる。肛囲溶連菌性皮膚炎罹患後の腎炎の発症は稀であるが，尿検査で蛋白尿や血尿の有無を確認する必要がある。

文献
1) 肥後順子，他：臨皮．2002；56(5)：9-12．
2) Kokx NP, et al：Pediatrics．1987；80(5)：659-63．
3) Asnes RS, et al：Pediatrics．1973；52(3)：439-41．

（加倉井真樹）

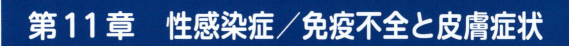

第11章　性感染症／免疫不全と皮膚症状

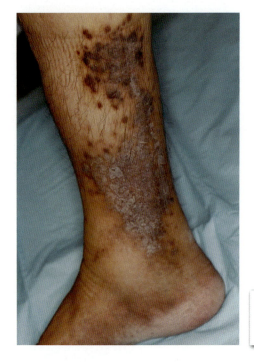

図1　Kaposi肉腫の臨床像
下肢の浮腫と下腿内側の不規則な形の暗褐色斑がみられた。

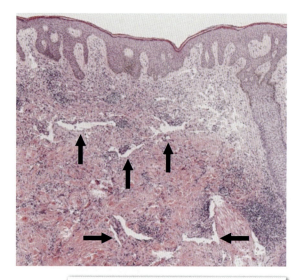

図2　暗褐色斑の病理組織像(HE染色，×40)
真皮全層に細胞浸潤と不規則な形の血管腔様構造(vascular slits，矢印)がみられた。赤血球血管外漏出もみられた。

第11章　性感染症／免疫不全と皮膚症状

1. HIV関連Kaposi肉腫

- ▶HIV関連Kaposi肉腫（Kaposi's sarcoma；KS）は，AIDSの指標疾患のひとつであり，免疫不全者のHHV-8の日和見感染により生じる脈管系の悪性腫瘍である。
- ▶本症は男性同性愛者に生じることが多いため，本症を疑った場合にはパートナーの有無，性別を問診し，生検前に患者の了承を得て血清HIV1，2抗体のスクリーニング検査を行う。
- ▶全身に発生しうるが，特に下肢に好発し，確定診断には紫紅色〜暗褐色病変の皮膚生検で真皮内に樹枝状，網状に不規則に増殖した血管腔（vascular slit），赤血球の血管外漏出などの血管病変をみる。

症例　38歳，男性。主訴：左下腿の褐色斑

【家族歴】　特記事項なし。

【既往歴】　梅毒（20歳時），帯状疱疹（35歳時）。

【現病歴】　3年前に近医で帯状疱疹の治療を受けた際に，左下腿の褐色斑（図1）について相談したところ，うっ滞性皮膚炎との診断であったためそのまま放置していた。最近になって皮疹が拡大し，大腿の板状硬結を伴った。男性同性愛者で，パートナーの1人がHIVで治療を受けていることを知ったため，心配になりいろいろな医療機関を受診したが，HIV感染精査に関しては自分から話を切り出すことができなかった。皮膚生検前検査でRBC 359×10^4/μL，Hb 8.1g/dL，Ht 27.0%と小球性低色素性貧血があり，HIV1，2抗体陽性。TPHA法陽性であった。

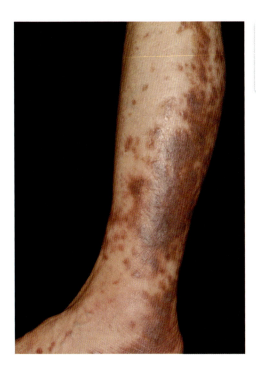

図3 薬剤性扁平苔癬
下腿に光沢を持った淡紅色〜褐色の隆起。

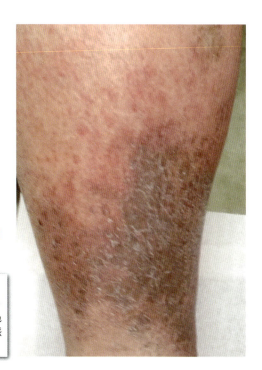

図4 うっ滞性皮膚炎
下腿の腫脹と紅斑，褐色の皮膚硬化，鱗屑。静脈瘤を持つ。

間違えやすい似たもの画像――扁平苔癬／うっ滞性皮膚炎

▶ **扁平苔癬（図3）**：降圧薬による薬剤性苔癬で，降圧薬内服後より徐々に下腿を中心として四肢にやや盛り上がった褐色隆起が出現し，降圧薬中止・変更により徐々に軽快する。細かい光沢を有する褐色〜暗紫褐色の扁平隆起性の細かい丘疹が多発する場合や，口腔粘膜疹を伴う場合もある。確定診断は生検標本病理組織検査学的検討による。

▶ **うっ滞性皮膚炎（図4），うっ滞性皮膚潰瘍**：下肢のHIV関連Kaposi肉腫を本症と間違えているケースを筆者は数例経験した。下腿の皮膚の硬化や色素沈着がみられたら，なるべくうっ滞の原因となっている表在性静脈瘤の存在を確認する。患者を数分立たせると，下腿の表在性静脈瘤が浮き上がりやすい。

解説

HIV関連KSはAIDSの指標疾患のひとつであり，主に免疫不全者に生じる脈管系の悪性腫瘍である。疫学的にもHIV関連KSのほとんどが男性同性愛者に生じる。KSの発症原因としてヒトヘルペスウイルス8（HHV-8）が発見され，AIDSなどの免疫不全者に発症する日和見腫瘍と考えられている。

鑑別診断のポイント

HIV関連KSは頭頸部，体幹部，四肢などの全身の皮膚に出現しうるが，中でも下肢に多く発症する。紫紅色斑から徐々に拡大し，結節状となる。時間が経つにつれ色調は濃くなり，暗紅色から黒褐色となる。確定診断には病理組織学的検査が不可欠であり，真皮内に樹枝状，網状に不規則に増殖した血管腔（vascular slit），赤血球の血管外漏出がみられる（図2）。HIV感染症ではKSのほかに，口腔カンジダ症，伝染性軟属腫，単純疱疹，帯状疱疹，薬疹，脂漏性皮膚炎，尋常性乾癬，好酸球性膿疱性毛包炎などの皮膚症状が好発する。

治療・予後

主に抗HIV療法（anti-retroviral therapy；ART）を行うが，内臓病変，リンパ浮腫を伴い急速に進行する病変では，化学療法を併用することが推奨される。ARTにより多くの日和見感染症が減少し，HIV感染症の予後は劇的に改善した。KSもART導入以前は予後不良の徴候とされていたが，ART開始後に免疫機能の改善に伴いKSが消退する症例が多く報告され，ARTによるKS治療効果が注目されてきている。

（井上多恵）

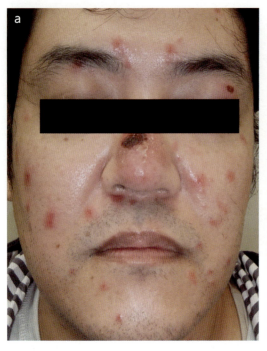
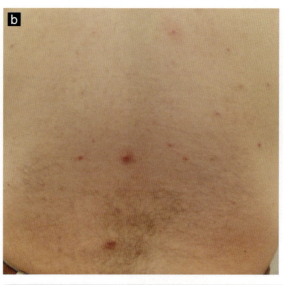

図1 膿疱性梅毒の臨床像
a：顔面に米粒大から大豆大の紅色丘疹が散在する。一部は膿疱・壊死を混じる。
b：背部にも同症。

第11章　性感染症／免疫不全と皮膚症状

2. 梅毒

Point

- スピロヘータの一種，梅毒トレポネーマ（*Treponema pallidum*；TP）による感染症であり，2013年頃より感染者が急増している。
- 第2期梅毒ではTPの血行性全身播種により梅毒性バラ疹，丘疹性梅毒，扁平コンジローマ，膿疱性梅毒，梅毒性脱毛，梅毒性粘膜疹など多彩な皮膚症状が出現する。
- 現病歴，皮疹から梅毒を疑い，血清学的検査により病期と治療の必要性を正しく判断することが重要である。

症例

40歳，男性。主訴：顔面および体幹の多発丘疹・膿疱・壊死

【家族歴】　特記事項なし。

【既往歴】　MSM (Men who have sex with men)。

【現病歴】　初診の約2週間前から顔面および体幹にかゆみのない丘疹が出現（図1）。近医受診し，水痘を疑われバラシクロビルを内服したが，改善しないため当科受診。皮疹出現時，自発的に保健所でHIV検査を受け陽性であった。

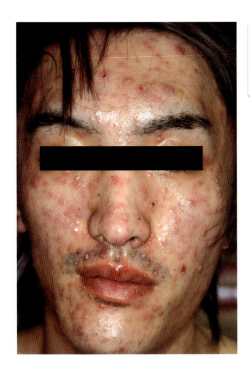

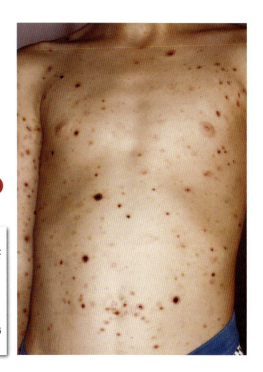

図2 成人水痘
全身の播種状紅色丘疹，膿疱，壊死。

図3 急性痘瘡状苔癬状粃糠疹
全身の播種状紅色丘疹，壊死。
〔宇佐川祐子，他：西日皮．2017;79(4):335-6より許諾を得て転載〕

間違えやすい似たもの画像──成人水痘/急性痘瘡状苔癬状粃糠疹

▶ **成人水痘（図2）**：水痘帯状疱疹ウイルス（varicella-zoster virus；VZV）の初感染で発症し，全身症状（発熱，倦怠感，水痘肺炎等）や皮膚症状が強い。水疱周囲に紅暈を伴い，新旧の皮疹が頭皮・口腔内にも出現する特徴的な所見で鑑別可能である。近年，VZV抗原検出簡易キットが発売され，水疱からVZV抗原が検出されれば診断の補助となる。

▶ **急性痘瘡状苔癬状粃糠疹（pityriasis lichenoides et varioliformis acuta；PLEVA）（図3）**：発熱や倦怠感とともに，壊死を伴う水痘に似た紅色丘疹が多発する。小児および若年成人に発症し，典型的には数週間から数カ月以内にしばしば瘢痕を残して消退する。明確な原因は判明していない。

解説

後天梅毒の多くは性行為による接触感染である。第1期（感染後約3週間）は，TP侵入部に一致して硬い丘疹，ないし潰瘍（硬性下疳）が生じる。TPが血行性に全身へ播種される第2期梅毒では，膿疱性梅毒を含め多彩な皮膚症状が出現する。2012年まではHIV感染者の梅毒が多く報告されていたが，2014年以降は非HIV感染者の梅毒が急増している。

鑑別診断のポイント

皮膚に炎症性皮疹がある場合，特に性活動性が高い年代では梅毒を念頭に置く。手掌・足底の丘疹性梅毒は梅毒に特徴的な所見であるが，それ以外の体幹・四肢に生じる淡い小紅斑（梅毒性バラ疹），手掌・足底以外の紅色丘疹（丘疹性梅毒），非瘢痕性びまん性脱毛である梅毒性脱毛，提示例の膿疱性梅毒などは様々な皮膚疾患との鑑別が難しいが，これらの皮疹は瘙痒を伴うことが少ない。梅毒血清検査には自己抗体をみる脂質抗原法（STS）と，TPを抗原とするTP抗原法がある。これらはともに自動化法が普及しつつあり，旧来の半定量法と結果解釈が異なるため自施設の検査法を把握し，結果解釈を正しく行う[1]。

治療・予後

TPに殺菌的に作用し，耐性のないペニシリン系抗菌薬が第一選択薬となる。ペニシリンアレルギーがある場合はテトラサイクリン系抗菌薬を使用する。近年マクロライド系に対する耐性が多く報告されており用いてはならない。治療期間は日本性感染症学会のガイドラインに従う。抗菌薬内服開始後，数時間～数日で生じるインフルエンザ様症状はTP破壊に伴うサイトカインストームであり（Jarisch-Herxheimer反応），数日で自然軽快する。梅毒は終生免疫とはならないため，再感染についての患者教育が重要となる。

文献 1) 福長美幸，他：日皮会誌．2017;127(8):1771-4.

（小川陽一，齋藤万寿吉）

第12章　薬剤副作用と皮膚症状

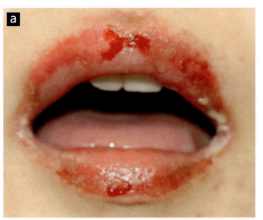
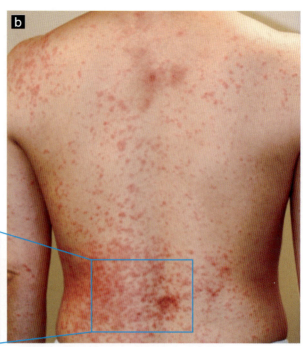
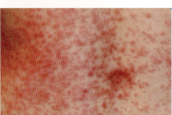

図1 Stevens-Johnson症候群の臨床像
a：出血を伴う口唇びらん。
b：体幹の水疱びらんを伴う非典型標的病変（atypical target lesion）のみられる紅斑。

第12章　薬剤副作用と皮膚症状

1. Stevens-Johnson症候群／中毒性表皮壊死症

Point

- Stevens-Johnson症候群（SJS，皮膚粘膜眼症候群）は，高熱などの全身症状を伴って，口唇，眼，外陰部の皮膚粘膜移行部を含む全身に紅斑・びらん・水疱が出現し，体表面積の10%未満に表皮剥離（表皮の壊死性障害）がみられる。治癒後に視力低下を伴う重篤な眼後遺症が問題となる。
- 中毒性表皮壊死症（toxic epidermal necrolysis；TEN）はSJSから進展することが多いが，粘膜障害を伴わないものも含まれ，体表面積の10%以上の表皮剥離がみられるものを指す。
- 原因として薬剤が圧倒的に多いが，SJSではマイコプラズマ感染や一部のウイルス感染が，またTENの一部においても感染症を契機とする免疫学的な変化により発症すると推定されるものもある。

症例

38歳，女性。主訴：発熱，眼球結膜発赤，口唇びらん

【家族歴】　特記事項なし。
【既往歴】　双極性障害。
【現病歴】　双極性障害でバルプロ酸ナトリウム，ミルナシプラン塩酸塩，クロキサゾラム，アリピプラゾールを内服していた。ラモトリギン50mg/日が追加され，内服15日目より眼の瘙痒が出現し，2日後から手掌，顔面に紅斑が出現した。3日後に発熱，倦怠感が出現し，全身に紅斑が拡大した。4日後には咽頭痛，口唇・口腔内の疼痛，眼球結膜発赤，流涙，眼脂がみられるようになった。
【初診時所見・検査等】　体温38.4℃。体幹・四肢に融合傾向のある紅斑がみられ，水疱びらんが一部にみられた。口唇・口腔内にも出血を伴うびらんを認めた（図1）。眼科にて両眼瞼の偽膜形成と結膜炎が指摘された。

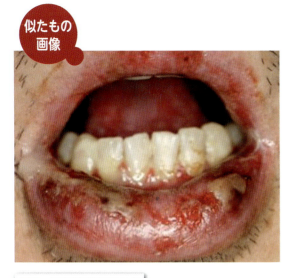

図2 腫瘍随伴性天疱瘡

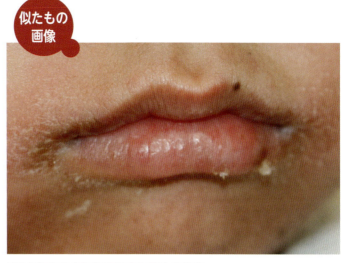

図3 ブドウ球菌性熱傷様皮膚症候群

間違えやすい似たもの画像──腫瘍随伴性天疱瘡/ブドウ球菌性熱傷様皮膚症候群

▶ **腫瘍随伴性天疱瘡**（図2）：血液系腫瘍に伴って出現する天疱瘡の亜型である。抗デスモグレイン3抗体などの出現に加えて，多彩な粘膜皮膚症状がみられる。自己抗体の出現や，投薬と無関係に難治性の口内炎や口唇びらんがみられ，進行が緩やかである点から鑑別する。

▶ **ブドウ球菌性熱傷様皮膚症候群**（図3）：ブドウ球菌産生毒素である表皮剥脱毒素により，高熱と全身のびまん性潮紅，水疱がみられ，口唇周囲に発赤，放射状の亀裂がみられる。

解説

SJSは皮膚粘膜移行部（目，口唇，外陰部）の広範囲で出血を伴うびらん等の重篤な粘膜病変がみられ，TENは体表面積10％以上に及ぶ表皮剥離を伴う。発熱を伴い，眼病変では偽膜形成あるいは眼表面上皮欠損を伴う急性結膜炎がみられ，後遺症を残すことがある。口腔内疼痛のため，摂食障害を伴う。多くは薬剤投与に伴って発症し，3大原因薬として非ステロイド性抗炎症薬/感冒薬，抗菌薬，抗痙攣薬がある[1]。小児ではマイコプラズマ感染に伴う。わが国での発症頻度はSJSでは人口100万人当たり年間1.6例，TENは0.5例と報告されている[2]。また死亡率は，SJSでは2.0％，TENでは17.8％との報告があり，TENの死亡率が非常に高い[2]。

鑑別診断のポイント

水疱を伴う疾患として天疱瘡，ブドウ球菌性熱傷様皮膚症候群，伝染性膿痂疹，トキシックショック症候群との鑑別を要する。また，粘膜疹を伴う多形紅斑（erythema multiforme major）との鑑別を要する。SJS/TENでは，atypical target lesionと言われる，中央に暗紅色の部分がみられる紅斑が特徴的であり，発疹のない部分にも表皮剥離が起こるNikolsky現象がみられる。初期には上記疾患との鑑別が困難であることも多く，緊急皮膚生検により表皮の個細胞壊死を確認することが診断の重要な手がかりとなる。

治療・予後

早期にステロイドの全身投与を行う（プレドニゾロン換算で0.5〜1.0mg/kg/日以上）。効果不十分な場合にはステロイドパルス療法，高用量ガンマグロブリン投与（0.4g/kg/日，5日間），血漿交換が行われる。重篤な眼病変を伴う場合には早期のステロイドパルス療法が有効であり，眼科医との連携が重要である。

文献
1) 重症多形滲出性紅斑ガイドライン作成委員会：日皮会誌．2016;126(9):1637-85.
2) 北見　周, 他：皮膚科臨床アセット2. 薬疹診療のフロントライン. 古江増隆, 他編. 中山書店, 2011, p60-3.

（松倉節子）

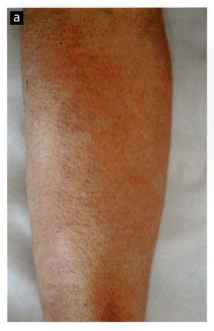
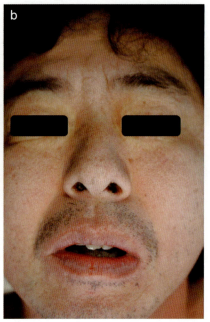

図1 薬剤性過敏症症候群の臨床像
a：四肢・体幹に融合傾向のある，浸潤は軽度の，淡紅色，米粒大の紅斑性丘疹が播種性に散在。顔面，さらに胸部から上腕にかけては融合し，淡紅色の局面を形成していた。
b：顔面では眼周囲が白く抜ける，特徴的な臨床像を呈する。

第12章　薬剤副作用と皮膚症状

2. 薬剤性過敏症症候群（DIHS）

Point
- 薬剤アレルギーとウイルス感染症（再活性化）の両方の側面を持つ比較的新しい疾患概念である。
- 原因薬剤として抗痙攣薬が有名であり，それ以外にも比較的限定した薬剤による発症が多い。
- 薬剤を中止し治療を始めた後も症状の遷延や再燃をみることが多く，注意して経過を観察する。

症例 49歳，男性。主訴：発熱を伴う全身の紅斑

【家族歴】　特記事項なし。

【既往歴】　右内頸動脈未破裂動脈瘤クリッピング後（2015年）。同じく2015年より，原因不明の高次脳機能障害が出現し現在に至る。

【現病歴】　2017年4月，それまで落ちついていたてんかん発作が再燃。2017年1月より内服開始していたラモトリギンを増量したところ，38℃台の発熱を伴い全身に紅斑が出現。ステロイドの全身投与などが行われたが改善がなく増悪。なお，このとき，WBC 56,000/μL（異型リンパ球12％，好酸球7％），IgGは575mg/dLと低下していた。精査加療を目的に当科へ転院，入院加療することとなった。

【初診時所見・検査等】　四肢・体幹に融合傾向のある浸潤は軽度の，淡紅色，米粒大の紅斑性丘疹が播種性に散在。顔面から胸部，さらに上腕にかけては融合し，淡紅色の局面を形成していた（図1a）。眼囲では紅斑が目立たない（図1b）。口腔内や結膜など，粘膜に特記すべき所見はなかった。

【経過】　入院後プレドニゾロン内服（1mg/kg/日）を開始し，臨床症状，検査結果をみながら，慎重に減量を行っていった。なお，経過中の検査により，Epstein-Barr virus（EBV）ならびにヒトヘルペスウイルス6型（human herpesvirus-6；HHV-6）の再活性化が確認された。

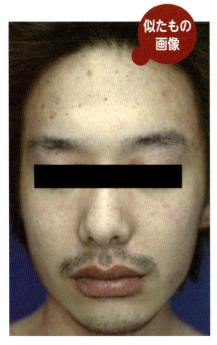
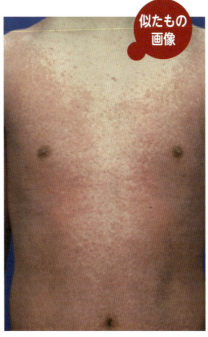

図2　播種状丘疹型薬疹

23歳，男性。手術後に体幹を中心として播種状に粟粒大の紅色丘疹が出現した。使用薬剤は術前から使用したセフェム系の抗菌薬のみで，薬剤の中止とステロイド外用，抗アレルギー薬の内服により速やかに改善した。

間違えやすい似たもの画像──播種状丘疹型薬疹

▶**播種状丘疹型薬疹**：図2症例については，症状改善後に行った薬剤によるパッチテスト，リンパ球刺激試験（drug-induced lymphocyte stimulation test；DLST）により，被疑薬であるセフェム系抗菌薬にて陽性所見を得られた。薬剤性過敏症症候群（drug-induced hypersensitivity syndrome；DIHS）で頻出する薬剤ではなかったこと，全身症状が良好であったこと，臓器障害を思わせる身体所見，臨床検査所見がなかったことなどからDIHSは積極的には疑わず，さらに，被疑薬の中止と外用ステロイドで速やかに改善したことから，播種状丘疹型薬疹と考えた。

解説

DIHSは，重症薬疹のひとつに分類されている。その病態は，薬剤障害とウイルス感染症による全身症状が合併したような症状を呈する。すなわち，播種性の丘疹や紅斑の存在に加え，発熱，リンパ節腫脹，肝臓や腎臓などの臓器障害を併発する。検査所見としては，好酸球増多，異型リンパ球の出現，臓器障害に伴う各種異常検査所見，免疫グロブリンの低下，さらにヘルペスウイルス属のウイルスの再活性化がみられる。

鑑別診断のポイント

他の薬疹との違いの最たるものは，単純な薬剤による障害ではないこと，である。すなわち，薬剤による障害に加えてウイルス感染症の要素が強く表れてくる。

症例を検討すると，ある種の薬剤（抗痙攣薬が最も多い）を，比較的長期間（通常は3～4週以上，中には1年以上）内服していることが多い。ウイルス感染症の方面からの所見としては，ヘルペス属ウイルスの再活性化をみることがほとんどであり，最初に報告されたのはHHV-6であった。

治療・予後

治療を行う場合，通常の薬疹と同様に，被疑薬の中止とステロイドの全身投与がスタンダードである。ただし，被疑薬の中止後も増悪したり，治療を開始しても症状の遷延がみられたり，さらに比較的時間が経ってから症状の再燃がみられることもあり，注意が必要である。

通常の薬疹と違いウイルス感染症の側面も持ち合わせているため，大量のステロイド全身投与は推奨されず，0.5～0.8mg/kg/日程度の量のプレドニゾロン®投与が一般的である。

先に述べた通り，症状の遷延，再燃の可能性を念頭に，ステロイドの減量も通常よりゆっくり行っていくことが推奨されている。

（井川　健）

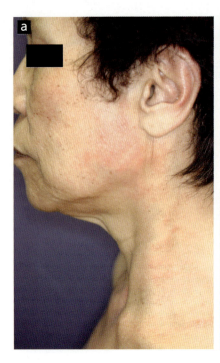
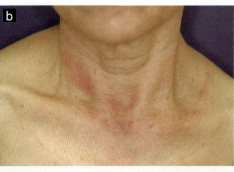
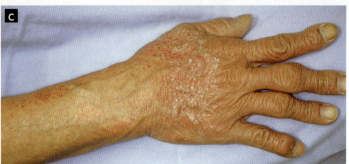

図1 薬剤（ヒドロクロロチアジド配合薬）による光線過敏症の臨床像
a：露光部に一致して紅斑が認められる。紅斑は境界が不明瞭である。
b：下顎部を避け，頸部に紅斑がみられる。
c：手背では丘疹が散見される。

第12章 薬剤副作用と皮膚症状

3. 薬剤による光線過敏症

- 薬剤による光線過敏症には，薬剤の全身投与にて生じる光線過敏型薬疹と外用薬によって生じる光接触皮膚炎に分けられる。
- 薬剤性光線過敏症には機序によっても光毒性反応と光アレルギー性反応に分けられる。
- 2006年にわが国ではヒドロクロロチアジド配合薬が高血圧に使用されるようになり，それによる薬剤性光線過敏症の患者が増加している。

症例 68歳，女性*。主訴：頬部・耳介・頸部・前腕から手背の紅斑（図1）

【家族歴】 特記事項なし。
【既往歴】 高血圧，骨粗鬆症。
【現病歴】 高血圧に対して3カ月前よりロサルタンカリウム・ヒドロクロロチアジド配合薬（プレミネント®）を内服していた。突然，頬部・耳介・頸部・前腕から手背に紅斑が出現したため，当科受診となった。

*本症例は文献1で報告した症例と同一である。

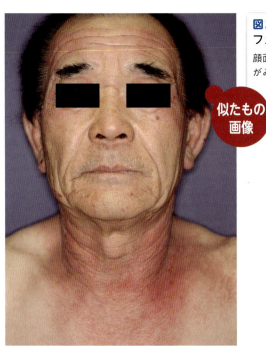

図2 接触皮膚炎（パラフェニレンジアミン）
顔面，頸部，前胸部に湿疹がみられる。

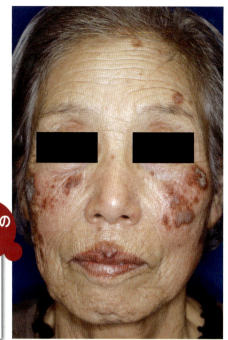

図3 慢性円板状エリテマトーデス
頬部に紅斑がみられ，角化性褐色斑が散見される。

間違えやすい似たもの画像──接触皮膚炎／皮膚エリテマトーデス

▶**接触皮膚炎**：接触皮膚炎も露出部に湿疹が生じやすい（図2）。鑑別としては皮疹の分布が大切で，光線過敏症では出現しにくい髪際部や下顎，前腕屈側にもみられることがある。特に，髪染めのパラフェニレンジアミンによる接触皮膚炎では，湿疹が顔面や頸部にまで及ぶことがある。しかし，髪際部にも湿疹が目立ち，光線過敏症との鑑別ポイントになる。

▶**皮膚エリテマトーデス**：慢性円板状エリテマトーデスでは露光部を中心に皮疹が認められる（図3）。個疹は境界が明瞭なことが多く，中央は萎縮性となっている。薬剤による光線過敏症も長期に内服を継続すると，慢性的な変化がみられ，鑑別が必要となる。

解説

ヒドロクロロチアジドはサイアザイド系降圧利尿薬である。同薬による光線過敏症の報告は1960年代に多い。その後は使用頻度が減り報告も少なくなっていたが，2006年にヒドロクロロチアジドの配合薬が発売され，再び薬剤による光線過敏症の報告が増えている。皮疹は露光部に出現するため診断しやすいが，原因薬の中止が遅れ長期に皮膚炎が続くと，色素沈着と色素脱失が混在する白斑黒皮症に移行してしまう。

鑑別診断のポイント

皮膚炎が髪際部や下顎部，前腕屈側を避ける場合には，接触皮膚炎より光線過敏症を考える。また，自験例のように急激な光線過敏症の発症には薬剤性を疑う。代表的な光線過敏性内服薬の使用歴を調べることで，被疑薬を絞ることは容易である。しかし，少数ではあるが，健康食品や食物（クロレラ，バジル[2]等）が原因となっている場合もあり，薬剤使用歴だけでなく生活習慣の聴取も大切である。

診断確定には内服中に光線テストを行うことが必要である。本症例でも初診時に内服を継続したまま，UVAとUVBによる光線テストを施行した。結果はUVA（$5\ J/cm^2$より紅斑が出現）のみに光線過敏を認めた。さらに，症状が軽快した11週後に光線テストを施行したが，光線過敏は認めなかった。これにより，薬剤性の光線過敏症と診断できる。

治療・予後

治療は原因薬の変更を行う。ただし，原因薬中止後も8週間症状が遷延した症例の報告もあり[3]，症状軽快まで遮光する必要がある。紅斑や丘疹にはステロイド外用を行う。

文献
1) 原嶋秀明，他：皮膚臨床．2012；54(8)：1110-4．
2) 平原和久：Visual Dermatol．2011；10(5)：468-9．
3) 崎山真幸，他：皮膚臨床．2009；51(5)：661-3．

（平原和久）

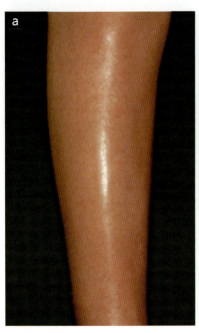
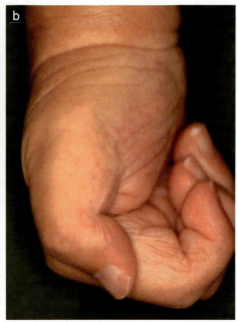

図1 腎性全身性線維症の臨床像
a：光沢を有する四肢の皮膚硬化。
b：手指関節の拘縮。

第12章 薬剤副作用と皮膚症状

4. 腎性全身性線維症

Point

▶ 高度腎障害ないし腎不全を有する患者に対してガドリニウム含有造影剤を使用したMRI検査を行った後に，皮膚および内臓に線維化をきたす医原性疾患である。

▶ 造影剤使用1週間から数カ月後に，突然の疼痛や瘙痒感を伴う四肢皮膚の発赤・腫脹をきたし，その後，皮膚硬化が出現。数カ月後から関節拘縮を伴うことがある。

▶ 鑑別疾患として全身性強皮症や好酸球性筋膜炎が挙げられる。全身性強皮症との相違点として，急速な経過，Raynaud現象などの末梢血管障害を欠くこと，強皮症特異抗体陰性，などが挙げられる。

症例

44歳，男性。主訴：四肢の皮膚硬化，関節拘縮（図1）

【家族歴】 膠原病なし。
【既往歴】 糸球体腎炎，腎不全。
【現病歴】 8年前より糸球体腎炎による重症腎不全があり，透析を行っている。ガドリニウムを含んだ造影剤を用いてMRIを行った1カ月後頃より左前腕の腫脹，熱感，疼痛が出現。これらの症状は四肢に拡大し，徐々に皮膚が硬化してきた。その後，手指，手首，肩，膝関節も徐々に拘縮してきた。

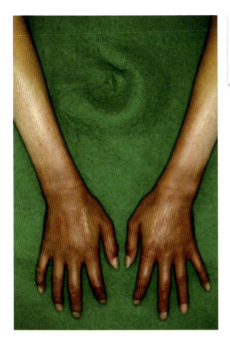

図2 全身性強皮症
手指,手背部から前腕の皮膚硬化。

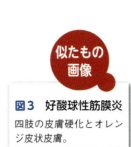

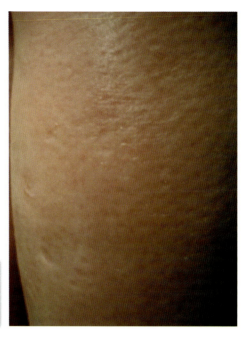

図3 好酸球性筋膜炎
四肢の皮膚硬化とオレンジ皮状皮膚。

間違えやすい似たもの画像──全身性強皮症/好酸球性筋膜炎

▶**全身性強皮症**:皮膚硬化(図2)と血管障害を呈する自己免疫疾患である。Raynaud現象などの末梢血管障害や強皮症特異自己抗体が出現する点で,腎性全身性線維症と鑑別できる。

▶**好酸球性筋膜炎**:四肢の対称性の皮膚硬化であり,腎性全身性線維症と類似している。激しい運動や労作,外傷,打撲に続発することが多く,急激に発症する。また,末梢血の好酸球増多やアルドラーゼ上昇を伴うことがある。特徴的な所見として,オレンジ皮状皮膚(orange peel sign,図3)や血管の走行に沿った皮膚陥凹(groove sign)がある。

解説

高度腎障害ないし腎不全を有する患者に対してガドリニウム含有造影剤を使用したMRI検査を行った後に,皮膚および内臓に線維化をきたす医原性疾患である[1]。造影剤を使用して1週間から数カ月後に,突然の疼痛や瘙痒感を伴う四肢皮膚の発赤・腫脹をきたし,その後,皮膚硬化が出現する。左右対側性で,頭頸部を侵すことは少ない。

鑑別診断のポイント

腎不全患者でガドリニウム造影剤の使用歴があり,急速な皮膚病変の進行がみられる場合に本症を疑う。皮膚病変が出現してから数カ月後に関節拘縮が現れることがある。病変部皮膚の病理組織像では,皮下脂肪組織にかけて膠原線維が増加し,CD34陽性細胞が多数認められる。筋膜や皮下組織に石灰沈着を伴うこともある。原因は不明であるが,腎不全患者では造影剤の血中半減期が延長し,キレート物質から遊離したガドリニウムが組織に沈着して線維化を誘導するという機序が想定されている。我々は,病変部のCD34陽性線維芽細胞におけるエンドセリン受容体シグナルの亢進が病態に関与する可能性を報告している[2]。

治療・予後

確立された治療法はなく,ひとたび発症すると改善は困難である。eGFRが30mL/分/1.73m^{2}未満の場合には本症の発生頻度が高いため,ガドリニウム造影剤は使用すべきではないとされている。

文献
1) Tsushima Y, et al:Br J Radial. 2010;83(991):590-5.
2) Motegi S, et al:Exp Dermatol. 2014;23(9):664-9.

(茂木精一郎)

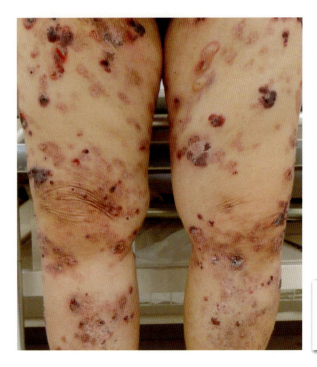

図1 DPP-4阻害薬関連水疱性類天疱瘡の臨床像
水疱が多発している。水疱周囲の紅斑は軽度。

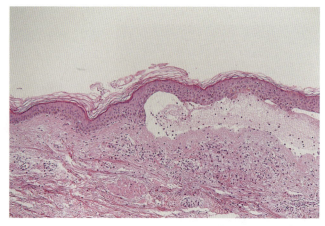

図2 水疱部の病理組織像
(HE染色, ×40)
表皮下に水疱形成を認める。

第12章 薬剤副作用と皮膚症状

5. DPP-4阻害薬関連水疱性類天疱瘡

Point

- 近年，糖尿病治療薬として広く使用されているDPP-4（dipeptidyl peptidase-4）阻害薬が，自己免疫性水疱症である水疱性類天疱瘡の発症因子のひとつであることが明らかとなった。
- 水疱性類天疱瘡では瘙痒の強い浮腫性紅斑と緊満性水疱が多発するが，DPP-4阻害薬関連水疱性類天疱瘡の紅斑は乏しく，通常の水疱性類天疱瘡で高値となる抗BP180（NC16a）抗体検査も低値か陰性となる症例が多い。
- 薬剤中止とステロイド外用（中等症以上の場合は副腎皮質ステロイドの全身投与も行う）で軽快する症例が多いが，難治性で再燃する症例も存在する。

症例

77歳，女性。主訴：全身の瘙痒，水疱

【家族歴】 特記事項なし。

【既往歴】 糖尿病，高血圧症。

【現病歴】 16カ月前からテネリグリプチン内服を開始し，6カ月前から体幹と四肢に瘙痒と水疱を生じるようになった。抗BP180抗体検査は陰性であり，近医皮膚科でステロイド外用と抗アレルギー薬内服で治療されていたが，水疱が多発してきた（図1）ため紹介受診。

【初診時所見・検査等】 皮膚生検を施行したところ表皮下に水疱を認め（図2），蛍光抗体直接法では抗基底膜部にIgGクラス自己抗体の沈着を認めた。

【経過】 テネリグリプチン休薬に加え，ステロイド外用とミノサイクリン内服を開始したところ徐々に軽快し，10カ月後に治癒した。

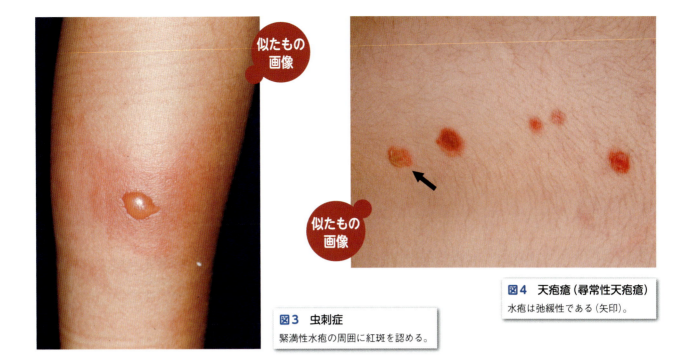

図3　虫刺症
緊満性水疱の周囲に紅斑を認める。

図4　天疱瘡（尋常性天疱瘡）
水疱は弛緩性である（矢印）。

間違えやすい似たもの画像 ── 虫刺症／天疱瘡

▶ **虫刺症**：水疱性類天疱瘡と同様，瘙痒の強い紅斑と緊満性水疱を生じる（図3）。抗BP180抗体検査は陰性だが，DPP-4阻害薬関連水疱性類天疱瘡でも陰性となる症例も多い点に注意を要する。水疱が多発し両者を鑑別困難な症例では病理組織・免疫学的検査を要する。

▶ **天疱瘡**：表皮細胞間接合を担うデスモグレイン1・3を標的とする自己免疫水疱症である。水疱性類天疱瘡とは異なり，弛緩性水疱を生じる（図4）。DPP-4阻害薬内服中に発症した症例も報告されている。診断確定には，病理組織・免疫学的検査を要する。

解説

近年，糖尿病治療薬として広く使用されているDPP-4阻害薬内服中患者に生じた水疱性類天疱瘡の報告が増えている。本症例はテネリグリプチン関連だが，最も頻度の高い薬剤はビルダグリプチンである[1]。

鑑別診断のポイント

瘙痒の強い浮腫性紅斑と緊満性水疱が水疱性類天疱瘡の特徴的所見だが，約半数のDPP-4阻害薬関連水疱性類天疱瘡では紅斑は軽度である[2]。そのような症例では，皮膚の基底膜構成分子であるBP180を標的とする自己抗体を同定する検査法（抗BP180-NC16a法）が低値か陰性となる症例が多く[3]，虫刺症など他疾患との鑑別を要する。数週あるいは数カ月，DPP-4阻害薬内服患者が水疱形成を繰り返す場合，本症を疑う。最近，DPP-4阻害薬内服後に発症した尋常性天疱瘡も報告されている[4]。

治療・予後

薬剤中止とステロイド外用（中等症以上の場合は副腎皮質ステロイドの全身投与も行う）で軽快する症例が多いが，難治性や再燃した症例も存在する。本疾患はいまだ病態が不明であり，今後，多数例で治療や予後を解析する必要がある。

文献
1) Béné J, et al：Br J Dermatol. 2016；175(2)：296-301.
2) Horikawa H, et al：Br J Dermatol. 2018；178(2)：415-23.
3) Izumi K, et al：J Invest Dermatol. 2016；136(11)：2201-10.
4) Okauchi Y, et al：J Dermatol. 2018；45(2)：e39-e40.

（西江　渉）

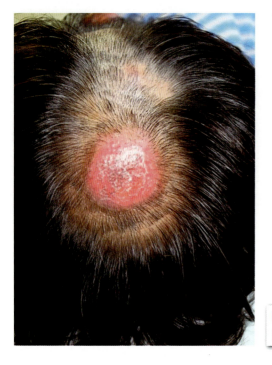

図1 MTX関連リンパ増殖性疾患の臨床像
頭頂部にみられた径35mmの赤色ドーム状結節。

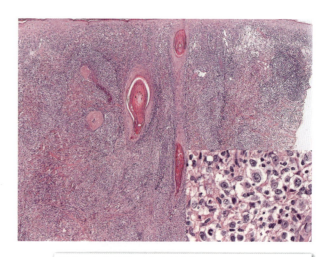

図2 紅色結節の病理組織像（HE染色，×100）
真皮内に中型から大型の異型細胞が稠密に浸潤している。

第12章 薬剤副作用と皮膚症状

6. MTX関連リンパ増殖性疾患

Point
- メトトレキサート（MTX）は関節リウマチ診療ガイドラインで活動性リウマチ患者の第一選択薬に位置づけられており，処方される患者数が増えている。
- MTX関連リンパ増殖性疾患は薬剤性免疫抑制により生じる医原性疾患であり，びまん性大細胞型B細胞リンパ腫が最も多く，Hodgkinリンパ腫やT細胞リンパ腫など多様なリンパ腫が発症する。Epstein–Barr virus（EBV）の潜伏感染が発症に関与している場合がある。
- MTXの中止で自然消退する場合もあるが，消退せず化学療法を要することもある。

症例 56歳，男性。主訴：頭部の多発結節

【家族歴】 特記事項なし。

【既往歴】 関節リウマチ，糖尿病，高血圧。

【現病歴】 2002年関節リウマチと診断されMTX，インフリキシマブ投与にて病勢は落ちついていた。当院初診1カ月前から頭部に皮疹を生じ，徐々に増大。人工関節置換術のため近医整形外科入院中に頭部の皮疹を指摘され，同院皮膚科で生検の結果悪性リンパ腫が疑われ当科紹介受診。

【初診時所見・検査等】 頭頂部に径35mmの可動性が乏しい弾性硬の紅色結節と，それに連続した10〜20mmの紅色結節を複数個認めた（図1）。病理組織像では真皮全層にわたり中型から大型の異型細胞の稠密な浸潤がみられ，表皮内への異型細胞浸潤もみられた（図2）。免疫染色では異型細胞はCD3，CD4陽性，CD20，CD56陰性であり，大型異型細胞はCD30陽性であった。また，EBV-encoded small RNA（EBER）が浸潤細胞の約20％に陽性であった。組織所見から末梢性T細胞リンパ腫，非特定と診断した。

【経過】 MTX，インフリキシマブの中止後に自然消退した。

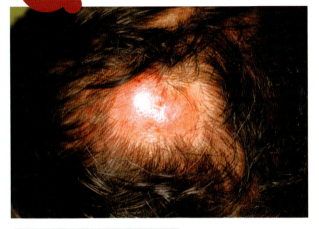

図3 菌状息肉症の腫瘤性病変
弾性硬のドーム状の赤色腫瘤。

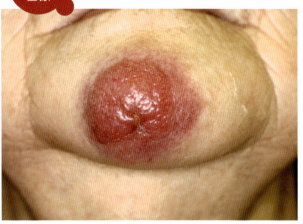

図4 Merkel細胞癌
赤色のやや軟らかいドーム状結節。

間違えやすい似たもの画像──菌状息肉症の腫瘤性病変/Merkel細胞癌

▶ **菌状息肉症の腫瘤性病変（図3）**：菌状息肉症やその他の病型で結節を形成するあらゆるリンパ腫は同様の結節を形成する。菌状息肉症では腫瘤性病変のほかに斑状，局面状病変を有する。細胞形態や免疫染色所見で診断確定する。

▶ **Merkel細胞癌（図4）**：赤色ドーム状結節を生じ，比較的急速に増大することが多い。高齢者の頭頸部に好発する。紫外線の影響のほかに移植患者やHIV感染患者にも好発することから免疫抑制の関連が示唆されている。腫瘍細胞は卵円形の小型から中型の核を有し，真皮内に密に浸潤するため，リンパ腫との鑑別が必要である場合が多い。免疫染色でリンパ球マーカーが陰性であり，CK20，NSE，クロモグラニン陽性である。

解説

免疫不全により生じるリンパ増殖症は原発性免疫不全，移植後，HIV感染，その他の医原性に分類され，MTX関連リンパ増殖性疾患はMTXによる免疫抑制により発症する医原性リンパ増殖症である。基礎疾患は関節リウマチが80％以上であるが，皮膚筋炎や乾癬での発症例も報告されている。関節リウマチが最も多い理由としては，MTXが投与される患者のほとんどが関節リウマチであるほかに，関節リウマチ患者が健常人と比較してリンパ腫発症リスクが約3倍高いことも一因と考えられる。MTX関連リンパ増殖性疾患の組織型は40〜60％がびまん性大細胞型B細胞リンパ腫であり，ついでHodgkinリンパ腫が約10％，T細胞リンパ腫が5〜10％である。特定のリンパ腫病型に分類されない場合にはpolymorphic lymphoproliferative disordersと称される。EBV潜伏感染は約60％に検出される。約50％がリンパ節発症であり，リンパ節外では消化管，皮膚，肺などが好発部位であり，皮膚病変が診断の契機になることもある。

鑑別診断のポイント

MTX関連リンパ増殖性疾患の皮膚病変は隆起性の結節や腫瘤のほか，皮下結節や多発潰瘍を形成する。MTX投与中の患者に結節や潰瘍性病変を生じた場合にはリンパ増殖症を念頭に置く。MTX関連リンパ増殖性疾患の発症までの投与量，期間はおよそ総量で2g，内服期間は2年とされているが，実際には個々の症例ごとにかなり異なる。MTX関連リンパ増殖性疾患を疑った場合には生検で組織診断を行う。

治療・予後

MTXの中止が原則である。中止のみで多くが自然消退し，その場合には生命予後良好である。組織型ではびまん性大細胞型B細胞リンパ腫，EBV潜伏感染の有無では，潜伏感染がある例で自然消退率が高いことが報告されている。自然退縮しない場合には診断された病型に応じた化学療法を行う。

（大塚幹夫）

第13章　アナフィラキシー・蕁麻疹様症状を示す疾患と皮膚症状

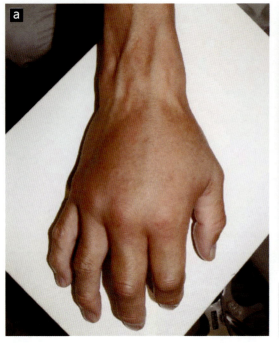
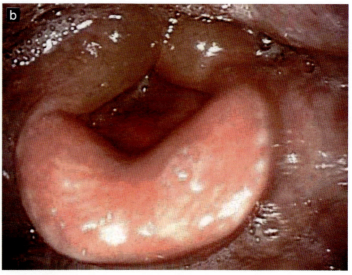

図1 遺伝性血管性浮腫の臨床像
a：右手背の強い腫脹。
b：喉頭浮腫。

第13章　アナフィラキシー・蕁麻疹様症状を示す疾患と皮膚症状

1. 遺伝性血管性浮腫

Point
- 遺伝性血管性浮腫（hereditary angioedema；HAE）は，C1インヒビター（C1-INH）の異常により，皮膚や消化管に突発的な浮腫を引き起こす疾患である．常染色体顕性遺伝であるが，孤発例もある．
- 上気道に浮腫を生じた場合には，喉頭浮腫により窒息に陥る危険性があるため，緊急対応が必要である．
- 浮腫発作にはC1-INH製剤による補充治療が基本であり，蕁麻疹や他の血管性浮腫の治療に用いられる抗ヒスタミン薬やステロイド，エピネフリンは無効である．

症例　52歳，男性．主訴：右手の腫れと喉の違和感

【家族歴】父親と息子に同症状（繰り返す皮膚の浮腫）あり．
【既往歴】特記事項なし．
【現病歴】幼少期から打撲した部位が腫脹し，拡大することを繰り返していた．X年9月12日，夕方に局所麻酔下に歯科治療を受けた．翌朝6時に口唇の腫脹が出現し，22時頃より右手の浮腫も出現した．9月14日5時に飲水時に喉の違和感を感じ，当院の救急外来を受診した．
【初診時所見・検査等】右手に強い腫脹（図1a）があり，上口唇にも浮腫がみられた．血液検査でC4が14mg/dL（基準範囲17〜45）と低値であり，HAEの可能性が高いと判断し，C1-INH製剤（ベリナート®P 1,000単位）を投与した．
【経過】手の浮腫は改善傾向であったが，喉頭浮腫は徐々に悪化（図1b）したため，C1-INH製剤の追加とともに気管挿管を行った．翌日には喉頭浮腫は改善した．後日，C1-INH活性が25%未満（基準範囲70〜130）と判明し，HAEと確定診断した．

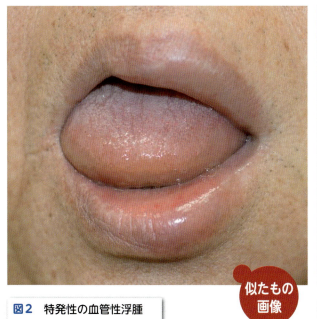

図2　特発性の血管性浮腫
口唇と舌の腫脹。2〜3日で消失。

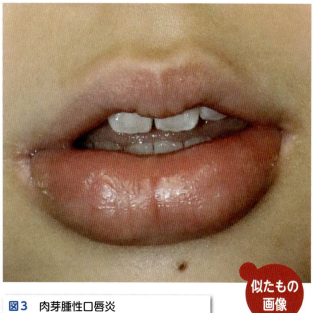

図3　肉芽腫性口唇炎
下口唇に持続する腫脹。数日では消退しない。

間違えやすい似たもの画像 ── 血管性浮腫／肉芽腫性口唇炎

▶ **血管性浮腫（Quincke浮腫）**：皮膚や粘膜に生じる深部浮腫である。蕁麻疹と同様にマスト細胞の活性化によるもの，HAEに代表される過剰なブラジキニンによるもの，原因が特定できないもの（特発性）が含まれる。特発性（図2）が最も多い[1]。臨床像からは鑑別できないため，問診や検査（解説参照）を行い鑑別する必要がある。

▶ **肉芽腫性口唇炎**：口唇の浮腫が出現し，増悪・寛解を繰り返しながらしだいに持続性の腫脹（図3）をきたす疾患である。多くは上下口唇の片方に生じる。初期は血管性浮腫と鑑別が難しいが，経過とともに持続性の腫脹となることが特徴である。病理組織検査で類上皮細胞肉芽腫を認める。

解説

HAEはC1-INH遺伝子の異常による遺伝疾患で，皮膚や消化管に突発的な浮腫を引き起こす。生命に関わる重篤な血管浮腫が生じることもあるため，問診からHAEの可能性を疑い，早期に診断する。

鑑別診断のポイント

血管性浮腫は様々な原因により生じるが，どの病型でも同様の臨床症状を呈するため，視診のみでの鑑別はできない。HAEを疑うポイントして，10〜20歳代頃より繰り返す原因不明の浮腫と，家族歴があることが挙げられる。浮腫の誘因としては外傷などが多いが，不明な場合もある。

20〜25％は家族歴のない孤発例であるため，家族歴の有無のみではHAEを除外できない。また，ブラジキニンが浮腫を引き起こすメディエーターであるため，蕁麻疹（膨疹）は通常伴わない。

HAEを疑った場合には，次にスクリーニング検査として，補体C4とC1-INH活性を測定する。C4は有用なマーカーであり，発作時には多くの場合で低下している[2]。さらにC1-INH活性が低下（多くは測定感度以下）していればHAEと診断できる。ただし，HAE with normal C1-INHの症例の報告もあるため，C1-INH活性が低下していなくても家族歴がある場合には診断は慎重に行う。

治療・予後

HAEは速やかなC1-INH製剤による補充治療が基本となる。蕁麻疹の治療で用いられる抗ヒスタミン薬，ステロイド，エピネフリンなどは効果がないため，HAE確定診断後には使用しない。上気道に浮腫が及ぶ場合には窒息のリスクがあり，呼吸困難が悪化する場合には気管挿管を行う。

文献
1) 岩本和真, 他：アレルギー. 2011；60(1)：26-32.
2) Craig T, et al：World Allergy Organ J. 2012；5(12)：182-99.

（岩本和真）

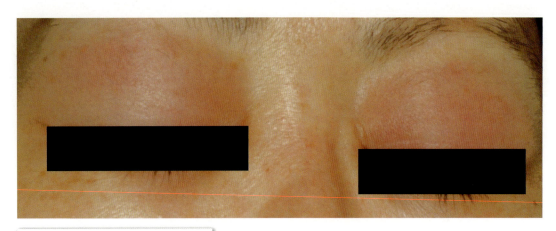

図1 加水分解コムギ含有石鹸による小麦アレルギーの臨床像
パン摂取後の著しい眼瞼腫脹。

第13章　アナフィラキシー・蕁麻疹様症状を示す疾患と皮膚症状

2. 食物依存性運動誘発性アナフィラキシー（特に経皮感作によるもの）

Point

- 顔面・眼瞼の腫脹が特徴的な食物依存性運動誘発性アナフィラキシーとしては，加水分解コムギ（グルパール19S）含有石鹸による小麦アレルギーが挙げられる[1]。
- 石鹸に含有されていた加水分解コムギ成分が原因となり経皮経粘膜的に感作され，加水分解コムギに対するIgE抗体が小麦蛋白質と交差反応し経口的に小麦製品を摂取した際に著しい眼瞼腫脹やアナフィラキシーショック等を誘発したと考えられている。
- 近年，化粧品や日用品にはその機能性を高めるため様々な物質が添加されている。"加水分解コムギ"は，主に小麦不溶性蛋白質のグルテンを酵素や酸，アルカリで分解したものであり，この処理によって乳化性や保湿性が顕著に増すことから本邦に限らず多くの香粧品に添加されてきたが，上記の石鹸では含有されていたコムギ蛋白が発症の原因となった。

症例

38歳，女性。主訴：食事後の蕁麻疹・呼吸困難・アナフィラキシーショック，眼瞼腫脹（図1）

【家族歴】　特記事項なし。
【既往歴】　花粉症，Basedow病。アトピー性皮膚炎や喘息，食物アレルギー歴はなかった。
【現病歴】　約1年前より，食後に蕁麻疹が複数回出現し，呼吸困難・アナフィラキシーを3回発症し救急搬送されていた。当科受診前は，エリンギ・シイタケ・エビクリームスパゲッティ・卵焼き・調理パン摂取後に運動をしたところ症状が誘発されていたが原因は特定できていなかった。加水分解コムギ（グルパール19S）含有石鹸は約2年使用していた。

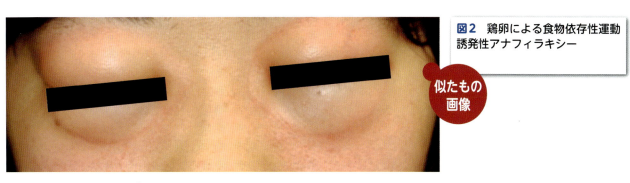

図2 鶏卵による食物依存性運動誘発性アナフィラキシー

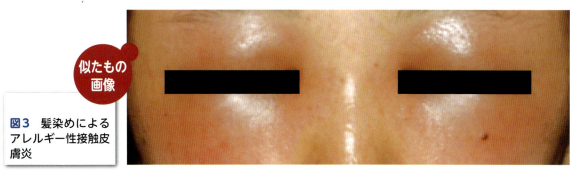

図3 髪染めによるアレルギー性接触皮膚炎

間違えやすい似たもの画像──鶏卵による食物依存性運動誘発性アナフィラキシー／髪染めによるアレルギー性接触皮膚炎

▶**鶏卵による食物依存性運動誘発性アナフィラキシー**：鶏卵成分を含有した化粧品等による経皮・経粘膜感作の既往は不明であるが，鶏卵摂取後に運動を行うことによりアナフィラキシー症状が起こった症例である（図2）。鶏卵摂取後の運動で眼瞼腫脹が誘発され，鶏卵による血中特異IgE抗体やプリックテストは陰性であったが負荷試験を行うと症状が再現した。

▶**髪染めによるアレルギー性接触皮膚炎**：通常は頭皮の湿疹やかゆみによりアレルギー，いわゆる"かぶれ"の発症に気がつくが，美容的な観点から髪染めを中止できず使用を継続する人も多い。そのような症例の中には髪染め後に突然著しい顔面や眼瞼腫脹が誘発されることがあり，入院加療が必要となる場合もある（図3）。検査としてはパッチテストを行う。主な原因物質はパラフェニレンジアミンであり，パッチテストパネル®（S）（佐藤製薬）により検査可能である。

解説

近年，化粧品や日用品に含まれる成分（抗原）による経皮・経粘膜感作食物アレルギーがよく報告される。化粧水や石鹸などに含まれる加水分解コムギ，ダイズ[2]，コチニール色素等の原因物質に経皮的に感作され，その後それらの物質を含有する食品を摂取し，即時型アレルギーが誘発されたと考えられている。なお，加水分解コムギ石鹸では洗顔後に皮膚に発赤，赤みを生じた症例もある（接触蕁麻疹）。

鑑別診断のポイント

皮膚や粘膜感作による食物アレルギーでは，"食物アレルギー"の面だけをみていては原因を確定することや適切な生活指導を行うことができない。化粧品や日用品の使用によって皮膚や粘膜から感作され発症するという機序の食物アレルギーがあることを認識した上で診療にあたりたい。

治療・予後

症状が誘発された場合は，通常の即時型アレルギー・アナフィラキシーの治療を行う。また，ステロイド経口薬や抗ヒスタミン薬を常時携帯することも勧める。加水分解コムギ（グルパール19S）含有石鹸による小麦アレルギーは，日本アレルギー学会特別委員会症例登録システムでは2,011例（女性96％，男性4％）が確定診断例として登録されていたが，石鹸の使用を中止したところ大部分の症例は小麦摂取を再開できるようになっている。しかし，現在でも小麦摂取により眼瞼の腫脹や蕁麻疹を生じる症例もあり，そのような症例の治療法の確立は今後の検討課題である。

文献
1) Yagami A, et al : J Allergy Clin Immunol. 2017 ; 140(3) : 879-81.
2) Yagami A, et al : J Dermatol. 2015 ; 42(9) : 917-8.

（矢上晶子）

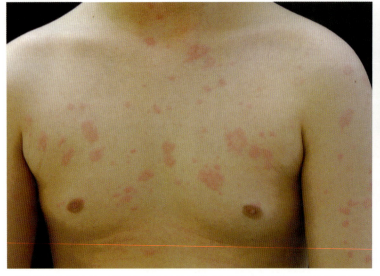
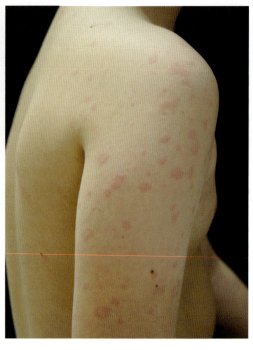

図1　クリオピリン関連周期熱症候群（CAPS）にみられる蕁麻疹様紅斑
全身にかゆみを伴わない蕁麻疹様紅斑がみられる。出没を繰り返し、消退時に色素沈着を残さない。

第13章　アナフィラキシー・蕁麻疹様症状を示す疾患と皮膚症状

3. 自己炎症症候群—蕁麻疹様皮疹

Point
- 自己炎症症候群は、自然免疫に関わる分子の異常によって炎症反応が自然に起こり、発熱や臓器障害に至る一連の疾患群であり、感染症を思わせる皮疹が出現するものが多い。
- 自己炎症症候群の中で、蕁麻疹様紅斑を特徴とする疾患が、クリオピリン関連周期熱症候群（cryopirin-associated periodic syndrome；CAPS）である。
- 家族性地中海熱では足関節周囲や足背に丹毒様紅斑がみられ、TNF（tumor necrosis factor）受容体関連周期性症候群（TNF receptor-associated periodic syndrome；TRAPS）の皮疹は筋痛に伴う紅斑様皮疹と形容される。高IgD症候群では、時に紫斑や膨疹を伴う斑状丘疹や紅斑であるが、いずれも蕁麻疹様紅斑と呼ばれても違和感のないものである。

症例　12歳、男児＊。主訴：蕁麻疹、周期的な頭痛、倦怠感

【家族歴】　父に同様の頭痛発作、蕁麻疹、関節痛があり、職場での健診では感音性難聴を指摘されている。
【既往歴】　妊娠分娩時に異常は認めなかった。
【現病歴】　生後3日目より全身に蕁麻疹様の紅斑がみられ、出没を繰り返している。皮疹はかゆみを伴わず、ヒスタミンH_1受容体拮抗薬は無効であった（図1）。1～2週間に1回の頻度で頭痛発作あり。皮疹はこの頭痛出現時に増悪し、寒冷刺激で誘発される。顔貌は前頭部がやや突出し鞍鼻である。
【初診時所見・検査等】　表在リンパ節を触知せず、四肢に関節痛や腫脹は認めない。眼底所見、聴力に異常なし。身長143cm（−1.6SD）と低身長。WBC15,800/μL（好中球74.0%）、ESR 33mm/時、血清アミロイドA（SAA）412μg/mL（正常値8以下）。髄液に無菌性髄膜炎の所見。

＊本症例は文献1で報告した症例と同一である。

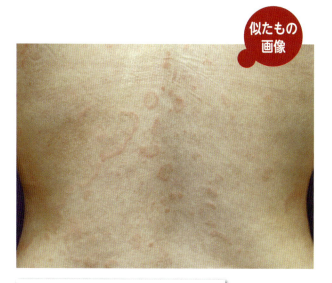

図2 特発性蕁麻疹
真皮の限局性の浮腫であり，膨疹と呼ばれる。

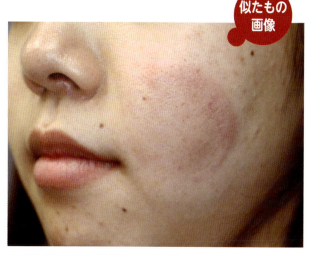

図3 膠原病（Sjögren症候群）の環状紅斑
移動性はみられず，色素沈着を残す。

間違えやすい似たもの画像──特発性蕁麻疹／膠原病の環状紅斑

▶**特発性蕁麻疹**：出没を繰り返し，消退時に色素沈着を残さない浮腫性の紅斑（図2）である点は同一であるが，かゆみが強く，ヒスタミンH_1受容体拮抗薬（抗ヒスタミン薬）が奏効するものが多い。

▶**膠原病の環状紅斑**：膠原病やその類縁疾患では，成人Still病に限らず，蕁麻疹様紅斑と形容される皮疹がしばしばみられる。これらの皮疹は移動せず色素沈着を残す。ここではSjögren症候群の環状紅斑（図3）を例として挙げた。

解説

CAPSは，細胞内でパターン認識受容体として働く*NLRP3*遺伝子の機能獲得型変異によって生じる疾患である[2]。寒冷刺激によって誘発される蕁麻疹のみを症状とする家族性寒冷蕁麻疹，これに感音性難聴とアミロイドーシスを伴うMuckle-Wells症候群，生後まもなく発症する蕁麻疹様紅斑（寒冷刺激をもはや必要としない），無菌性髄膜炎などの中枢神経症状と関節症状を3主徴とするchronic infantile neurological cutaneous, and articular syndrome（CINCA症候群）/neonatal onset multisystem inflammatory disease（NOMID）からなる。本症例では父と子からともに，*NLRP3*遺伝子の778番，260番目のアミノ酸であるアルギニンがトリプトファンへと置換される変異（R260W）が確認された。

鑑別疾患のポイント

皮疹とともに出現するほかの全身症状に着目して鑑別を進めていく。また自己炎症症候群に分類される疾患群では，発熱のタイミングやその持続，周期性の有無なども疾患を絞り込む上で重要な所見である。最終的には，遺伝子診断を行い確定する。なお，遺伝子診断は，日本免疫不全・自己炎症学会が窓口となって保険診療の範疇として行えるように体制づくりを行っている。

治療・予後

CAPSは抗ヒトIL-1βモノクローナル抗体であるカナキヌマブが奏効し，治療継続により健常者と変わらない生活を送れると期待される。ただし，既に症状出現後に治療が開始された場合，感音性難聴などの中枢神経症状や特徴的な関節症状である軟骨の腫瘍様増殖に対しても効果があるかは，一定の見解はない。また，既存治療に反応しない家族性地中海熱，TRAPS，高IgD症候群に対してもカナキヌマブを用いることができるようになった。

文献
1) 藤澤章弘, 他：日皮会誌. 2007；117(9)：1445-50.
2) 近藤直実, 他編：自己炎症性疾患・自然免疫不全症とその近縁疾患. 診断と治療社, 2012.

（神戸直智）

第14章　妊娠に伴う皮膚疾患

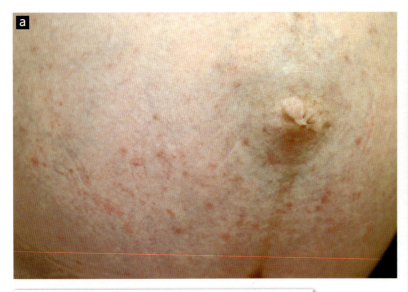
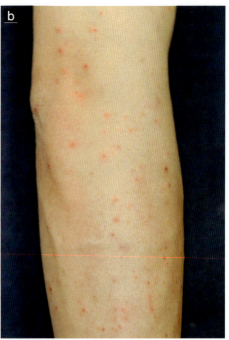

図1　妊娠性痒疹の臨床像
a：腹部に半米粒大程度の紅色丘疹が散在している。
b：四肢にも紅色丘疹が多発しており搔破により血痂を付している。

第14章　妊娠に伴う皮膚疾患

1. 妊娠性痒疹

- 妊娠性痒疹は妊娠に関連して発症する痒疹の一型である。妊娠中期〜後期（妊娠25〜29週が最多）の経産婦に多く発症するが，初産婦でも30〜40％に発症する。主に四肢伸側，体幹に瘙痒の強い丘疹が多発する。
- 鑑別疾患としてはpruritic urticarial papules and plaques of pregnancy（PUPPP）や疥癬，妊娠性疱疹がある。PUPPPは妊娠線に一致する浮腫性紅斑，もしくは局面を呈し，疥癬は指間，手関節屈側，腋窩，陰部などにも病変がみられ，検鏡による虫体，卵の確認により鑑別される。
- 治療としてはステロイド外用，抗ヒスタミン薬内服を行う。

症例　34歳，女性。主訴：両上下肢，腹部のかゆみを伴う丘疹（図1）

【家族歴・既往歴】　特記事項なし。
【現病歴】　1妊1産の経産婦。妊娠26週の切迫早産で入院中。妊娠25週頃より大腿部分に瘙痒感とともに丘疹出現。徐々に腹部や上肢に拡大，増数してきた。

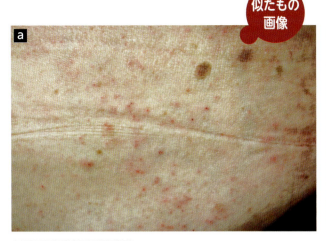 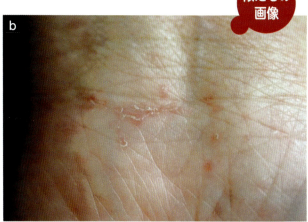

図2 疥癬
a：腹部にみられた丘疹。
b：手関節の線状皮疹。

間違えやすい似たもの画像——疥癬

▶**疥癬**（図2）：感染後約1カ月の無症状の潜伏期間を置いて発症するヒゼンダニによる感染症。かゆみの強い丘疹が胸腹部や四肢など広範囲にみられる。

解説

妊娠中期～後期にかけて発症することが多く，妊娠25～29週が最多である。2回目以降の妊娠時に出現することが多いが，初産婦でも30～40％に発症しうる。四肢伸側や体幹に瘙痒の強い丘疹が孤立性に多発し，搔破により頂部に血痂を伴う。

鑑別診断のポイント

妊婦で瘙痒を伴う丘疹をみる場合は本症を疑う。丘疹よりも浮腫性ないし蕁麻疹様紅斑が主体であればPUPPPを疑う。PUPPPでは腹部に激しいかゆみを伴う紅斑や蕁麻疹様丘疹がみられ，妊娠線に一致することが多い。妊娠性痒疹が経産婦の妊娠中期～後期に多いのに対して，PUPPPは初産婦の妊娠後期にみられやすい。

疥癬の病変も痒疹丘疹であり，小さい紅斑性丘疹から大きな結節になるものまである。疥癬では体幹のみならず指間，手関節屈側，腋窩，陰部などにも病変がみられ，特に疥癬トンネル（数mmの線状の皮疹）を見つけることが重要である。ダーモスコープで疥癬トンネル先端のヒゼンダニを確認することもできるが，検鏡で虫体もしくは虫卵を検出することで確定する。

そのほかに鑑別を要する疾患として妊娠性疱疹がある。緊満性水疱形成を伴う紅斑からなるが，時に丘疹状の病変を形成することがあり，注意が必要である。生検，蛍光抗体直接法および抗BP180抗体の測定などで鑑別する。

治療・予後

他の病型の痒疹と同様で，ステロイド外用，抗ヒスタミン薬の内服を行う。抗ヒスタミン薬は妊婦に投与可能とされるクロルフェニラミン，ロラタジンを使用する。いずれも無効でやむをえない場合はプレドニゾロンを10～40mg/日の内服で改善が得られる。

妊娠性痒疹は分娩により症状は消失するが，次回の妊娠時に再発しやすい。本症による妊娠，胎児への影響はない。

（石川貴裕，佐藤貴浩）

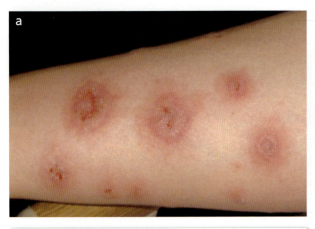
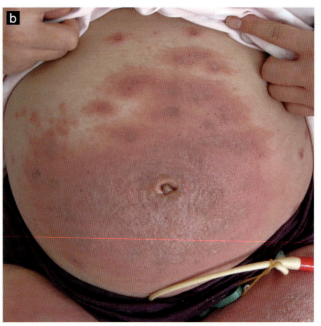

図1 妊娠性類天疱瘡の臨床像
a：環状に強い浮腫を伴う紅斑が腕にみられ，紅斑の中央はびらん痂皮形成がある。強い瘙痒を伴っている。肉眼的には浮腫か水疱かの鑑別が難しい。
b：腹部の紅斑は融合し局面を形成している。紅斑の中央が暗紫色である。

第14章　妊娠に伴う皮膚疾患

2. 妊娠性類天疱瘡

Point
- 有病率は1万〜5万人の妊婦に1人とされ，妊娠中期から後期にかけて発症する水疱性類天疱瘡である。
- 出産時に一時的に悪化することはあっても，出産後1週間〜1カ月の間に自然に軽快することが多い。しかし，中には自然軽快せず水疱性類天疱瘡に移行する例もある。
- 蛍光抗体直接法により基底膜でIgGとC3が陽性，患者血清中には抗BP180抗体が検出される。

症例　32歳，女性。主訴：瘙痒を伴う浮腫性紅斑と水疱

【家族歴】　特記事項なし。
【既往歴】　初回妊娠時に紅斑が出現したが，産後に自然軽快した。
【現病歴】　第2子妊娠8カ月で，下肢に紅斑が出現し全身に拡大した。発熱があり歩行困難となり，当院産婦人科に緊急入院した。
【初診時所見・検査等】　腹部から四肢に，瘙痒を伴う手掌大の紅斑が融合して紅斑局面を形成している（図1）。個疹は中央が暗紫色の浮腫性紅斑で，紅斑の一部にびらんがあるが，明らかな緊満性水疱は形成していない。

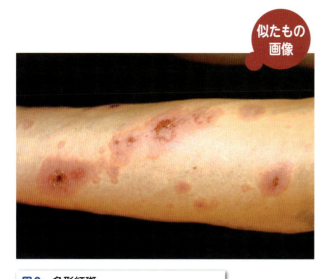

図2　多形紅斑
薬剤アレルギーによる紅斑，時に水疱を伴う。

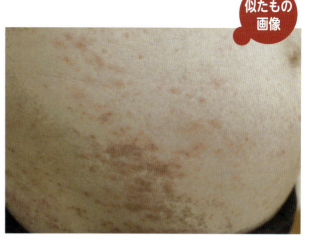

図3　多形妊娠疹
妊娠後期に出現する強い瘙痒を伴う紅斑丘疹。PUPPPと同義。

間違えやすい似たもの画像──多形紅斑／多形妊娠疹

▶ **多形紅斑（図2）**：真皮浅層の浮腫を伴う紅斑症で，表皮細胞障害が強いと水疱形成を生じる。妊娠とは関係なく，薬剤アレルギー，ウイルス性感染症に伴うことが多い。

▶ **多形妊娠疹（図3）**：妊娠後期に腹部の妊娠線部位に出現することが多い。

解説

本症例は，抗BP180抗体（ELISA）58.1 index値，蛍光抗体直接法で基底膜にIgGとC3が線状に陽性で，妊娠性類天疱瘡と診断した。プレドニゾロン（PSL）20mg/日内服で皮疹は軽快し，正常分娩で出産した。出産後に臨床症状は軽快し，産後PSLを漸減中止したが，再発しなかった。

妊娠性疱疹は，妊娠をきっかけに発症する類天疱瘡である。発症好発時期は妊娠中期〜後期，すなわち妊娠13週以降に発症することが多いが，初期に発症したとの報告例もある。出産時に一時的に悪化することはあっても，出産後1週間〜1カ月の間に自然に軽快することが多い。約10万人に1人の妊娠に発症する稀な疾患である。

鑑別診断のポイント

妊娠性類天疱瘡では，抗BP180抗体（ELISA，CLEIA）が検出され，蛍光抗体直接法が陽性となる。多形紅斑は，蛍光抗体直接法で基底膜にIgMやC3が陽性になることがあるが，患者血清中に抗BP180抗体は検出されない。また，多形妊娠疹では，蛍光抗体直接法は陰性である。

治療・予後

胎盤を通じて母親の抗BP180抗体が胎児に移行するので，新生児に水疱性類天疱瘡を発症する可能性がある。しかし，新生児の抗体は受動的に移行したものなので，自然に分解され経過観察で軽快することが多い。抗体が移行したことによる胎児への健康被害の報告はない。

妊婦が内服したPSLは，胎盤で代謝され，10%程度が胎児に移行する。内服量が多いと低体重児になる危険性があるので，注意が必要である。服薬量は必要最小限にとどめ，ステロイドを外用で併用する。

次回妊娠時に再び発症する可能性があるが，母子ともに生命予後の良い疾患なので，次回妊娠を控える指導を行う必要はない。

（青山裕美）

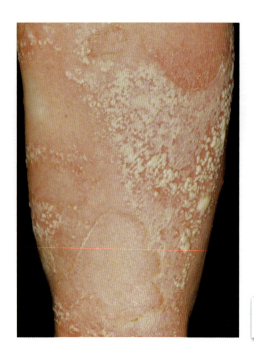

図1　疱疹状膿痂疹の臨床像
潮紅を背景とした無菌性膿疱。

第14章　妊娠に伴う皮膚疾患

3. 疱疹状膿痂疹

Point
- 疱疹状膿痂疹は主に妊娠後期に発症する稀な膿疱性疾患であり，全身に潮紅を背景とした無菌性の膿疱を呈し，病理学的に角層下あるいは表皮内に好中球の浸潤したKogoj海綿状膿疱が認められる。
- 疱疹状膿痂疹はしばしば心肺などに内臓病変を併発し，時に妊婦と胎児の命に関わることもある重症疾患であるので，早期の診断・治療が重要である。
- 疱疹状膿痂疹の病因は長らく不明であったが，近年*IL36RN*遺伝子の変異が病因であることが明らかになってきた。

症例　25歳，女性。主訴：全身の潮紅を背景とした膿疱

【家族歴・既往歴】　特記事項なし。

【現病歴】　X年，初めての妊娠で29週時に全身の膿疱を発症した。近医産婦人科でベタメタゾン3mg/kg/日の治療を受けたが膿疱が改善しなかったため，当科へ紹介され入院となった。

【初診時所見・検査等】　38.3℃の発熱があり，全身に潮紅を背景とした膿疱を呈していた(図1)。血液検査でWBC3,300/μL，CRP10.3mg/dL，膿疱からの細菌培養は陰性であった。体幹の膿疱からの皮膚生検で表皮内にKogoj海綿状膿疱があった。以上より疱疹状膿痂疹と診断された。

【経　過】　顆粒球単球吸着除去療法を1クール施行したところ，解熱し，全身の膿疱は消退した。その後，経過順調で，妊娠38週で問題なく出産した。のちに*IL36RN*遺伝子変異解析をしたところ，病的変異があることが明らかになった。

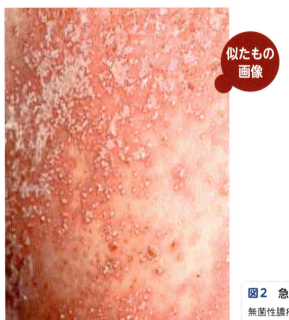

図2 急性汎発性発疹性膿疱症
無菌性膿疱の多発。

間違えやすい似たもの画像──急性汎発性発疹性膿疱症

▶**急性汎発性発疹性膿疱症**：急性汎発性発疹性膿疱症は重症薬疹の病型のひとつである。抗菌薬などの薬剤内服後に高熱を伴って急激に発症し，びまん性または浮腫性の紅斑が全身にみられ，その上に数mm大の無菌性膿疱が多発する（図2）。紅斑は頸部や腋窩，肘窩，鼠径といった間擦部に強くみられ，膿疱もその部に多発する傾向がある。一般的には原因となる薬剤中止後15日以内に軽快するが，重症化し疱疹状膿痂疹と同様の治療を必要とする症例もある。

解説

疱疹状膿痂疹は，1872年にオーストリア人皮膚科医のHebraが第1例を報告した。主に妊娠後期に急速に発症する全身の無菌性膿疱，発熱を特徴とし，時に妊婦，胎児の死亡に至る稀な重症皮膚疾患である。長年の臨床研究の積み重ねにより，疱疹状膿痂疹は妊婦に発症する膿疱性乾癬であるというコンセンサスが得られている。膿疱性乾癬の病因の一部は*IL36RN*遺伝子変異，あるいは*CARD14*遺伝子の多型であることがわかっているが，疱疹状膿痂疹でも*IL36RN*遺伝子変異が報告されている[1〜3]。

鑑別診断のポイント

無菌性の膿疱をみたとき，薬剤性の急性汎発性発疹性膿疱症を鑑別する必要がある。抗菌薬などの服用歴を確認することが重要であるが，重症の急性汎発性発疹性膿疱症は疱疹状膿痂疹と鑑別が困難である。

治療・予後

治療は膿疱性乾癬の治療に準ずるが，妊娠中は治療選択が限られる。顆粒球単球吸着除去療法，プレドニゾロンによる治療を選択すべきである。治療抵抗性の場合は，シクロスポリンや生物学的製剤が有効である可能性があるが，使用する際は胎児に影響がある可能性について説明すべきである。

予後は治療により寛解を得られることがある。しかし，特に*IL36RN*遺伝子変異がある症例については，次回の妊娠で疱疹状膿痂疹を再発する可能性がある。次回妊娠で発症した場合に早期に治療を開始することを説明するべきであろう。*IL36RN*遺伝子変異がある患者は，過労，細菌感染，薬剤などに誘発されて膿疱性乾癬を発症する可能性もある。

文献
1) Sugiura K, et al：J Invest Dermatol. 2013；133(11)：2514-21.
2) Sugiura K, et al：J Invest Dermatol. 2014；134(6)：1755-7.
3) Sugiura K, et al：J Invest Dermatol. 2014；134(9)：2472-4.

（杉浦一充）

第15章　内臓疾患と口腔粘膜症状

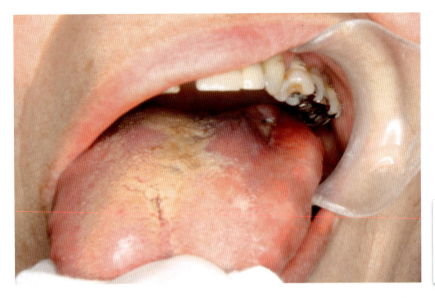

図1 多発性骨髄腫の臨床像
左舌背有郭乳頭の前方に18×10mm大の潰瘍を認める。左側上顎第2小臼歯および第1大臼歯が潰瘍部に接触し、強い疼痛を訴えており、そのため軽度の摂食障害も認めた。

第15章　内臓疾患と口腔粘膜症状

1. 血液疾患と口腔粘膜症状①
——白血病・アミロイドーシスでみられる口腔症状

Point

▶口腔粘膜にみられるびらん、潰瘍の原因は局所的であることが多いが、全身疾患の部分症や初発症状として生じることも稀ではない。

▶びらんや潰瘍面の性状、周囲組織の状態から炎症性か腫瘍性か判断する。

▶周囲に硬結を触知する場合は悪性腫瘍の可能性がある。

症例

70歳，女性。主訴：左舌背部の潰瘍（図1）

【既往歴】　貧血，心不全。

【現病歴】　約1年前に腰部，大腿部の疼痛のため歩行困難となり，下腿浮腫も出現した。近くの内科を受診し，低アルブミン血症，CRP高値が判明し，アルブミン製剤，抗菌薬，利尿薬の投与が開始された。半年前には舌の疼痛が出現し，鎮痛薬を内服していた。その後，両下腿の浮腫が増悪したため，膠原病の精査を行ったが診断に至らなかった。さらなる全身精査のために当院総合診療内科を受診し，舌の腫脹，疼痛に対して精査・加療目的に当科に紹介受診となった。

【初診時所見・検査等】　身長160cm，体重59kg。栄養・体格ともに中等度。四肢の強いしびれを訴え，両側下腿の著明な浮腫により歩行は困難で，移動は車いすであった。

局所麻酔下に舌の生検を施行したところ，病理組織学的に上皮下の結合組織，血管壁に好酸性物質を認め，コンゴーレッドで橙色に染色されアミロイドーシスと診断した。最終的に臨床病期分類（Durie & Salmon分類）で病期ⅢA，国際病期分類（ISS分類）でStage Ⅲの進行型多発性骨髄腫と診断された。

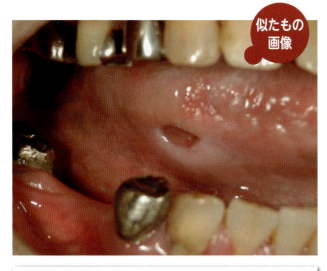

図2　褥瘡性潰瘍
右舌縁部に疼痛を伴う潰瘍を認めた。潰瘍面は平坦で，境界も明瞭，潰瘍の周囲に硬結は触知しなかった。右下第2小臼歯，第1大臼歯が欠損し，クラウンで被覆された第1小臼歯による機械的刺激が原因であった。

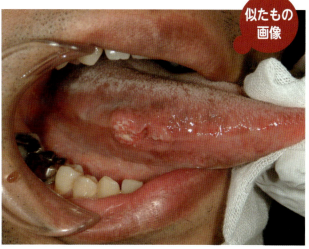

図3　舌癌
右舌縁部にわずかに隆起した潰瘍を認めた。潰瘍面は肉芽状で，一部壊死物質が付着していた。触診で周囲に硬結を触知した。

間違えやすい似たもの画像——褥瘡性潰瘍／舌癌

- **褥瘡性潰瘍**（図2）：口腔粘膜では歯の鋭縁，不適合なクラウン，ブリッジ，義歯床縁やクラスプなどの機械的な刺激による潰瘍はよくみられる。比較的きれいな潰瘍面で，原因となる歯や補綴物に接触しているのが特徴である。
- **舌癌**（図3）：口腔癌の中で最も多く，舌縁部が好発部位である。臨床的には肉芽状，顆粒状の隆起した外向型，深い潰瘍と硬結を伴う内向型，白斑，紅斑が特徴的な表在型に分類される。

解説

口腔粘膜には様々な原因でびらん，潰瘍が生じる。局所的な原因が多いが，全身疾患の部分症や初発症状として生じることも稀ではない。一般的には限局した病変は局所的原因によることが多く，多発性や広範囲に及ぶ病変は全身疾患に関連することが多い。

鑑別診断のポイント

口腔内を診察するにあたり，まず，病変部が歯やクラウン，義歯などに接していないか確認する。これらの機械的刺激が原因になることが多い（図2）。

天疱瘡や類天疱瘡など自己免疫性水疱症では多発性のびらんを生じる。尋常性天疱瘡や腫瘍随伴性天疱瘡では口腔のびらんが初発症状となることが多い。全身性エリテマトーデスなどの膠原病や梅毒，結核などの感染症，またMTXなどの薬物によっても潰瘍を生じる。

びらん，潰瘍の表面，周囲組織をよく観察して炎症性か腫瘍性か，あるいは全身疾患に関連した病変かを判断する。周囲に硬結を触知する場合は悪性腫瘍の可能性を考える（図3）。また，ステロイド含有軟膏を使用して2週間で改善がみられない場合は生検を考える。

治療・予後

原疾患の治療を各専門医に依頼する。歯科的には，歯や補綴物（クラウン，ブリッジ，義歯）が病変部に接触している場合は歯や補綴物を削合するか，保護シーネを装着する。炎症性の病変はステロイド含有軟膏で経過をみる。

（神部芳則，岡田成生）

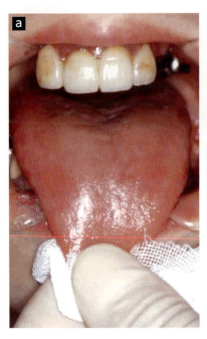
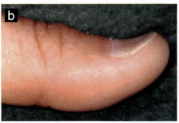
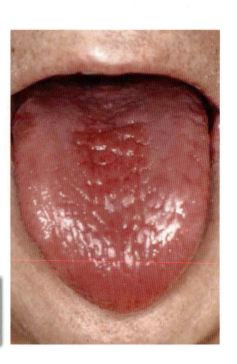

図1　Plummer-Vinson症候群の臨床像
a：萎縮性舌炎。舌乳頭は全体的に萎縮し平滑舌を呈している。
b：スプーン状爪。爪の中央に凹みを認める。

図2　悪性貧血の臨床像
萎縮性舌炎。舌背は全体的に発赤し，糸状乳頭は消失し平滑で多数の溝が走行している。

第15章　内臓疾患と口腔粘膜症状

2. 血液疾患と口腔粘膜症状②─舌炎

Point

- 鉄欠乏による鉄欠乏性貧血とビタミンB_{12}欠乏による悪性貧血は口腔粘膜に症状を呈し，日常診療で遭遇する機会がある。
- 貧血に伴い口腔粘膜は萎縮し，特に舌では舌乳頭が萎縮して赤く平らな舌（萎縮性舌炎）を呈する。
- 既往歴の聴取を含めた早期の原因精査と関連医科との連携が重要である。

症例1

43歳，女性。主訴：右下顎歯肉の疼痛，嚥下時の咽頭痛

【現病歴】　初診の2年前より右下顎歯肉の疼痛を自覚するも放置。その後，疼痛の増悪と嚥下痛も自覚するようになり，当科紹介受診。

【初診時所見・検査等】　Hb5.1g/dL，MCH 49fL，MCH 14.3pg，MCHC 28.9％で小球性低色素性貧血を認め，血清鉄17μg/dLと著しく低下。萎縮性舌炎（図1a），嚥下痛，スプーン状爪を認めた（図1b）ためPlummer-Vinson症候群と診断。全身精査の結果，出血の原因疾患は認めず，右下顎歯肉癌からの持続出血によるものと考えられた。病理検査で右下顎歯肉癌と診断。

症例2

65歳，男性。主訴：舌のしびれ，疼痛

【既往歴】　57歳時に胃癌にて胃全摘術を受けている。

【現病歴】　初診の5カ月前に味覚異常に気づき，徐々に舌背部の疼痛が出現したため当科受診。

【初診時所見・検査等】　Hb10.2g/dL，MCH123 fL，MCH 39.9 pg，MCHC 32.3％と大球性高色素性貧血を認め，血清ビタミンB_{12}は43 pg/dLと著しく低下していた。ビタミンB_{12}欠乏による悪性貧血ならびに萎縮性舌炎（図2）と診断した。

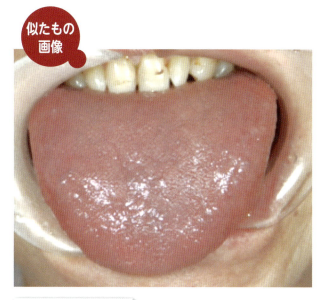

図3 カンジダ性舌炎

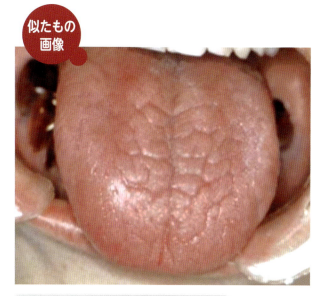

図4 Sjögren症候群による萎縮性舌炎

間違えやすい似たもの画像──カンジダ性舌炎/Sjögren症候群

▶ **カンジダ性舌炎**：口腔カンジダ症は，ヒトの口腔常在菌であるカンジダ菌によって引き起こされる疾患である．全身的には，抗菌薬，ステロイドおよび免疫抑制薬投与患者や免疫能の低下状態にある患者（HIV感染者，糖尿病，乳幼児・高齢者）に発生しやすく，菌交代現象や日和見感染による場合が多い．舌では舌背粘膜上皮の乳頭が萎縮し平滑に変化し，発赤を呈する（図3）．

▶ **Sjögren症候群**：乾燥性角結膜炎，口腔乾燥症，多発性関節炎を主徴とする自己免疫疾患．口腔乾燥にて舌乳頭が萎縮し平滑舌を呈する（図4）．

解説

鉄欠乏性貧血や悪性貧血に伴って生じる口腔粘膜病変は主に萎縮性舌炎である．鉄欠乏性貧血では，萎縮性舌炎以外に嚥下困難（頸部食道の粘膜萎縮も併発）や爪のスプーン状変形もみられるようになり，Plummer-Vinson症候群と呼ばれる．代表的な原因については，鉄欠乏性貧血では鉄供給の不足（極端なダイエット等），鉄の吸収不良（胃や十二指腸の切除），慢性的な鉄分の消失（潰瘍・腫瘍からの出血）などが挙げられる．悪性貧血では，ビタミンB_{12}の供給不足，ビタミンB_{12}吸収不全（胃粘膜の萎縮，胃癌等の胃切除による内因子欠乏）などが挙げられ，ビタミンB_{12}が欠乏すると細胞分裂が盛んな造血細胞，皮膚，粘膜，毛髪，神経などに障害を生じる．

鑑別診断のポイント

問診による現病歴，既往歴，生活習慣（食習慣やダイエット等）の聴取と身体所見（皮膚蒼白，眼瞼結膜，毛髪，爪，倦怠感，頻脈，息切れ，めまい等）の評価が重要である．血液検査では，末梢血のほかに血清鉄，不飽和鉄結合能（unsaturated iron binding capacity；UIBC），血清フェリチン，血清ビタミンB_{12}を測定する．

治療・予後

原因疾患の治療と並行して鉄やビタミンB_{12}の補充療法を行う．治療も比較的長期になるため，患者自身の補充療法の理解と関連医科との連携が重要と考える．

参考文献
▶ 野口忠秀，他：日口腔外会誌．1998；11(1)：98-102．
▶ 神部芳則，他：日常診療に役立つ全身疾患関連の口腔粘膜病変アトラス．草間幹夫，監．医療文化社，2011，p28-9．

（野口忠秀）

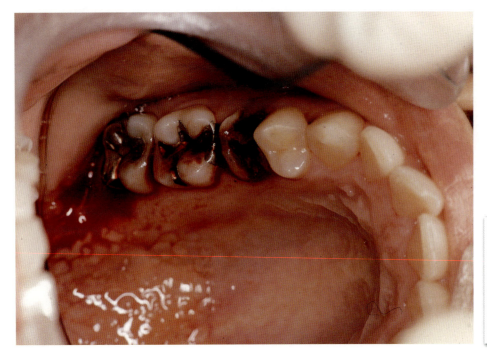

図1 急性前骨髄性白血病の臨床像
右上臼歯部の歯肉から持続的な出血がみられる。出血部位は右上第2小臼歯の残根周囲ならびに大臼歯口蓋側の歯肉縁で血餅の付着はほとんどなく、ガーゼによる圧迫でも止血しない。

第15章 内臓疾患と口腔粘膜症状

3. 血液疾患と口腔粘膜症状③ ―出血傾向

Point
- 口腔内の自然出血はほとんどが歯肉縁（歯と歯肉の境目）からの出血である。
- 歯肉出血の多くは進行した歯周病が原因であり、その場合は1～2歯の限局した出血で圧迫によって容易に止血するが、血液疾患による場合は出血部位が広範囲にわたることが多い。
- 血小板の異常の場合は血餅の形成が悪くじわじわした出血が持続する。凝固因子の異常の場合は圧迫により一時的に止血しても血餅の内部、あるいは周囲からあふれるように出血する。また、血小板の異常では出血斑を、再生不良性貧血や白血病では歯肉壊死を合併することがある。
- 圧迫による止血が困難な場合、止血シーネ、歯周包帯材の使用が有効になることが多いため、歯科に処置を依頼する。

症例 27歳、女性。主訴：歯肉からの出血（図1）

【既往歴】 特記事項なし。

【現病歴】 約1カ月前から微熱が続いている。2週間前に手足に紫斑が出現した。5日前に右上の臼歯部から出血を生じた。近くの歯科医院を受診してレーザー治療を受けたが完全には止血しなかった。その後、手足の紫斑が大きくなり、歯肉からの出血量も多くなってきたため当科を受診した。

【初診時所見・検査等】 採血の結果、末梢血液像で芽球、前骨髄球を認め急性前骨髄性白血病と診断された。また、Plt $2.7 \times 10^4/\mu L$、フィブリノゲン63mg/μL、FDP 67.1μg/mLでDICを合併していた。

【経過】 直ちに血液科に入院、白血病、DICに対する治療が行われた。口腔内については止血シーネ、サージカルパック口腔用®を用いて圧迫止血を行った。

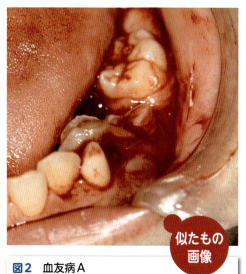

図2　血友病A
左下の乳歯の脱落に伴い周囲歯肉から持続的な出血がみられる。ガーゼによる圧迫で一時的には止血するものの再出血をみる。第Ⅷ因子の補充と止血シーネを用いた圧迫を行った（第Ⅷ因子活性2％）。

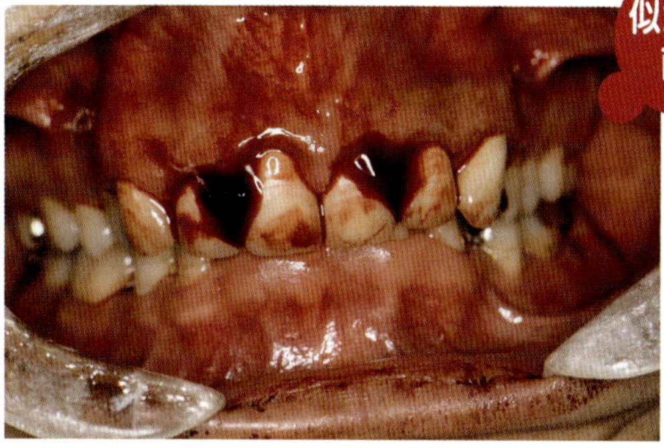

図3　特発性血小板減少症
上顎前歯部からじわじわと持続的に出血を認めた。止血シーネを用いた圧迫を行った（Plt 0.7×10^4/μL）。

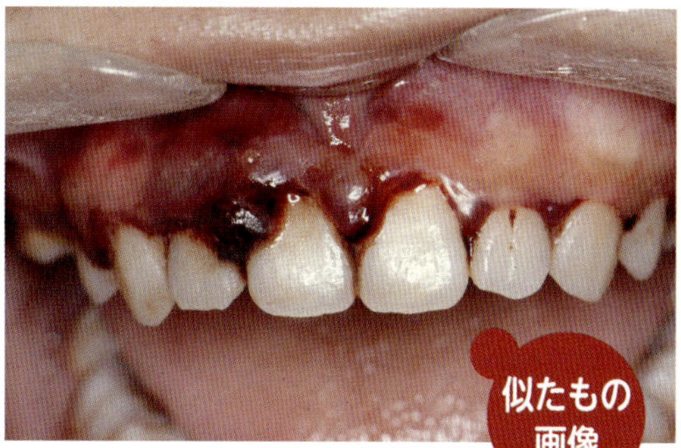

図4　再生不良性貧血
上顎歯間乳頭部が腫脹，歯肉縁から持続的な出血，歯肉から歯槽粘膜にかけて広範囲に出血斑を認める。止血シーネを用いた圧迫を行った（Plt 0.6×10^4/μL）。

間違えやすい似たもの画像──血友病A／特発性血小板減少症／再生不良性貧血

▶**血友病A（図2）**：伴性潜性遺伝による第Ⅷ因子の欠乏であり，咬筋内など深部での出血が多いが，小児では乳歯と永久歯の交換期や外傷などによって口腔内に出血を生じる。また，後天的に凝固因子にインヒビターを生じることがある。

▶**特発性血小板減少症（図3）**：血小板の減少では点状出血，斑状出血が特徴であるが，歯周病，歯肉炎があると歯肉縁から持続的に出血する。血餅の付着があるものの周囲から持続して出血する。

▶**再生不良性貧血（図4）**：血小板減少による歯肉縁からの出血である。血小板減少症の場合と同じく出血部には血餅の付着をみるものの周囲から持続して出血する。白血球減少を伴う場合は歯肉の壊死を生じる。

解説

口腔内の自然出血はほとんどが歯肉縁（歯と歯肉の境目）からの出血である。その多くは進行した歯周病が原因である。そのほか，血小板の異常や凝固因子の異常がある場合に出血がみられる。

鑑別診断のポイント

出血の部位は，咬傷が原因の場合は頰粘膜，舌縁が多いが，自然出血の場合はほとんどが歯肉縁（歯と歯肉の境目）である。歯肉炎や歯周病がベースにあり，いわゆる歯周ポケットからの出血である。

そのほかに血友病などでは乳歯と永久歯の交換時に出血をみる。進行した歯周病などでも歯肉出血を生じるが，その場合は1～2歯の限局した出血が多く，圧迫で止血する。

これに対して，血小板減少症や凝固因子の異常の場合は出血部位が多数歯にわたることが多い。血小板の異常の場合は血餅の形成が悪く，じわじわした出血が持続する。凝固因子の異常の場合は圧迫により一時的に止血しても血餅の内部，あるいは周囲からあふれるように出血する。また，血小板の異常の場合は口腔粘膜に出血斑を，再生不良性貧血や白血病の場合は歯肉壊死を伴うことがある。

治療・予後

原疾患の治療を各専門医に依頼する。必要な凝固因子の補充や血小板輸血に加えて，歯科的にはサージカルパック口腔用などの歯周包帯材や止血シーネを用いた圧迫が効果的である。

通常は圧迫を開始してから5～7日で歯周包帯材，止血シーネを除去することができ，良好な止血が得られる。

（神部芳則，赤堀永倫香）

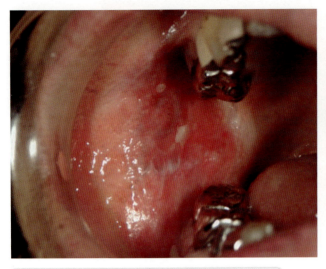
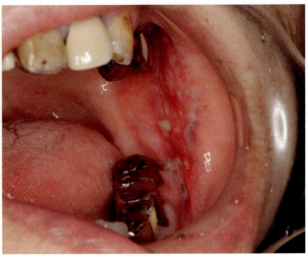

図1　口腔扁平苔癬の臨床像
両側頬粘膜に紅斑とびらんが混在し，その周囲にはレース状白斑を認めた。接触痛が著しく，触診により容易に出血した。

第15章　内臓疾患と口腔粘膜症状

4. 消化器疾患と口腔粘膜症状

Point

- 現時点で詳細は不明であるが，口腔扁平苔癬とC型肝炎（HCV感染）の関連が示唆されている。
- 典型的な口腔扁平苔癬では両側頬粘膜に網状（レース状）白斑を生じ，様々な程度に発赤やびらんを伴う。
- 歯肉に生じると紅斑のみで網状の白斑はみられない。一方，舌背部では斑状，板状の白斑が主体となる。
- 類似した病変は，金属アレルギー，GVHD，薬物，膠原病などでも生じ，苔癬様病変と呼ばれる。
- 臨床症状，病理学的所見の両方で診断する。
- 2017年のWHO分類でoral potentially malignant disorders（口腔潜在的悪性疾患）に含まれる。

症例　68歳，女性。主訴：口腔粘膜の荒れ（図1）

【既往歴】　61歳時，潰瘍性大腸炎（左側結腸型）。66歳時，肝機能異常（HCV）。
【現病歴】　2年ほど前に両側頬粘膜の白色病変を指摘された。1カ月前から両側頬粘膜に接触痛を自覚し，改善しないため，かかりつけの歯科を受診し，精査・加療目的に当科を紹介受診した。
【薬剤歴】　ラックビー®微粒，サラゾピリン®，酸化マグネシウム，ペンタサ®注腸。
【初診時所見・検査等】　左頬粘膜の網状白斑を含めて生検を行った。病理組織学的に口腔扁平苔癬と診断された。
【経　過】　アズノール®うがい液，ステロイド含有軟膏を用いて治療を開始し徐々にびらんは縮小している。口腔扁平苔癬の診断から約1年後に陰部皮膚にびらんを生じ，当院皮膚科で硬化性萎縮性苔癬と診断された。

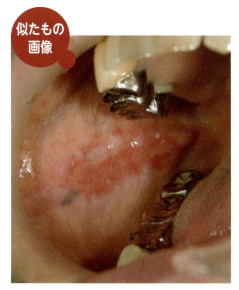
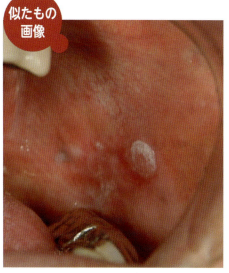
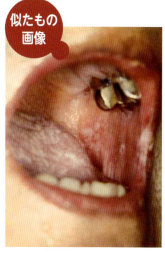

図2 MTXによる苔癬様病変
両側頬粘膜にびらん，その周囲には紅斑，うすい白色病変を認める。

図3 頬粘膜癌
左頬粘膜に，表面が肉芽様で周囲に白斑を伴うわずかに隆起した紅斑性病変を認める。

図4 慢性GVHD
骨髄異形成症候群のため骨髄移植を受けている。頬粘膜を含む口腔粘膜全域に紅斑，白斑の混在性の病変を認める。

間違えやすい似たもの画像──MTXによる苔癬様病変／頬粘膜癌／慢性GVHD

▶ **MTXによる苔癬様病変（図2）**：近年，リウマチの治療薬として頻用されているMTXの口腔粘膜に対する影響は多彩である。広範囲のびらん，固定薬疹型の限局した潰瘍，リンパ増殖性疾患などがあるが，苔癬様病変は主に頬粘膜に紅斑，白斑が混在した口腔扁平苔癬に類似した病変を生じる。

▶ **頬粘膜癌（図3）**：頬粘膜に表面が肉芽状や顆粒状病変あるいは深い潰瘍を伴い，周囲には硬結を触知することが多い。

▶ **慢性GVHD（図4）**：臓器移植や幹細胞移植の既往から判断は容易である。口腔粘膜全体の萎縮が強く，口腔乾燥症を伴い，紅斑，白斑が混在した病変となり，口腔扁平苔癬に類似する。

解説

1995年Nagaoらによって口腔扁平苔癬とC型肝炎の関連が報告された[1]。この報告は九州の一部の地域でのデータであり，日本国民全体に当てはめることについての議論も生じた。その後，口腔扁平苔癬とC型肝炎の関連の報告も散見されたが，Nagaoらの報告が広く注目されたこともあり，皮膚科のデルマドロームにも記載されている。しかしながら，まだ結論が得られたものではなく，欧米では否定的で，口腔扁平苔癬とC型肝炎の関連を示唆する報告は日本のほかはイタリアのみである。

鑑別診断のポイント

典型的な口腔扁平苔癬では両側頬粘膜に網状（レース状）白斑を生じる。様々な程度に発赤やびらんを伴い，臨床的に白型，紅型の2型，あるいはAndreasenの6型に分類される。歯肉に生じた場合は紅斑のみで網状の白斑はみられないため，粘膜類天疱瘡との鑑別が必要になる。一方，舌背部では斑状，板状の白斑が主体となり，白板症や慢性肥厚性カンジダ症などとの鑑別が必要である。

類似した病変は，金属アレルギー，GVHD，薬物，膠原病などでも生じ，これらは苔癬様病変と呼ばれる。臨床症状に加え，必ず病理学的所見の両方で診断する。

治療・予後

ステロイド含有軟膏が第一選択である。一般に難治性で治療に難渋することが多い。セファランチンやタクロリムスの有効性が報告されている。関連性は明確ではないものの，C型肝炎の治療中や肝機能異常があると症状が増悪し，びらんが拡大することはよく経験する。2017年のWHO分類ではoral potentially malignant disorders（口腔潜在的悪性疾患）に含まれる。

文献 1) Nagao Y, et al: Eur J Clin Invest. 1995; 25(12): 910-4.

（神部芳則，岩上 藍）

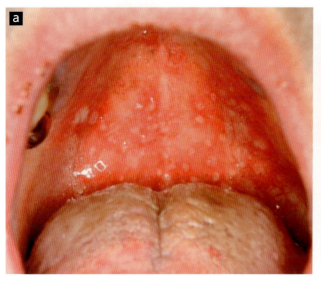
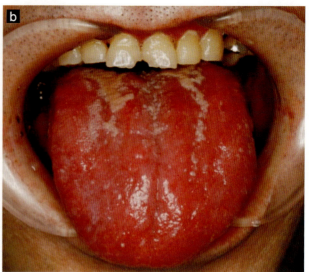

図1 HIV感染による口腔病変の臨床像
a：硬口蓋から軟口蓋にかけて多数のアフタを認める。
b：舌背部は発赤が強く，多数の小アフタを認める。

第15章　内臓疾患と口腔粘膜症状

5. 性感染症と口腔粘膜症状

Point

- HIVに関連した口腔病変で最も多いのは急性偽膜性カンジダ症であるが，繰り返すウイルス性口内炎にも注意すべきである。
- ウイルス感染では口腔粘膜にアフタ様の小さな潰瘍が多発する。主なウイルスは単純ヘルペスウイルス，水痘帯状疱疹ウイルス，サイトメガロウイルスなどである。
- HIVに関連して毛状白板症，カポジ肉腫，HIV関連歯周炎などが口腔に生じる。
- 性感染症に関連した口腔粘膜病変としては，上記のほかに梅毒の第Ⅰ期の初期硬結，第Ⅱ期の特徴的な乳白斑，口蓋のbutterfly appearance，単純ヘルペスウイルス感染症がある。

症例 65歳，男性。主訴：口内炎が治らない

【既往歴】 高血圧症，腰椎ヘルニア，胆嚢摘出，虫垂炎。

【現病歴】 数カ月前から口腔内の荒れ，痛みを自覚し，かかりつけの内科を受診し，ステロイド含有軟膏を処方されたが改善しないため，近くの総合病院口腔外科を受診した。ウイルス性口内炎が疑われ血液検査を施行され，単純ヘルペスウイルス抗体IgG，サイトメガロウイルス抗体IgM, IgGと判定された。同時に行われた細菌培養検査でカンジダが陽性であったことから抗真菌薬の含嗽を行い一時改善した。しかし，その後も同様の症状を繰り返すため当科に紹介受診した。

【経過】 明らかな白苔の付着はないものの，抗真菌薬の使用で一時的に自覚症状が改善したが，多発性アフタの発生を繰り返した（図1）。経過中，外陰部に潰瘍が生じたことからBehçet病を疑い内科に対診した。精査の結果，HIV感染が判明した（HIV-RNA定量7.9×10^4/μL，CD4陽性リンパ球数486/μL）。直ちに感染症科に対診し，治療が開始された。治療開始後は口腔粘膜に症状の再発はない。

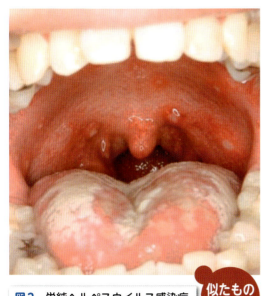

図2　単純ヘルペスウイルス感染症
口蓋，舌背，頬粘膜，歯肉に多発性のアフタを認める（初感染例）。

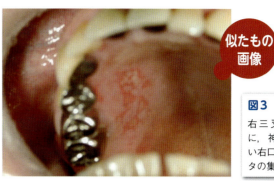

図3　帯状疱疹
右三叉神経第2枝領域に，神経痛様の痛みを伴い右口蓋に小水疱，アフタの集簇を認める。

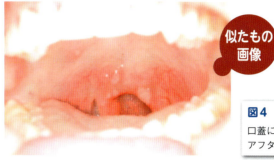

図4　ヘルパンギーナ
口蓋に限局し，多発したアフタを認める。

間違えやすい似たもの画像 ── 単純ヘルペスウイルス感染症／帯状疱疹／ヘルパンギーナ

▶**単純ヘルペスウイルス感染症**（図2）：初感染では歯肉を含めて口腔粘膜の広範囲に小アフタが多発する。再活性化の場合は比較的限局した範囲に小アフタが集簇する。口唇に症状を繰り返すとこも多い。

▶**帯状疱疹**（図3）：口腔粘膜に症状が現れるのは三叉神経の第2枝，第3枝である。神経痛様の疼痛から始まり神経支配領域に一致して小水疱が多発し，直ちに破れてアフタ状になる。

▶**ヘルパンギーナ**（図4）：口蓋垂を中心として軟口蓋に多発性に小アフタを生じる。

解説

HIVに関連する口腔病変は感染者の30〜80％に生じる。最も多いのが口腔カンジダ症で，臨床的には偽膜形成型である。そのほかに単純ヘルペスウイルス，水痘帯状疱疹ウイルス，サイトメガロウイルスなどが原因となるウイルス感染があり，口腔粘膜にアフタ様の小さな潰瘍が多発する。HIVに関連して毛状白板症，カポジ肉腫，HIV関連歯周炎などが口腔に生じる。

鑑別診断のポイント

毛状白板症は舌縁部に生じる特徴的な毛状の白色病変である。
カポジ肉腫は口蓋が好発部位であり，暗褐色の隆起で表面には壊死を伴うことがある。
HIV関連歯肉炎・歯周炎は免疫力の低下による顕著な歯肉炎・歯周炎で，歯肉の辺縁に沿った帯状の発赤が特徴的である。しばしば歯肉の壊死を伴い，急速に進行する。
ほかに性感染症に関連した口腔粘膜病変としては，梅毒の第Ⅰ期の初期硬結，第Ⅱ期の特徴的な乳白斑，口蓋のbutterfly appearance，単純ヘルペスウイルス感染症がある。

治療・予後

AIDSの治療方法の進歩により，AIDSで死亡する人は急速に減少している。AIDS治療の開始後は口腔粘膜症状も比較的早期に改善する。

（神部芳則，山本亜紀）

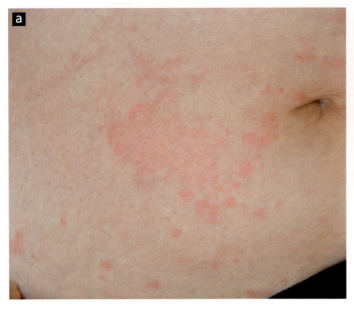
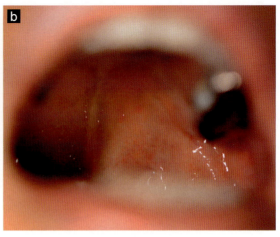

図1 マイコプラズマ感染症の臨床像
a：蕁麻疹が全身に散在する。腹部の皮疹。
b：口蓋中央に点状水疱がみられる。

第15章　内臓疾患と口腔粘膜症状

6. マイコプラズマ感染症と皮膚・口腔粘膜症状

Point
- ▶マイコプラズマ感染症による皮膚症状の出現頻度は約10％で，病型は蕁麻疹，多形滲出性紅斑，ジベルばら色粃糠疹などである。
- ▶マイコプラズマ感染症の口腔粘膜症状として，口蓋の点状水疱が約半数の症例にみられる。点状水疱はマイコプラズマでは口蓋中央に，ウイルス発疹症では口蓋下部にみられることが多い。
- ▶咳などの気道症状がなくても，マイコプラズマによる皮膚症状や口腔粘膜症状がみられることがある。感受性のある抗菌薬の内服で軽快する。

症例　44歳，女性。主訴：皮疹（図1），のどの苦しさ

【家族歴】　特記事項なし。

【既往歴】　気管支喘息なし，食物アレルギーなし。

【現病歴】　8日前の夜から全身に蕁麻疹あり。7日前に前医を受診し，抗ヒスタミン薬を処方され皮疹はいったん軽快したが，3日前から再燃してきた。前日からのどの苦しさや体のかゆみが強く，セレスタミンを処方され，当科に紹介された。

【初診時所見・検査等】　37℃の微熱あり。全身倦怠感あり。かぜ症状はない（過去半年間，咳やかぜ症状はないとのこと）。食物で特に思いあたるものなし。病巣感染なし。WBC 12,440/μL，好中球94％，CRP 1.0mg/dL。マイコプラズマPA抗体価が40倍陽性。

【経　過】　上記の所見，検査結果からマイコプラズマ感染症を考え，抗ヒスタミン薬にクラリスロマイシン内服を追加した。その後，約2週間で皮疹とのどの苦しさは軽快した。

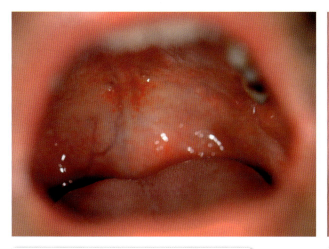

図2　成人風疹
口蓋中央に点状出血点がみられる。

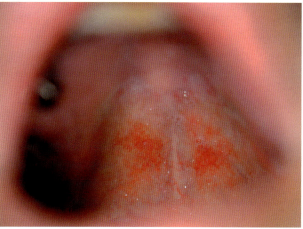

図3　サイトメガロウイルス感染症
口蓋に点状出血斑がみられる。

間違えやすい似たもの画像 ── ウイルス発疹症の皮膚・口腔粘膜症状

▶ **成人風疹**：発熱，カタル症状，全身に小紅斑が散在し時に融合する。耳後リンパ節などが腫れる。口蓋に点状出血斑（図2），毛細血管拡張，小水疱などのForschheimer斑がみられる。風疹のIgM抗体価が陽性。約1週間で消退する。

▶ **サイトメガロウイルス感染症**：発熱，肝機能障害あり，約30％に皮疹を伴い全身に点状の紅斑，丘疹，紫斑がみられる。粘膜疹は，口蓋に点状出血斑（図3）などが，陰部や肛囲に皮膚潰瘍がみられることがある。サイトメガロウイルスのIgM抗体価が陽性，血液中抗原陽性。

解説

本症例の初診時所見および血液検査結果，さらには抗ヒスタミン薬内服に抵抗性の蕁麻疹がみられたことなどから，急性感染性蕁麻疹が考えられる。マイコプラズマPA抗体価は小児では320倍以上が有意とされているが，成人では40倍以上が有意と考えられる[1,2]。ただ，マイコプラズマPA抗体はIgM抗体であるが，感染後半年は下がらないので注意が必要である。

鑑別診断のポイント

当科で口蓋の点状水疱からマイコプラズマ感染症を疑った約半数の症例でPA抗体価が陽性であり，口蓋の点状水疱は診断に有用である[1,2]。ウイルス感染症では口蓋に点状出血斑がみられることが多い。また，点状水疱はマイコプラズマ感染症では口蓋中央に，ウイルス感染症では口蓋の下部にみられることが多い。マイコプラズマ肺炎では咽頭のマイコプラズマ量は気管支の約1/10と言われており（皮膚科を受診するマイコプラズマ感染症は呼吸器症状が目立たないことが多いこともあり），咽頭ぬぐい液のマイコプラズマPCR検査は陽性になりにくく，PA抗体価のほうが診断に役立つ。

治療・予後

マイコプラズマに感受性のある抗菌薬（マクロライド系，テトラサイクリン系，ニューキノロン系）の2週間程度の内服で皮膚・口腔粘膜症状は軽快することが多い。

文献　1）角田孝彦，他：日臨皮医誌．2015；32(1)：55-7．
　　　　2）大浪千尋，他：皮膚臨床．2015；57(5)：579-83．

（角田孝彦）

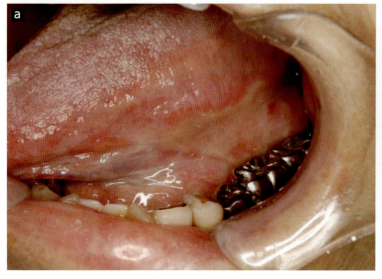
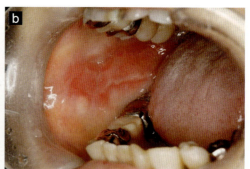
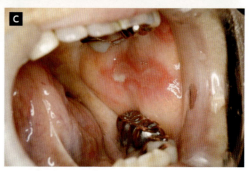

図1　薬剤性（リウマトレックス，MTX）口腔粘膜炎の臨床像
左舌縁部および両側頬粘膜の周囲に紅斑，一部白斑を伴うびらんを認めた。Nikolsky現象は陰性，強い接触痛を伴い，周囲に硬結は触知しなかった。

第15章　内臓疾患と口腔粘膜症状

7. 薬剤性口腔粘膜潰瘍

- 薬剤性の口腔粘膜潰瘍は広範囲にびらん，潰瘍を形成するもの，限局した比較的大きな潰瘍を形成するもの，口腔扁平苔癬に類似した苔癬型薬疹の3つのタイプに分けられる。
- 多くの種類の薬物が口腔粘膜に潰瘍を形成するが，近年注目されている薬剤として抗リウマチ薬（MTX），ビスホスホネート製剤（アレンドロネート），抗狭心症薬（ニコランジル）などがある。

症例　72歳，女性。主訴：口腔粘膜のただれ（図1）

【既往歴】　高血圧症，関節リウマチ，骨粗鬆症。

【現病歴】　約7カ月前から左頬粘膜，下口唇に水疱，びらんが出現し，関節リウマチで通院中の総合病院膠原病科の主治医に相談，同院皮膚科を受診した。同皮膚科から当病院の皮膚科に紹介受診，扁平苔癬，自己免疫性水疱症などを疑い精査を行ったが，確定診断には至らず経過観察となった。しかし，口腔内のびらんが拡大してきたため，皮膚科から当科（歯科口腔外科）に紹介となった。

【薬剤歴】　リウマトレックス®14mg/週，アザルフィジン®，プレドニゾロン®2mg/日，クリノリル®，バクトラミン®，オルメテック®，フォルテオ®皮下注，フロリードゲル®。

【初診時所見・検査等】　薬剤性（リウマトレックス®，MTX）による粘膜炎を疑い，採血を行った。WBC 21,000/μL, RBC 191×10^4/μL, Hb 6.5g/dL, Ht 19.0%, Plt 14.6×10^4/μLと汎血球減少を認め，汎血球減少を伴う薬剤性口腔粘膜炎と診断した。

【経過】　リンパ増殖性疾患，苔癬様病変とも鑑別のため生検を施行した。病理組織学的に高度な炎症細胞浸潤を伴う潰瘍であった。直ちに主治医にMTXの中止を依頼，3週間後にはほぼ上皮化した。

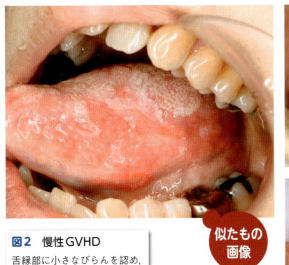

図2 慢性GVHD
舌縁部に小さなびらんを認め，周囲には紅斑，白斑が混在した病変を認める。

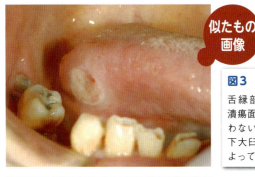

図3 褥瘡性潰瘍
舌縁部に境界が明瞭で，潰瘍面が平坦，硬結を伴わない潰瘍を認める。右下大臼歯の機械的刺激によって生じた潰瘍。

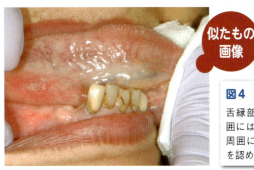

図4 口腔扁平苔癬
舌縁部にびらんを認め周囲には紅斑を伴う。その周囲には薄い網状の白斑を認める。

間違えやすい似たもの画像——慢性GVHD／褥瘡性潰瘍／口腔扁平苔癬

▶**慢性GVHD（図2）**：臓器移植や幹細胞移植の既往から判断は容易である。口腔粘膜全体の萎縮が強く，口腔乾燥症を伴い，紅斑，白斑が混在した病変となり，口腔扁平苔癬に類似する。

▶**褥瘡性潰瘍（図3）**：口腔粘膜では，歯の鋭縁，不適合なクラウン，ブリッジ，義歯床縁やクラスプなどの機械的な刺激による潰瘍はよくみられる。比較的きれいな潰瘍面で，原因となる歯や補綴物に接触しているのが特徴である。

▶**口腔扁平苔癬（図4）**：原因不明の炎症性角化症で，最も頻度の高い口腔粘膜疾患である。典型例では両側頬粘膜の網状（レース状）白斑を特徴とし，様々な程度の紅斑，びらんを伴うが症状は部位によっても異なり，病理組織学的な所見と併せて診断することが重要である。

解説

薬剤性の口腔粘膜潰瘍は臨床的に，①がん化学療法に伴ってみられる非角化上皮を主体に広範囲にびらん，潰瘍を形成する粘膜炎，②固定薬疹タイプの限局した潰瘍，③苔癬型薬疹の3つのタイプに分類される。

鑑別診断のポイント

②では一般的に潰瘍が通常のアフタより大きく，比較的平坦できれいな潰瘍面を示す。潰瘍周囲の粘膜はわずかに隆起することが多いが，硬結を触知することはない。臨床的には外傷性の潰瘍，あるいは褥瘡性の潰瘍との鑑別が必要となる。

③は口腔扁平苔癬に類似した網状白斑を呈したり，白斑の周囲に紅斑とびらんの混在した病変を形成する。類似した病変は金属アレルギー，薬物，慢性GVHD，膠原病などでも生じ，苔癬様病変として区別する。原因となる薬剤は抗菌薬，解熱・消炎鎮痛薬，抗てんかん薬，抗腫瘍薬などがあるが，近年注目されている薬剤として，抗リウマチ薬（MTX），ビスホスホネート製剤（アレンドロネート），抗狭心症薬（ニコランジル）などがある。その発症は個人の体質（免疫，アレルギー）によるところが大きいと考えられている。特にMTXでは多彩な症状が生じ，リンパ増殖性疾患との鑑別には生検が必要である。

治療・予後

薬剤性潰瘍ではステロイド軟膏の効果はみられない。したがって，ステロイド軟膏を使用して1～2週間たってもまったく改善せず，悪性腫瘍が考えにくい場合は，患者の内服している薬剤を確認する必要がある。臨床的特徴と内服薬の確認から薬剤によるものかを推察し，薬剤が原因と考えられる場合は薬剤の変更および減量を行う。一般的に薬剤の中止・減量により1～2週間で潰瘍は改善する。

（神部芳則，中村知寿）

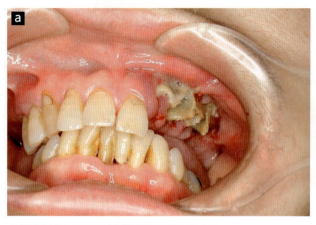

図1 薬剤関連顎骨壊死の臨床像
a：右上顎臼歯部の歯槽骨露出を認める。
b：左上顎臼歯部の骨露出（ミラー像）。

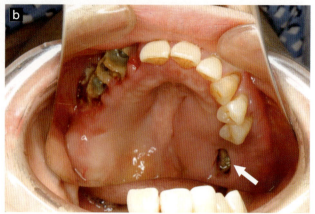

第15章　内臓疾患と口腔粘膜症状

8. 薬剤関連顎骨壊死

Point
- 顎骨壊死を引き起こす薬剤は，骨粗鬆症やがんの骨転移に用いられるビスホスホネート（以下，BP）製剤やBP製剤とは異なる機序で骨吸収抑制を示すデノスマブや血管新生阻害薬であるベバシズマブなどが挙げられる。
- 顎骨壊死の典型的な症状は，歯肉腫脹・疼痛・排膿・長期の骨露出・皮膚瘻孔などである。
- 薬剤関連顎骨壊死の発症前・発症後の対応は顎骨壊死に関するポジションペーパー（日本口腔外科学会）[1]を参考に行う。

症例　67歳，女性。主訴：左上顎の骨が露出している

【家族歴】　特記事項なし。
【既往歴】　57歳時左乳癌と診断され手術。術後5年で腸骨転移を認め，化学療法，ホルモン療法ならびにゾレドロン酸水和物（ゾメタ®）の点滴静注を行っていた。
【現病歴】　当科初診の約3年前から上顎臼歯が自然脱落し，1年前からは同部の骨が露出してきたため，かかりつけ歯科医院より当科に紹介受診した（図1）。

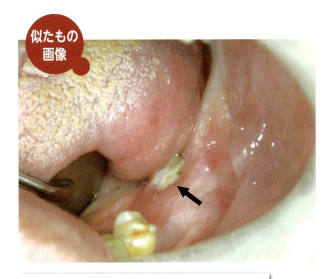

図2 左下顎骨放射線性骨髄炎
中咽頭癌に対し化学放射線治療後約1年で下顎骨骨髄炎を併発。左下顎臼歯部歯肉に骨露出を認める(矢印)。

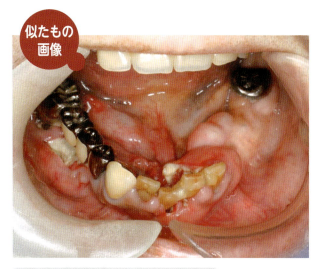

図3 下顎歯肉癌
右下顎前歯部から臼歯部歯肉に腫瘍を認め、ところどころに骨露出を認める。

間違えやすい似たもの画像――顎骨骨髄炎／悪性腫瘍(歯肉癌)

▶ **顎骨骨髄炎**：歯性感染や悪性腫瘍への放射線照射部位の顎骨に発現する(図2)。既往歴、治療歴、服用薬剤の聴取が重要。
▶ **歯肉癌**：腫瘍の壊死により直下にある顎骨が露出することがあり(図3)、細胞診や生検で確定診断することがある。

解説

BP製剤は骨転移を有するがん患者や骨粗鬆症患者の治療に広く用いられており、本剤の副作用として、頻度は低いが難治性の顎骨壊死(BP-related osteonecrosis of the jaw；BRONJ)が発症する。また、新たな治療薬デノスマブが用いられるようになったが、BRONJと同様の顎骨壊死を生じることが判明した。このように作用機序は異なるが顎骨壊死に関与することから、両者を包括したARONJ(anti-resorptive agents-related osteonecrosis of the jaw)という名称が使われるようになっている。ARONJの予防策や対応策について統一的見解を提言することを目的にポジションペーパー[1]が作成されている。

ARONJの診断は、①BP製剤またはデノスマブによる治療歴がある、②顎骨への放射線照射歴がない、また骨病変が顎骨へのがん転移ではないことが確認できる、③医療従事者が指摘してから8週間以上持続して口腔・顎・顔面領域に骨露出を認める、または口腔内あるいは口腔外の瘻孔から触知できる骨を8週間以上認める、ただしステージ0に対してはこの基準は適用されない、の3項目を満たす必要がある。医科・歯科連携は重要であり、BP製剤やデノスマブを投与する際には口腔内精査を行い、保存不可能なう蝕や歯周病の歯は投与前の抜歯が好ましく、専門的口腔ケアや指導、定期的な口腔内管理を行う。

薬物投与後に抜歯の必要性が生じた場合は、休薬のリスクとベネフィットを考えた対応が求められる[2]。

鑑別診断のポイント

鑑別疾患は顎骨の転移性腫瘍、骨髄炎、原発性腫瘍(歯肉癌)、ドライソケット(抜歯後の骨露出)等であり、CTで皮質骨や海綿骨の初期変化、腐骨の分離状態を、MRIで骨髄病変の進行範囲を評価できる。

治療・予後

有効な治療法は確立されていないが、口腔管理を徹底して病変の進行を抑制し、症状の緩和と感染制御によるQOLの維持を目的に治療を進める。ステージ別の治療方法を選択し、緊密な医科・歯科医療連携のもとに外科療法を考慮する。

文献
1) 米田俊之、他：骨吸収抑制薬関連顎骨壊死の病態と管理：顎骨壊死検討委員会のポジションペーパー2016. 日本口腔外科学会, 2016.
2) 柴原孝彦：一般臨床家、口腔外科医のための口腔外科ハンドマニュアル'17. 日本口腔外科学会, 編. クインテッセンス出版, 2017, p11-5.

(野口忠秀)

索 引

欧 文

A

A群β溶連菌 *183*
*ABCC6*遺伝子異常 *4*
ACTH *117*
Addison病 *88, 116, 119*
ANCA関連血管炎 *53, 54*
angioedema with eosinophilia *67*
APS (antiphospholipid syndrome) *50*
ARONJ (anti-resorptive agents-related osteonecrosis of the jaw) *237*
ATL (adult T-cell leukemia) *14*
atrophie blanche *133*

B

Basedow病 *86, 88*
Bazex症候群 *40*
Bazin硬結性紅斑 *141*
BCG接種部位 *181*
Behçet病 *140*
blue toe症候群 *129*
BO (bronchiolitis obliterans) *23*
Buerger病 *93*

C

C1インヒビター *206*
C型肝炎 *228*
C型慢性肝炎 *148*
CAPS (cryopirin-associated periodic syndrome) *210*
Castleman病 *22*
Cushing症候群 *88*

D

Degos病 *132*
DFS (direct fast scarlet) 染色 *6*
diabetic foot *105*
DLE (discoid lupus erythematosus) *9, 73*
DNAミスマッチ修復遺伝子 *34, 35*

D（続き）

DPP-4 (dipeptidyl peptidase-4) 阻害薬 *200*
Dupuytren拘縮 *106*

E

EBV (Epstein-Barr virus) *176, 202*
ELC (diagonal earlobe crease) *2*
EN (erythema nodosum) *136*

F

Fabry病 *121*
Fournier壊疽 *90*
Frank徴候 *2*

G

ghost-like cell *150*
Gianotti-Crosti症候群 *173*
glomeruloid hemangioma *120*
gloves and socks症候群 *172*
Gottron丘疹・徴候 *70*
groove sign *66*

H

HAE (hereditary angioedema) *206*
Hansen病 *164*
HCV感染 *228*
HIV *230*
——関連Kaposi肉腫 *186*
Hodgkin痒疹 *20*
Hodgkinリンパ腫 *20, 21*

I

IgG4関連皮膚疾患 *74*
IgA血管炎 (Henoch-Schönlein紫斑病) *7, 47, 56, 77, 173*
IgA免疫複合体 *56*

J

Jarisch-Herxheimer反応 *189*
Jellinek徴候 *89*

K

Kaposi水痘様発疹症 *179*

L

Laugier-Hunziker-Baran症候群 *135*
Leser-Trélat徴候 *142*
leukocytoclastic vasculitis *19*

L（続き）

lipohypertrophy *109*
LRINEC (laboratory risk indicator for necrotizing fasciitis) score *91, 147*

M

malignant atrophic papulosis *132*
MCTD (mixed connective tissue disease) *64*
Merkel細胞癌 *203*
Mikulicz病 *74*
MTX関連リンパ増殖性疾患 *202*
MTXによる苔癬様病変 *229*
Muir-Torre症候群 *34*

N

Nikolsky現象 *193*

O

oral potentially malignant disorders *228*
orange peel sign *66*
Orientia tsutsugamushi *168*

P

PAD (peripheral arterial disease) *92*
palisading granuloma *80*
palpable purpura *54, 56*
PAN (polyarteritis nodosa) *52*
peau d'orange *145*
perforating collagenosis *133*
Peutz-Jeghers症候群 (PSJ) *134*
PLEVA (pityriasis lichenoides et varioliformis acuta) *189*
Plummer-Vinson症候群 *225*
PMR (polymyalgia rheumatica) *59*
POEMS症候群 *120*
polymorphic lympho-proliferative disorders *203*
PXE (pseudoxanthoma elasticum) *5*

R

raccoon-eyes *7*
Raynaud現象 *62*
rheumatoid neutrophilic dermatitis *19*

Rickettia japonica 169

S

Sézary症候群 *32, 33*

silent cancer *27*

Sister Mary Joseph結節（SMJN）*26*

Sjögren症候群（SjS）*46, 39, 225*

SLE（systemic lupus erythematosus）*9, 39, 44, 64, 73*

Stevens-Johnson症候群 *23, 192*

STK11（*LKB1*）遺伝子 *134*

Sweet病 *16*

T

TEN（toxic epidermal necrolysis）*192*

Th2関連サイトカイン *21*

TIF1-γ *70*

TP（*Treponema pallidum*）*188*

V

Vibrio vulnificus *146, 147*

VSLDN（verrucous skin lesions on the feet in diabetic neuropathy）*104*

W

Wood灯照射 *149*

和文

あ

アトピー性皮膚炎 *75, 127*

アミロイド *108*

アミロイドーシス *6, 222*

アライグマの目 *7*

アルコール固定 *115*

アルコール性肝障害 *144*

アレルギー性接触皮膚炎 *209*

アンピシリン疹 *176*

亜鉛欠乏症 *154*

悪性型黒色表皮腫 *143*

い

インスリンボール *108*

異型リンパ球 *195*

異常蛋白血症 *19*

医原性リンパ増殖症 *203*

遺伝性血管性浮腫（HAE）*206*

う

うっ滞性潰瘍 *83*

うっ滞性皮膚炎 *87, 187*

ウイルス感染症（再活性化）*194*

ウイルス性口内炎 *230*

え

壊死性筋膜炎 *90, 146, 147*

壊死性遊走性紅斑 *158*

壊疽性膿皮症 *138*

嚥下障害 *71*

炎症性腸疾患 *136*

遠心性環状紅斑 *39*

円盤状エリテマトーデス（DLE）*9, 73*

お

おむつ皮膚炎 *155, 183*

オレンジ（の）皮状 *66, 87, 145*

黄色腫 *112, 113*

温熱性紅斑 *51*

か

カルシフィラキシス *124*

カンジダ性舌炎 *225*

カンジダ皮膚炎 *183*

ガス壊疽 *90*

加水分解コムギ *208*

顆粒球性肉腫 *13*

疥癬 *99, 127, 215*

潰瘍性大腸炎 *138*

潰瘍病変 *139*

外陰部潰瘍 *140*

顎骨壊死 *236*

顎骨骨髄炎 *237*

川崎病 *180*

肝機能障害 *127*

肝硬変 *146*

神崎病 *121*

環状紅斑 *39, 46, 47, 48, 211*

環状弾性線維融解性巨細胞性肉芽腫 *103*

冠状動脈瘤 *181*

関節腫脹 *57*

関節痛 *57*

関節リウマチ *80, 82*

乾癬 *71, 183*

──様皮疹 *74*

間葉系腫瘍 *107*

緩和治療 *27*

眼瞼黄色腫 *3, 5*

眼症状 *140*

眼底出血 *5*

き

基底細胞癌 *35*

気道軟骨炎 *60*

偽癌性増殖 *104*

偽リンパ腫／木村病 *74*

急性偽膜性カンジダ症 *230*

急性前骨髄性白血病 *226*

急性痘瘡状苔癬状粃糠疹（PLEVA）*189*

急性汎発性発疹性膿疱症 *219*

急速進行性間質性肺炎 *72*

虚血指趾 *74*

巨細胞性動脈炎 *58*

巨大舌 *6*

胸腺腫 *22*

頬粘膜癌 *229*

強皮症関連病態 *65*

局面型サルコイドーシス *133*

菌状息肉症 *32, 95, 127, 203*

緊満性水疱 *100*

く

クリオグロブリン血症 *76*

クリオピリン関連周期熱症候群（CAPS）*210*

グルカゴノーマ症候群 *158*

け

ケトーシス *111*

下血 *57*

下痢 57
脛骨前粘液水腫 86
経皮・経粘膜感作食物アレルギー 209
経表皮性排出像 99
結核 162
結節 114
　　——性黄色腫 115
　　——性紅斑（EN）17, 136
　　——性多発動脈炎（PAN）52
　　——性痒疹 20, 21, 99
血管炎症候群 180
血管性浮腫（Quincke浮腫）29, 207
血管内皮増殖因子 121
血清抗II型コラーゲン抗体 61
血友病A 227
原発性副腎機能低下症 116

こ

コレステロール結晶塞栓症 128
高ACTH血症 117
高コレステロール血症 112
高ガンマグロブリン血症 46
　　——性紫斑／蕁麻疹様血管炎 74
高尿酸血症 114
抗BP180-NC16a法 201
抗BP180抗体 216
抗CD20モノクローナル抗体 55
抗MDA5抗体 72
抗SS-A／SS-B抗体 48
抗U1-RNP抗体 64
抗狭心症薬（ニコランジル）234
抗痙攣薬 194
抗リウマチ薬（MTX）234
抗リン脂質抗体症候群（APS）50
肛囲・陰部湿疹 155
肛囲溶連菌性皮膚炎 155, 182
硬化性局面 101
口蓋の点状水疱 233
口腔潜在的悪性疾患 228
口腔内潰瘍 44
口腔扁平苔癬 228, 229, 235

口唇色素斑 135
口唇メラノーシス 135
膠原病 211
好酸球 195
　　——性筋膜炎 63, 66, 199
　　——性膿疱性毛包炎 95
好中球の機能異常 139
好中球破砕性血管炎 54
光線過敏型薬疹 196
光線過敏症 149, 196
光線過敏性皮膚症 148
後天性真皮メラノーシス 119
後天性穿孔性皮膚症 98
広範囲体部白癬 94
紅皮症 32
黒色表皮腫 30
骨髄異形成症候群 16
骨髄増殖性疾患 16
混合性結合組織病（MCTD）64

さ

サーモンピンク疹 68
サイトメガロウイルス感染症 233
サルコイドーシス 8, 97, 103
刺し口 168
再生不良性貧血 227
再発性アフタ性潰瘍 140
再発性水痘 178
再発性多発性軟骨炎 60
臍部転移 26
柵状肉芽腫 96

し

ジアミノジフェニルスルホン（DDS）18
ジカウイルス感染症 170
脂質異常症 112
脂腺腫瘍 35
脂腺増殖症 113
脂肪腫 145
脂漏性皮膚炎 49
弛張熱 68
歯肉癌 237

歯肉出血 226, 227
紫斑 6
耳介軟骨炎 60
耳朶皺襞（ELC）2
持久性隆起性紅斑 18
持続性勃起症 12
自己炎症症候群 210
自己抗体 62
自己免疫疾患 61
自己免疫性水疱症 148
色素細胞性母斑 35
色素性痒疹 110
色素沈着 30, 116, 117, 118
　　——症 88
酒さ 45
　　——様皮膚炎 45
手指の腫脹 62
手掌腱膜 106
腫瘍随伴性天疱瘡 22, 37, 193
修飾麻疹 175
出血傾向 226
消化管過誤腫性ポリポーシス 134
掌蹠膿疱症 41
小動脈中膜石灰化 124
小児急性熱性発疹症 180
上大静脈症候群 28
静脈血栓症 107
食物依存性運動誘発性アナフィラキ
　　シー 208
褥瘡 125
　　——性潰瘍 223, 235
神経障害 105
心血管障害 2
心血管病変 5
浸潤性紫斑 54
新生児エリテマトーデス 48
腎炎 183
腎機能障害 127
腎性全身性線維症 198
尋常性乾癬 41

尋常性天疱瘡 37

尋常性白斑 165

尋常性疣贅 105

蕁麻疹 69, 211

 ——様血管炎 69

 ——様皮疹 210

す

膵炎 150

膵酵素 151

膵腫瘍 150

膵臓癌 27

水痘再感染 178, 179

水疱性類天疱瘡 101, 200

せ

性感染症 230

成人Still病 68, 71

成人T細胞白血病(ATL) 14

成人水痘 189

石灰化上皮腫(毛母腫) 25

接触皮膚炎 45, 197

舌炎 224

舌癌 223

浅在性血栓性静脈炎 53

浅側頭動脈 58

先天性完全房室ブロック 48

全身性エリテマトーデス(SLE) 9, 39, 44, 64, 73

全身性強皮症 62, 64, 65, 67, 93, 199

そ

爪郭部の毛細血管異常 62

足底線維腫症 107

側頭動脈炎 58

た

ダイエット 110

多形紅斑 17, 217

多形滲出性紅斑 19, 159

多形妊娠疹 217

多形皮膚萎縮(ポイキロデルマ) 33

多形慢性痒疹 111

多発筋炎/皮膚筋炎 64

多発性骨髄腫 222

多発単神経炎 55

代謝障害性色素沈着症(ヘモクロマトーシス) 89

帯状疱疹 231

体部白癬 94, 165

大量ガンマグロブリン静注療法 71

単純ヘルペスウイルス感染症 231

丹毒 91

男性型脱毛 3

弾性線維性仮性黄色腫(PXE) 4

ち

チオフラビンT 6

チクングニア熱 171

虫刺症 201

中毒性表皮壊死症(TEN) 192

蝶形紅斑 44

腸性肢端皮膚炎 154

腸穿孔 133

つ

ツツガムシ病 168, 169

痛風 114

て

テトラサイクリン系抗菌薬 168, 189

デノスマブ 236

デブリードマン 90

デルマドローム 28, 30

 ——関連疾患 108

デング熱 170

定型疹 68

鉄 118

 ——過剰症 118

転移性皮膚癌 24

天疱瘡 201

伝染性紅斑 172

伝染性単核症 176

と

トシリズマブ 59

凍瘡 47, 129

 ——状ループス 73

——様紅斑 73

——様皮疹 44

糖尿病 94, 96, 102, 106, 110

 ——性潰瘍・壊疽 92

 ——性水疱 100

特発性血小板減少症 227

突然死 8

な

内臓悪性腫瘍 34

内膜の浮腫性増殖 124

軟部組織感染症 91

に

肉芽腫性口唇炎 207

日光角化症(光線性角化症) 9

日本紅斑熱 169

乳腺腫脹 12

尿酸結晶 115

尿膜管遺残 27

妊娠 214, 217

 ——性痒疹 214

 ——性類天疱瘡 216

ね

ネコノミ刺症 101

粘膜類天疱瘡 36

は

パッチテストパネル®(S) 209

播種状丘疹型薬疹 195

播種状紅斑丘疹型薬疹 169, 177

梅毒 188

 ——トレポネーマ(TP) 188

白色チョーク様物質 115

白血球破砕性血管炎 56

白血病 12, 222

橋本病 86

斑状強皮症 97

汎発型限局性強皮症 63

汎発性環状肉芽腫 19, 102

汎発性帯状疱疹 178

晩発性皮膚ポルフィリン症 148, 157

241

ひ

びらん *100*

びまん性色素沈着症 *89*

びまん性大細胞型B細胞リンパ腫 *203*

ヒトパルボウイルスB19 *172*

ヒドロクロロチアジド配合薬 *196*

ビスホスホネート *236*

　　──製剤（アレンドロネート）*234*

非圧痕性浮腫 *86*

非定型疹 *68*

非特異的紅斑丘疹 *74*

皮下型環状肉芽腫 *81*

皮下型サルコイドーシス *109*

皮下結節 *107*

　　──性脂肪壊死症 *151*

皮下脂肪織炎様T細胞リンパ腫 *137*

皮膚T細胞性リンパ腫 *127*

皮膚エリテマトーデス *197*

皮膚型結節性多発動脈炎 *52*

皮膚陥凹 *66*

皮膚筋炎 *31, 70*

皮膚形質細胞増多症 *74*

皮膚石灰沈着症 *115*

皮膚動脈炎（皮膚型結節性多発動脈炎）*141*

皮膚粘膜眼症候群 *192*

皮膚粘膜病変 *180*

被角血管腫 *121*

稗粒腫 *113*

表皮嚢腫 *27*

ふ

ブドウ球菌性熱傷様皮膚症候群 *193*

ブラジキニン *207*

浮腫性硬化症 *145*

不整脈 *8*

風疹 *171, 174, 175, 177*

副腎クリーゼ *117*

副腎皮質ステロイド *139*

腹痛 *57, 132*

腹膜炎 *133*

へ

ヘモクロマトーシス *118*

ヘリオトロープ疹 *70*

ヘルパンギーナ *231*

ヘルペスウイルス属ウイルスの再活性化 *195*

ベバシズマブ *236*

ペニシリンアレルギー *189*

ペニシリン系 *182*

ペラグラ *156*

閉塞性細気管支炎（BO）*23*

閉塞性動脈硬化症 *129*

扁平苔癬 *23, 187*

胼胝 *105*

ほ

ボセンタン *63*

匍行性迂回状紅斑 *38*

補体C4 *207*

蜂窩織炎 *77, 91, 137*

疱疹状膿痂疹 *218*

泡沫細胞 *112*

膨疹 *211*

ま

マイクロサテライト不安定性 *34, 35*

マイコプラズマPA抗体価 *233*

マイコプラズマ感染症 *232*

　　──による皮膚症状 *232*

　　──の口腔粘膜症状 *232*

麻疹 *174, 175, 177*

末梢神経障害 *92*

末梢動脈疾患（PAD）*92*

慢性C型肝炎 *77*

慢性GVHD *229, 235*

慢性色素性紫斑 *117*

慢性湿疹 *33, 163*

み

ミノサイクリン *111, 117*

む

ムチン *101*

無筋症性皮膚筋炎 *72*

め

メトトレキサート（MTX）*202*

免疫機能低下 *178*

も

モルフェア *87*

毛孔性紅色粃糠疹 *31*

毛細血管拡張 *29*

毛母腫（石灰化上皮腫）*81*

網状皮斑 *51, 54, 82*

や

薬剤アレルギー *194*

薬剤関連顎骨壊死 *236*

薬剤性過敏症症候群（DIHS）*194*

薬剤性口腔粘膜潰瘍 *234*

薬剤性色素沈着 *119*

　　──症 *89*

薬剤漏出 *125*

薬疹（紅斑丘疹型）*173*

ゆ

融合性細網状乳頭腫症 *111*

疣状癌 *105*

よ

予防接種 *175*

痒疹 *75, 126, 214*

ら

ラミニン332 *36*

り

リーシュマニア症 *163*

リウマチ結節 *80*

リウマチ性多発筋痛症（PMR）*59*

リウマトイド血管炎 *82*

リベド血管症 *51, 83*

リポイド類壊死症 *96*

リンパ腫 *22*

良性対称性脂肪腫症 *144*

緑色腫 *13*

ろ

老人性血管腫 *121*

老人性紫斑 *7*

編 者

出光俊郎 (でみつ　としお)
自治医科大学附属さいたま医療センター皮膚科教授

1980年　自治医科大学卒業
1991年　自治医科大学皮膚科学教室助手
1992年　米国ピッツバーグ大学皮膚科学教室留学
1995年　自治医科大学皮膚科学教室講師
1997年　秋田大学医学部皮膚科学教室助教授
2001年　自治医科大学附属さいたま医療センター助教授
2008年　現職

皮膚症状
110症例でみる
内科疾患

定価（本体7,000円＋税）

2018年9月10日　　第1版

編　者　出光俊郎
発行者　梅澤俊彦
発行所　日本医事新報社
　　　　〒101-8718東京都千代田区神田駿河台2-9
　　　　電話　03-3292-1555（販売）・1557（編集）
　　　　www.jmedj.co.jp
　　　　振替口座　00100-3-25171
印　刷　ラン印刷社

©Toshio Demitsu　2018　Printed in Japan
ISBN978-4-7849-5720-0　C3047　¥7000E

・本書の複製権・翻訳権・上映権・譲渡権・公衆送信権（送信可能化権を含む）は
　（株）日本医事新報社が保有します。
・**JCOPY** ＜（社）出版者著作権管理機構　委託出版物＞
　本書の無断複写は著作権法上での例外を除き禁じられています。複写される場
　合は，そのつど事前に，（社）出版者著作権管理機構（電話 03-3513-6969，FAX
　03-3513-6979，e-mail:info@jcopy.or.jp）の許諾を得てください。

電子版のご利用方法

巻末の袋とじに記載された**シリアルナンバー**で，本書の電子版を利用することができます。

手順①：日本医事新報社Webサイトにて会員登録（無料）をお願い致します。
　　　　（既に会員登録をしている方は手順②へ）

日本医事新報社Webサイトの「Web医事新報かんたん登録ガイド」でより詳細な手順をご覧頂けます。
www.jmedj.co.jp/files/news/20170221%20guide.pdf

手順②：登録後「マイページ」に移動してください。
www.jmedj.co.jp/mypage/

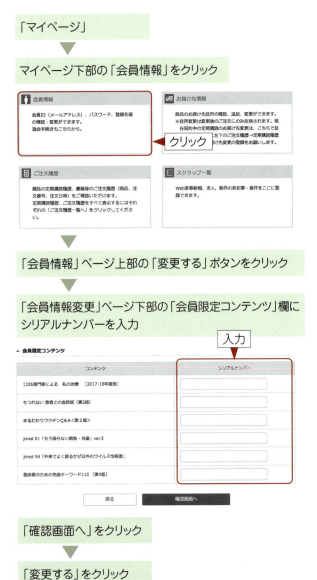

会員登録（無料）の手順

1 日本医事新報社Webサイト（www.jmedj.co.jp）右上の「会員登録」をクリックしてください。

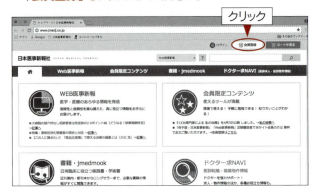

2 サイト利用規約をご確認の上（1）「同意する」にチェックを入れ，（2）「会員登録する」をクリックしてください。

3 （1）ご登録用のメールアドレスを入力し，（2）「送信」をクリックしてください。登録したメールアドレスに確認メールが届きます。

4 確認メールに示されたURL（Webサイトのアドレス）をクリックしてください。

5 会員本登録の画面が開きますので，新規の方は一番下の「会員登録」をクリックしてください。

6 会員情報入力の画面が開きますので，（1）必要事項を入力し（2）「（サイト利用規約に）同意する」にチェックを入れ，（3）「確認画面へ」をクリックしてください。

7 会員情報確認の画面で入力した情報に誤りがないかご確認の上，「登録する」をクリックしてください。